首の痛み
肩こり
手のしびれ

頸椎症《けいついしょう》を自分で治す!

最新版

お茶の水整形外科院長・医学博士
銅冶英雄 著

主婦の友社

はじめに

頸椎症《けいついしょう》と聞くと、あまり耳慣れない病気のように思われるかもしれませんが、症状は肩こりや首の痛みといったごく一般的なもので、寝ちがえなども含めると、みなさんにも身に覚えがあるのではないでしょうか。平成28年の厚生労働省の国民生活調査によると、日本人が感じている症状のうち、肩こりは女性では1位、男性では2位と、多くの人が肩こりに悩んでいることが明らかになりました。

これほど多くの人が悩んでいる肩こりですが、実はそのほとんどが首からきています。日本人が肩と表現する部分は、頸椎からつながっている筋肉がありますので、頸椎の問題から筋肉が緊張して、肩こりになるのです。ちなみに本来の肩とは、腕のつけ根にある肩関節のことを指します。

そして、首の病気として代表的なものが、この本で紹介する頸椎症になります。頸椎症は、首の痛みや肩こり、手のしびれなどの症状を引き起こします。頸椎には椎体といわれる骨や椎間板といわれる軟骨、椎間関節といわれる背骨の関節、脊髄や神経根といわれる神経、頸椎まわりの筋肉などさまざまな組織が存在しますが、なかでも椎間板が頸椎症の原因部位として大きくかかわっていると思われます。

ですから、首の痛みが出たら、とりあえず痛み止めを飲むというだけの対処法はおすすめできません。痛み止めの薬は、痛みを抑えている対症療法なので、長い間痛み止めを飲み続けるのは、副作用の可能性も考えるとあまり体によくありません。

私はなんとか薬に頼ることなく、首の痛みを根本的に改善したいと考えながら診療をしてきました。頸椎は体を動かす運動器なので、その治療には運動療法が効果的ではないかと考え、「痛みナビ体操」という運動療法を開発し、頸椎症に対する根本的治療として、日々の診療で実践してきました。

しかし、首の運動は日常ではあまり行わない動きなので、なかなか難しいこともよくあります。私自身、日常診療ではパソコンの画面を見ることが多いので、たまに寝ちがえのような痛みを首に感じ、首の筋肉を押すと痛いという状況が続いていました。

首引き体操を行うと、ある程度は改善するのですが、それだけでは完全に痛みをとることはできませんでした。そこで、胸椎の体操やボールを使っての体操を駆使して、ようやく最後まで残っていたこりや痛みも克服できました。

このような自分自身の体験から、首の体操がうまくできない人でも、なんとか頸椎を効果的に動かす体操を見つけることができるように、タオルやボールなどの助けを借りた体操も紹介しました。

「痛みナビ体操」は、あくまでも痛みをとる体操や、押したら痛い場所を見つけて、首の痛みや腰痛を改善していけばいいのです。そういった意味では、くわしい医学の知識がなくてもできる体操なのです。この本を読んでいるみなさんもあきらめることはありません。つらい首の痛み、長年の肩のこりがラクになることを心から願っています。

頸椎症の症状は、首の痛みやこりから始まり、悪化すると肩や腕、指先へと広がります。「ただの首こり」と見すごさず、気になる不調をチェックしてみましょう！

CHECK 1

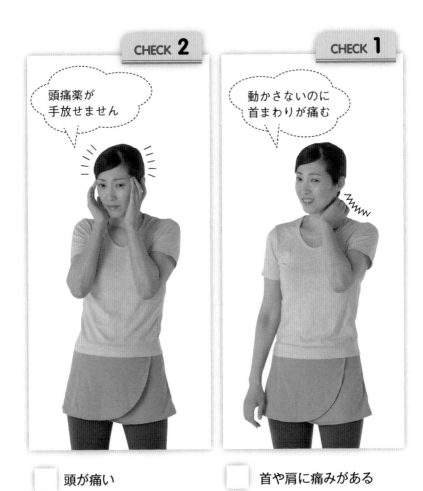

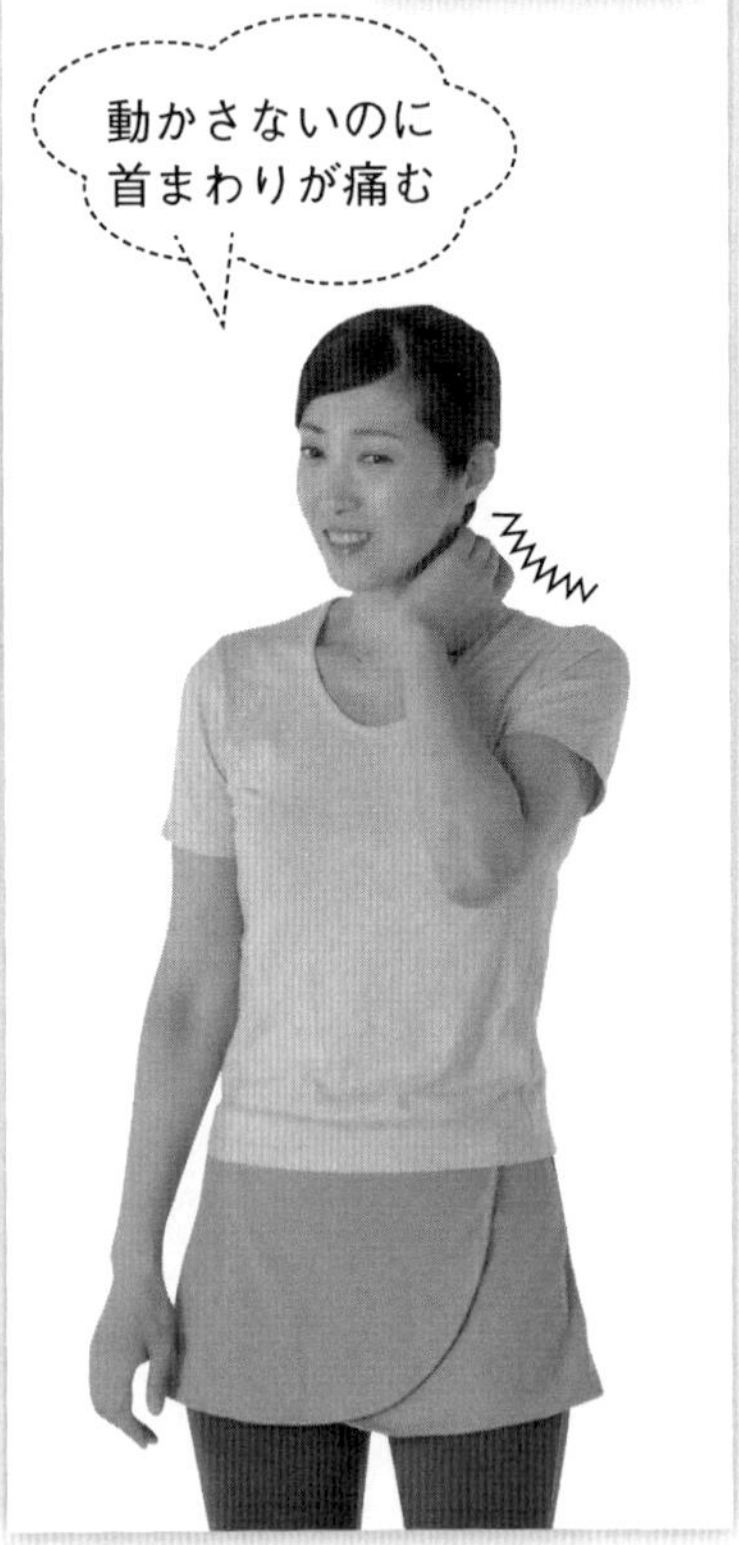
動かさないのに
首まわりが痛む

□ 首や肩に痛みがある

CHECK 2

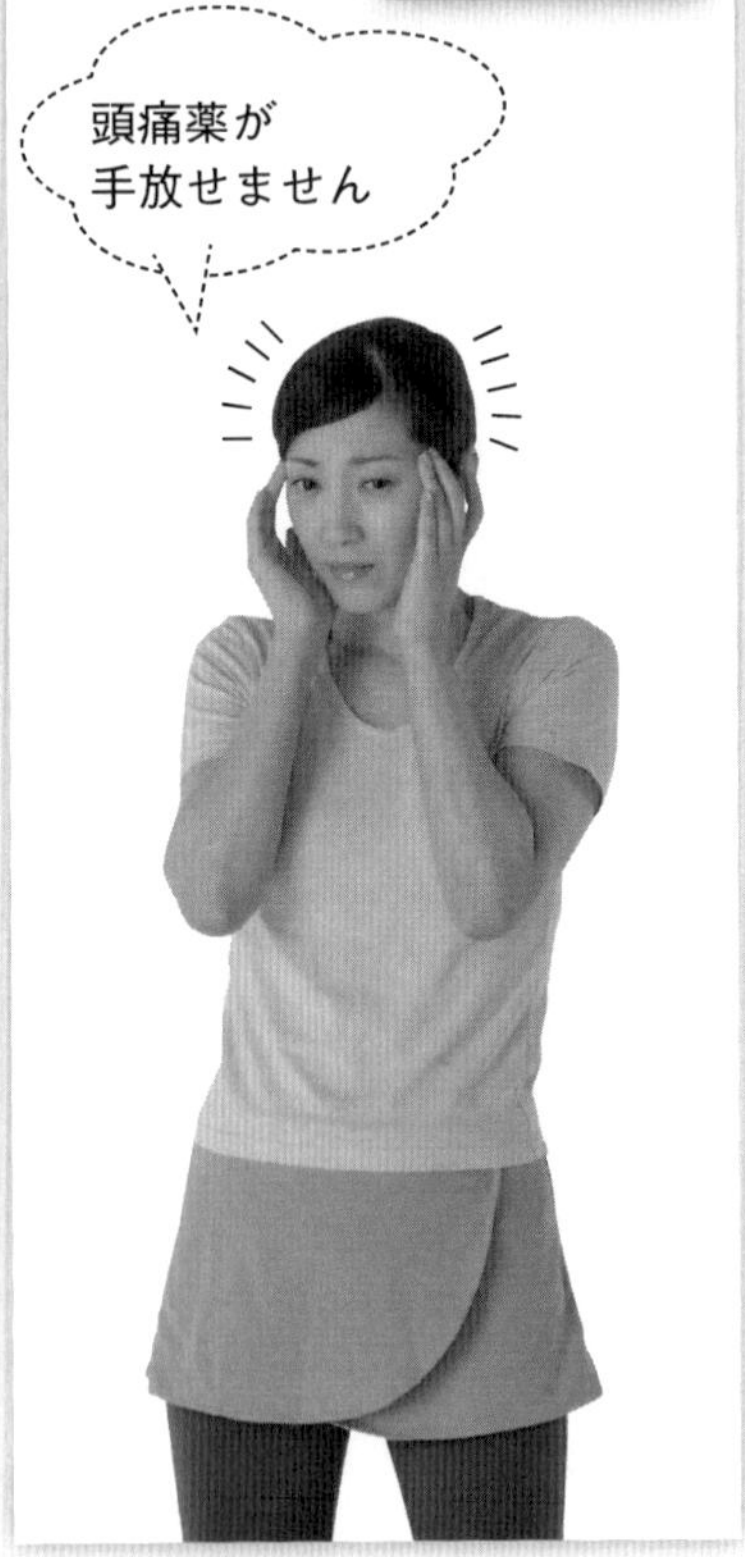
頭痛薬が
手放せません

□ 頭が痛い

自分でわかる！【頸椎症】のサイン

CHECK 3

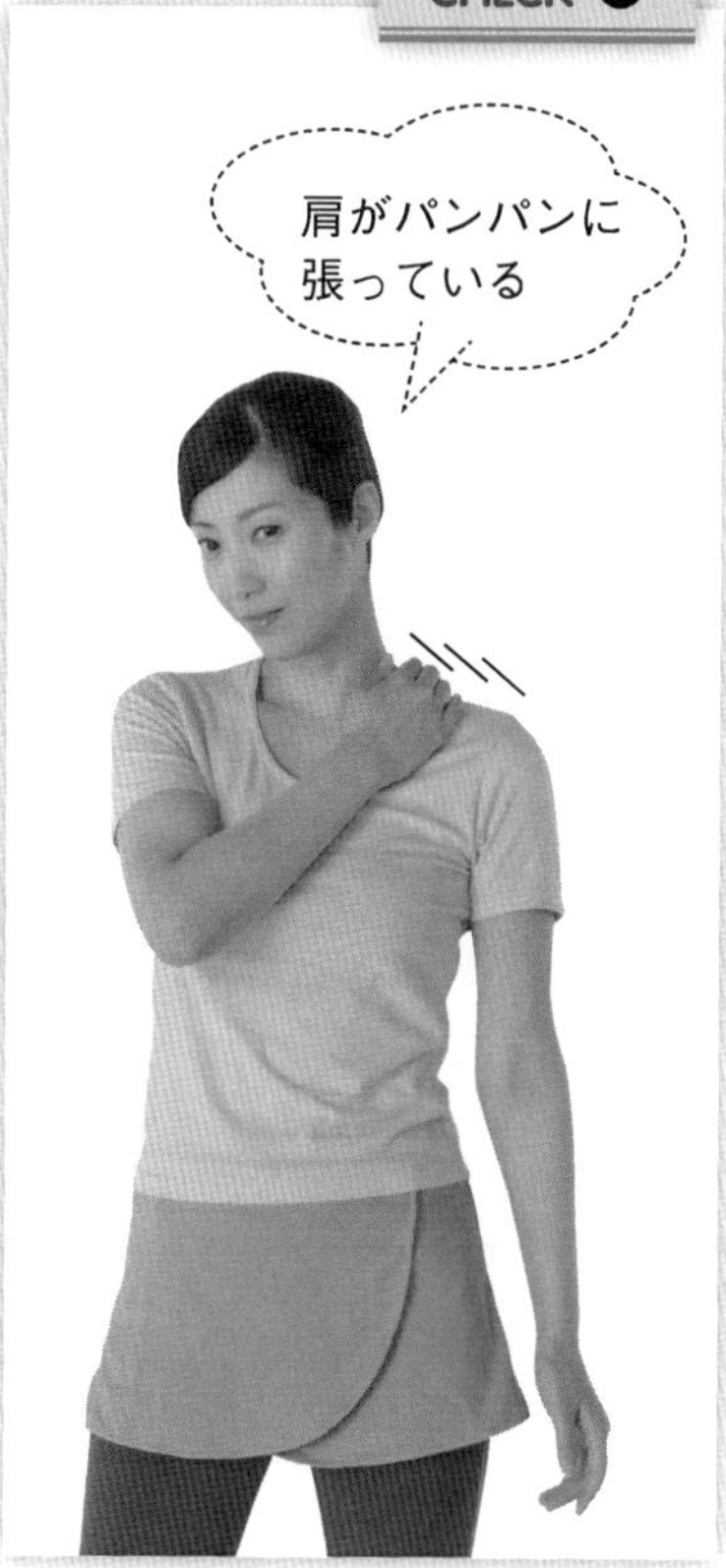
肩がパンパンに
張っている

肩や首がこる

CHECK 4

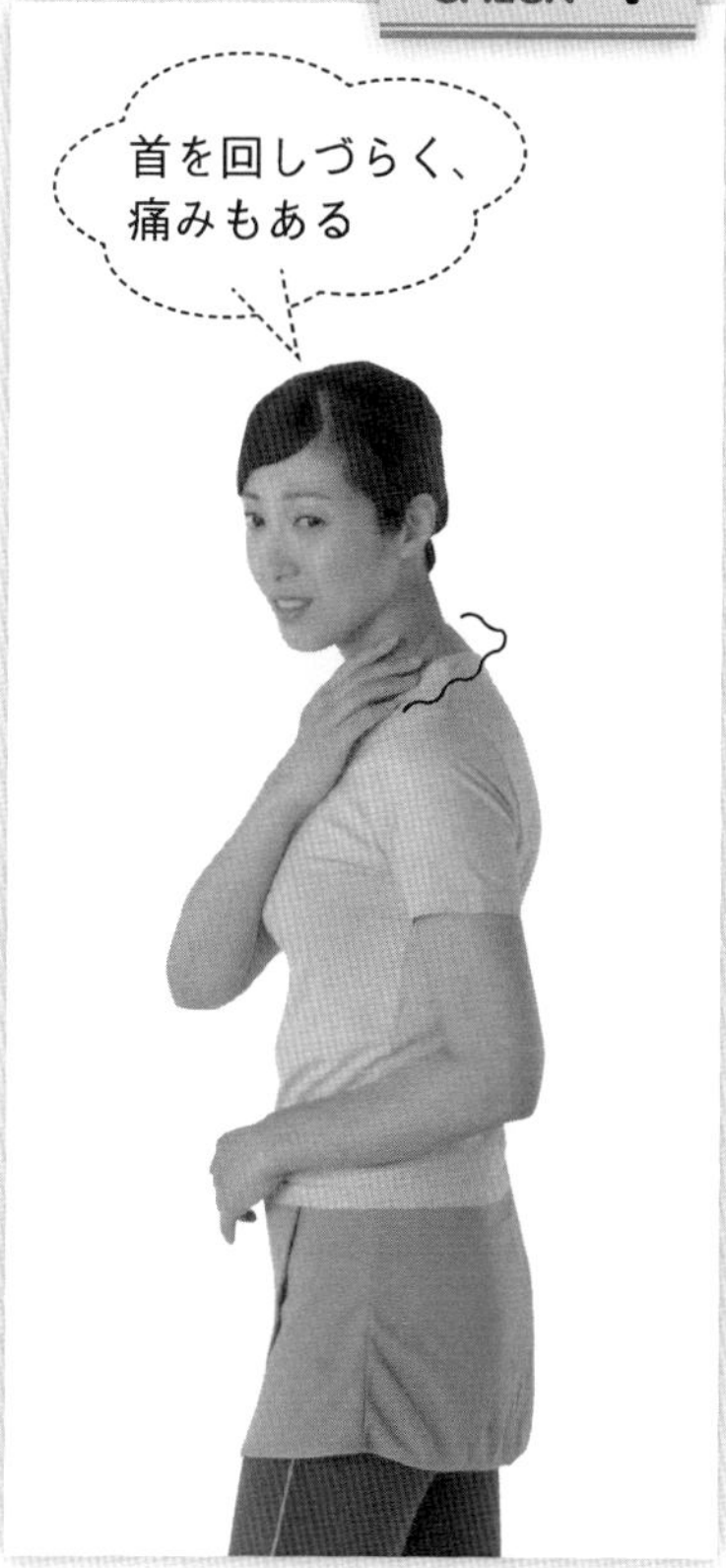
首を回しづらく、
痛みもある

ふり向くと痛い

自分でわかる！【頸椎症】のサイン

CHECK 5

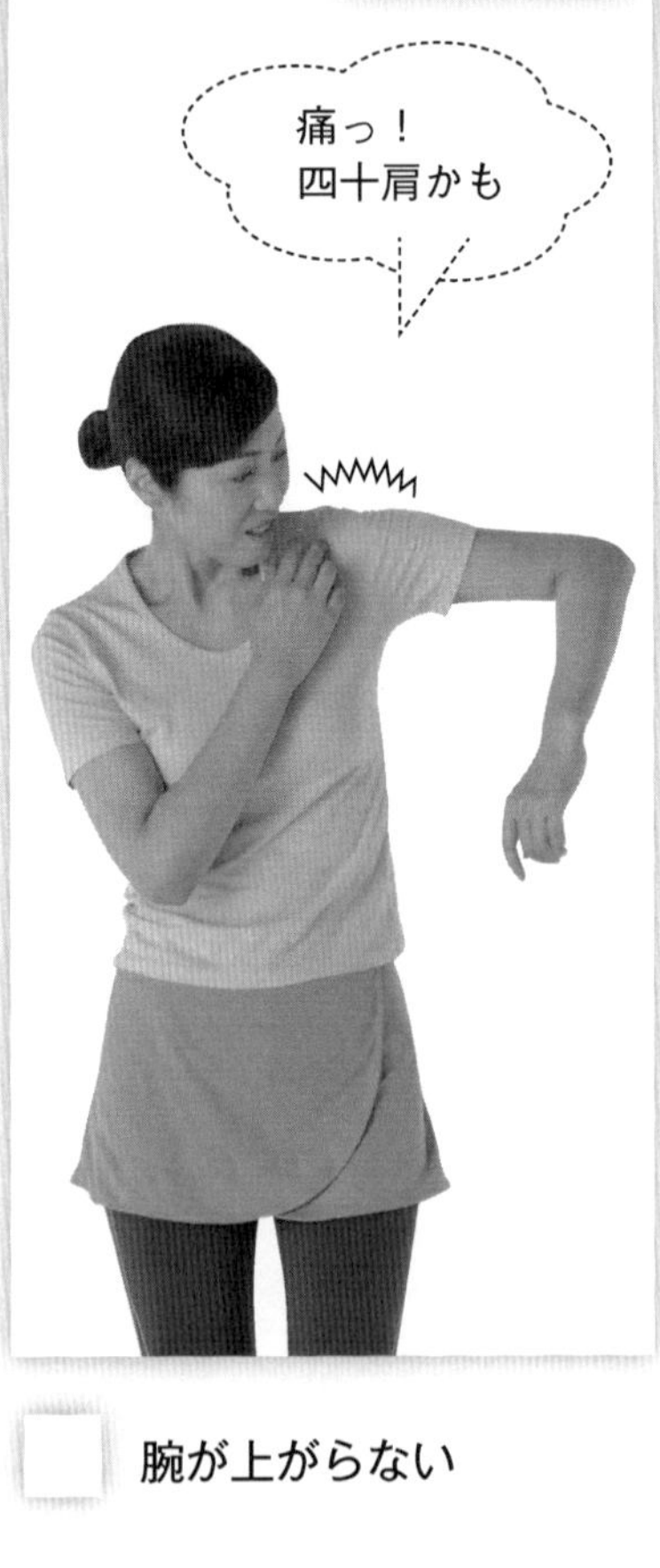

□ 腕が上がらない

CHECK 6

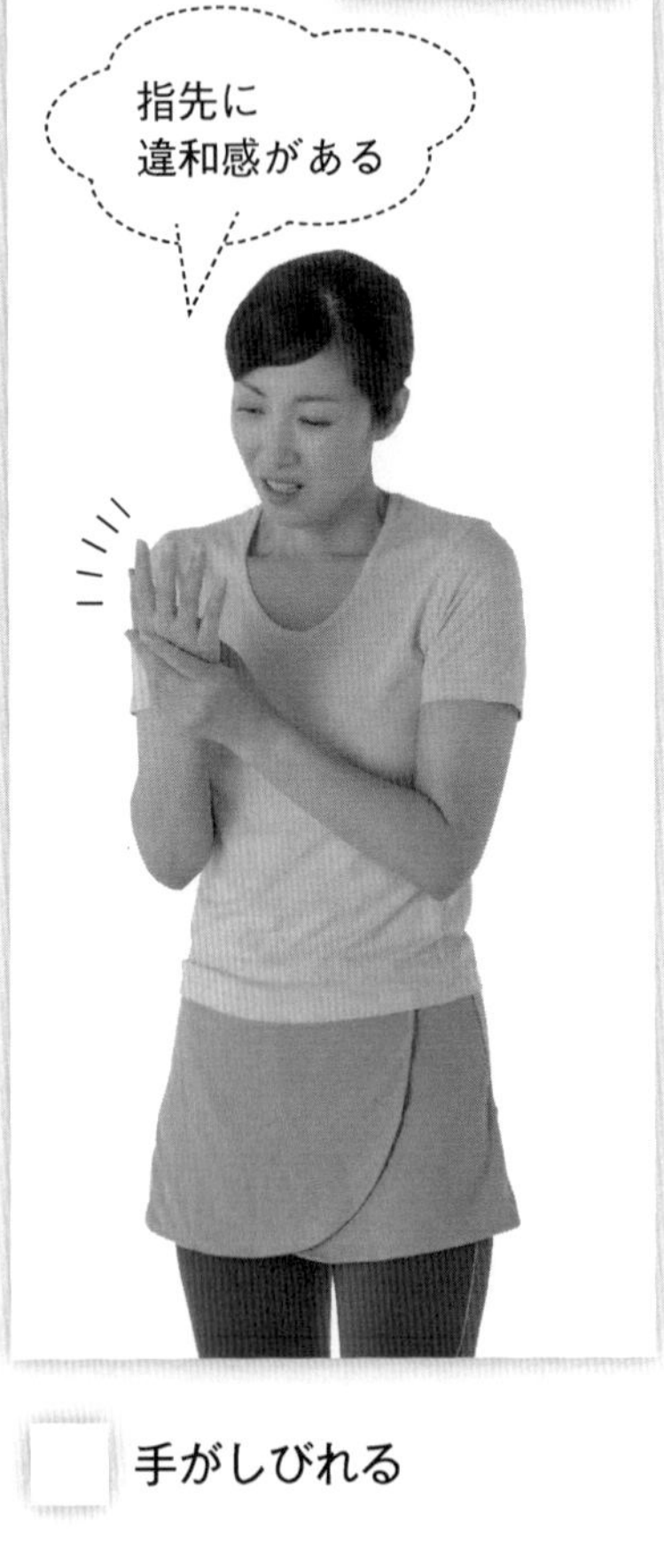

□ 手がしびれる

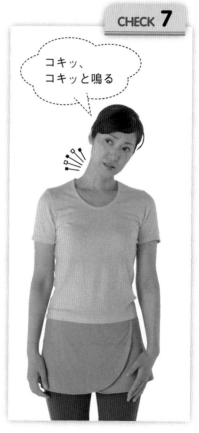

CHECK 7

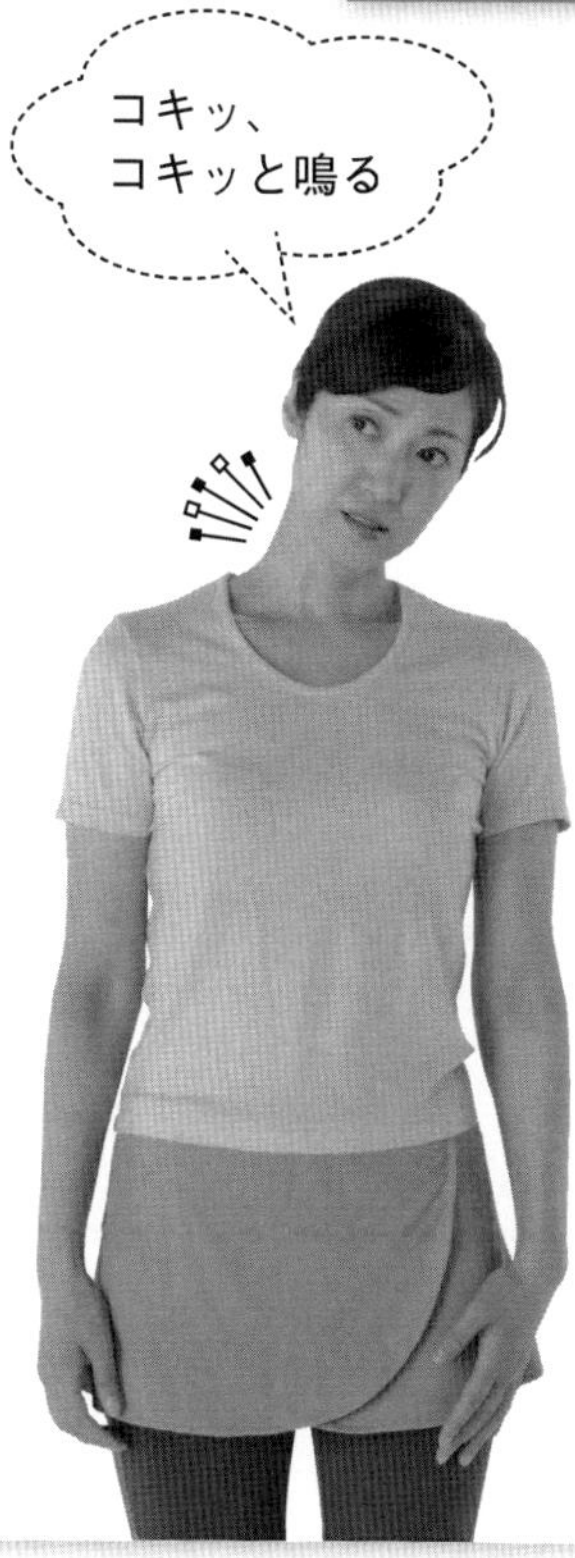

□ 首を動かすと音がする

結果

みなさんは、いくつの項目にあてはまりましたか？

0項目　⇓ 頚椎症の可能性は低い

1～3項目 ⇓ 頚椎症の可能性あり

4項目以上 ⇓ 頚椎症で間違いなし

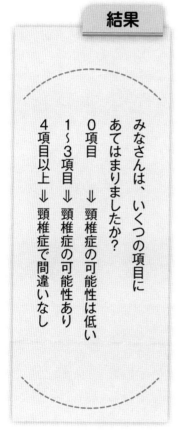

●チェックの結果はいかがでしたか？

「頸椎症のチェックなのに、首だけでなく、肩こりや手のしびれも含まれるの？」と意外に思われたかもしれません。首のつけ根から腕のつけ根までの、みなさんが〝肩〟と思っている部分は解剖学的には〝首〟であり、肩と呼べるのは腕のつけ根部分の肩関節なのです。つまり、肩こりとは頸椎からくる筋肉の緊張なのです。また、頸椎からは腕から手にかけて神経が通っていますので、頸椎で神経が圧迫されると手がしびれてきます。肩こりは日本人の3人に2人が悩んでいるともいわれる国民病ですから、頸椎症チェックで心当たりがあった方もたくさんいたのではないでしょうか。

この本では、頸椎症の病気解説から、痛みをナビゲーションにした診断法、そこから導かれる体操を写真と図を用いてわかりやすく説明しています。首の運動は、ふだんあまり意識してやらない動きなので、はじめはうまくできないかもしれません。そんなときは、タオルやテニスボールを使って、首を動かしやすくする方法も紹介しています。

「痛みナビ体操」だけでなく、頸椎症の予防に役立つ姿勢や動作も大切です。また、私のクリニックで実践された患者さんの「首の痛みがやわらいだ」「手のしびれがなくなった」などの体験談もありますので、あなたも希望をもって頸椎症の治療に取り組んでください。

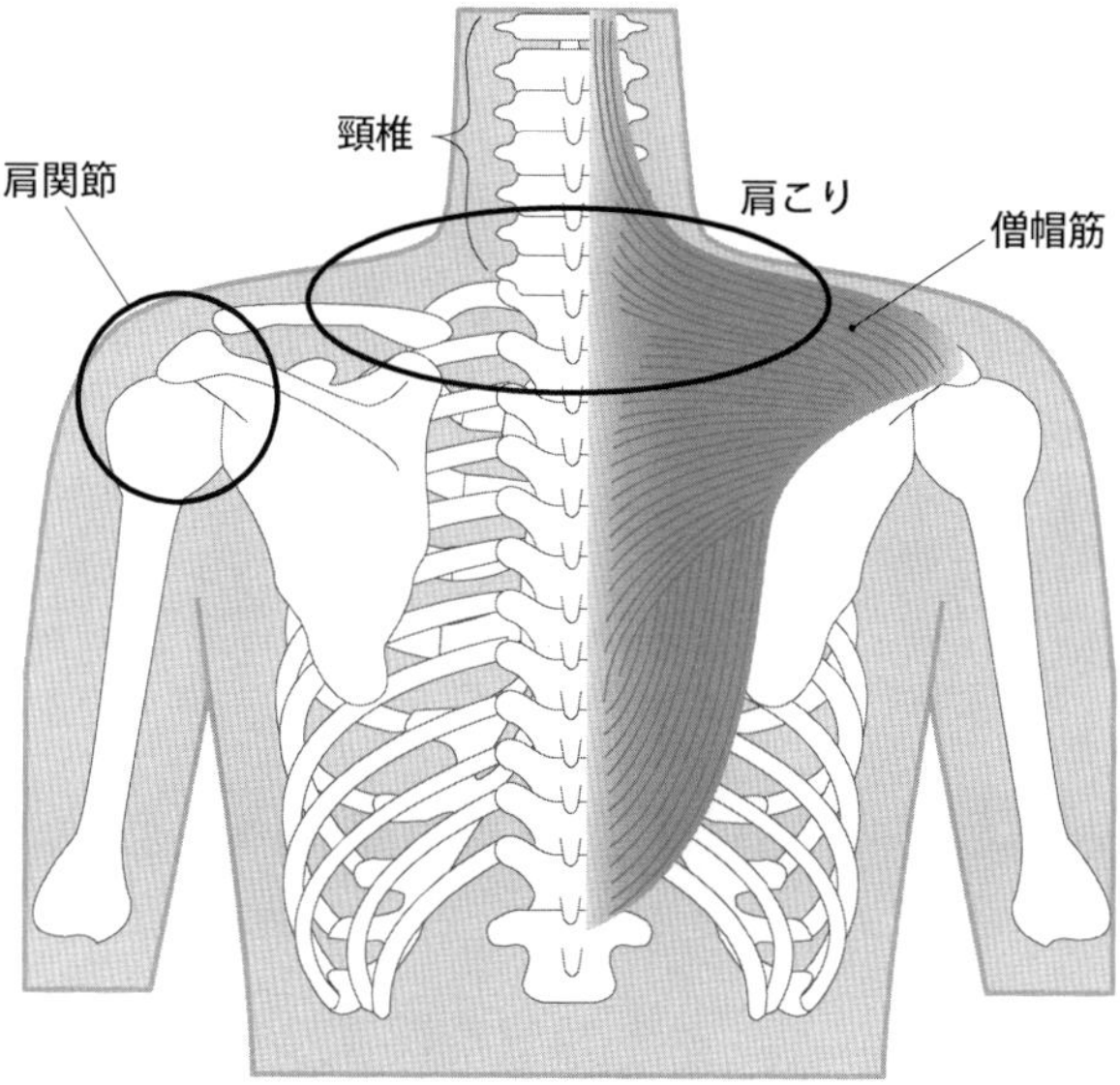

肩こりを感じるエリアは、肩関節よりも頸椎に近い。
僧帽筋は肩こりで緊張しやすい代表的な筋肉

頸椎症を自分で治す！ 最新版●目次

第3章　再発予防体操と気をつけたい日常の姿勢　133

スタッフ
装丁、本文デザイン／川名美絵子
モデル／大沢まり（ＳＨＲＥＷ）
撮影／中村太
イラスト／ガリマツ、福場さおり
校正／安倍健一
取材・まとめ／㈲カーブ（湊香奈子、沢谷龍子）
編集担当／田川哲史（主婦の友社）

病気解説

40代から患者数が急増！
加齢や姿勢の悪さが引き起こす
「頸椎症」

首から肩、腕、手先まで広がる痛みやしびれ

●頸椎のしくみ

頸椎とは脊椎《せきつい》という背骨の首の部分のことで、ひとつひとつの骨を〝椎骨《ついこつ》〟と呼び、7つの椎骨が連なっています。椎体の後ろにある脊柱管の中には脊髄《せきずい》が通っており、脊髄から枝分かれした神経を〝神経根《しんけいこん》〟といいます。

椎骨と椎骨の間には〝椎間板《ついかんばん》〟という軟骨組織があり、椎間板の外側には線維輪というコラーゲンの壁があり、その中にゼラチン状の〝髄核〟があります。髄核はゼラチン状なので、頸椎の動きに伴って線維輪の中で形を変えることができます。この髄核の動きによって、椎間板はクッションのように変形して、頸椎全体の動きを出すという関節のような役割があります。

具体的には、頸椎をそらすと、髄核が前に移動し椎間板の後ろ側がつぶれ、前側が開きます。反対に頸椎を曲げると、髄核が後ろに移動し椎間板の前側がつぶれ、後ろ側が開きます。

頸椎のしくみ

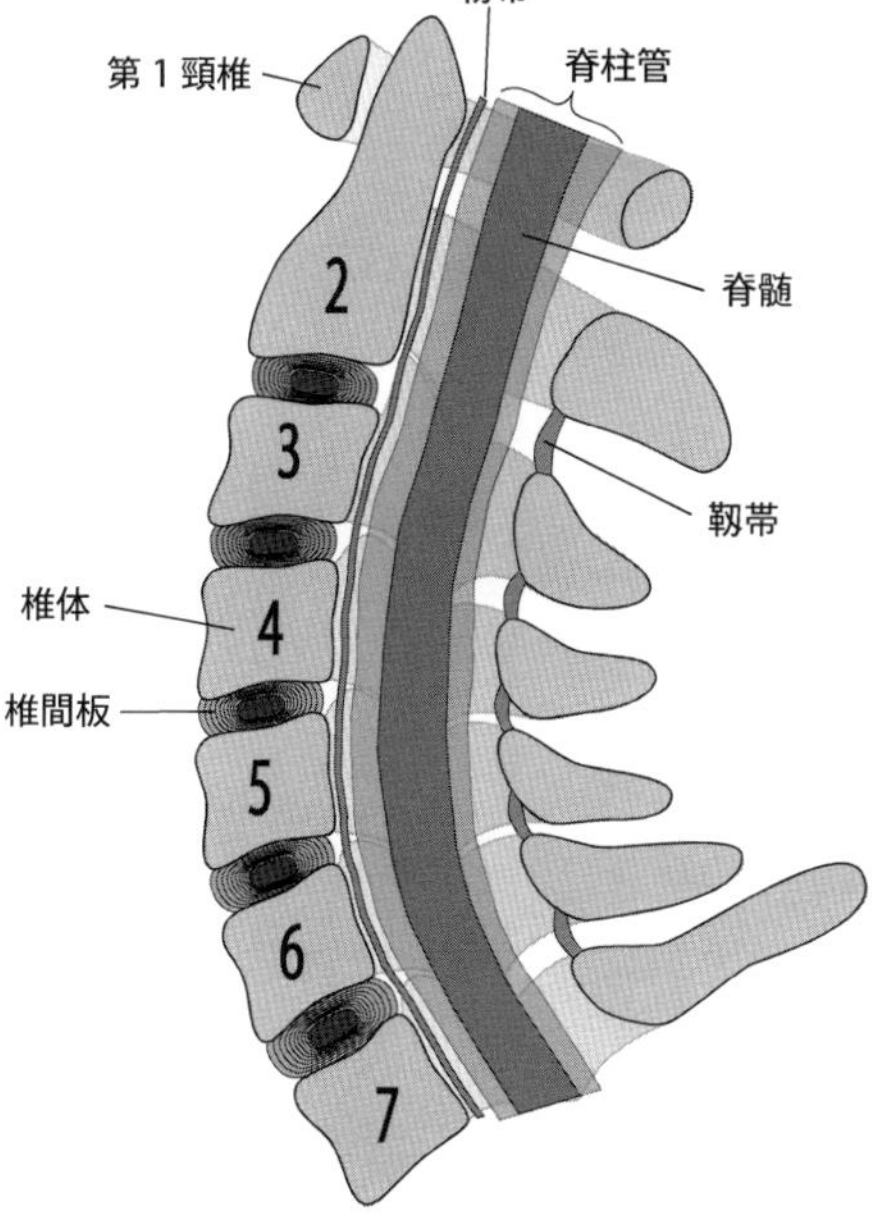

【頸椎をそらしたとき】

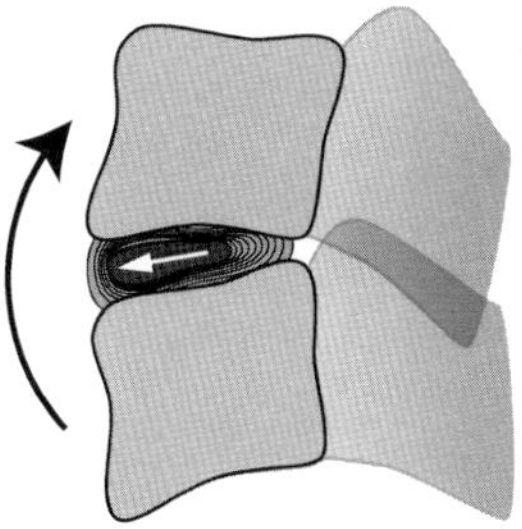

髄核が前に移動する

【頸椎を曲げたとき】

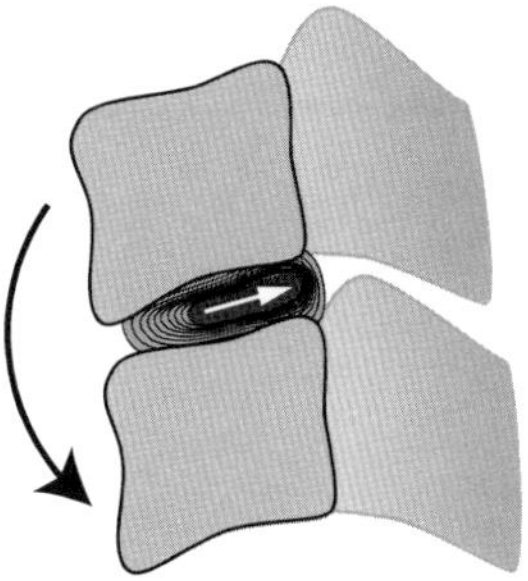

髄核が後ろに移動する

●頸椎症とは?

頸椎症とは、頸椎の椎体の変形や椎間板のズレやつぶれ、椎間関節の変形、靭帯の肥厚などが起こった変性と呼ばれる状態によって、痛みを生じた病気のことです。

首や肩にこりや痛みを感じるだけで、腕や手の痛みやしびれといった神経症状がないものを狭い意味での頸椎症といいます。レントゲン上で頸椎の変形が強い場合は、変形性頸椎症と呼ばれることもあります。

初期の症状は首や肩のこりですが、症状が進むと首の痛みが生じてきます。首の痛みが出るのとあわせて首の動きも悪くなり、上を向く、ふり返るといった動作がスムーズにできなくなります。

頸椎で神経根が圧迫されると、腕や手に痛みが走ったりしびれたりしますが、この症状を神経根症といい、頸椎症性神経根症という病名になります。

頸椎の脊柱管内で脊髄が圧迫されると、指先の細かい作業がしにくくなったり、歩きにくくなったりするほか、おしっこが出しにくくなることもあり、これらの症状を脊髄症といい、頸椎症性脊髄症という手術が必要な重症な状態です。

頸椎症とは？

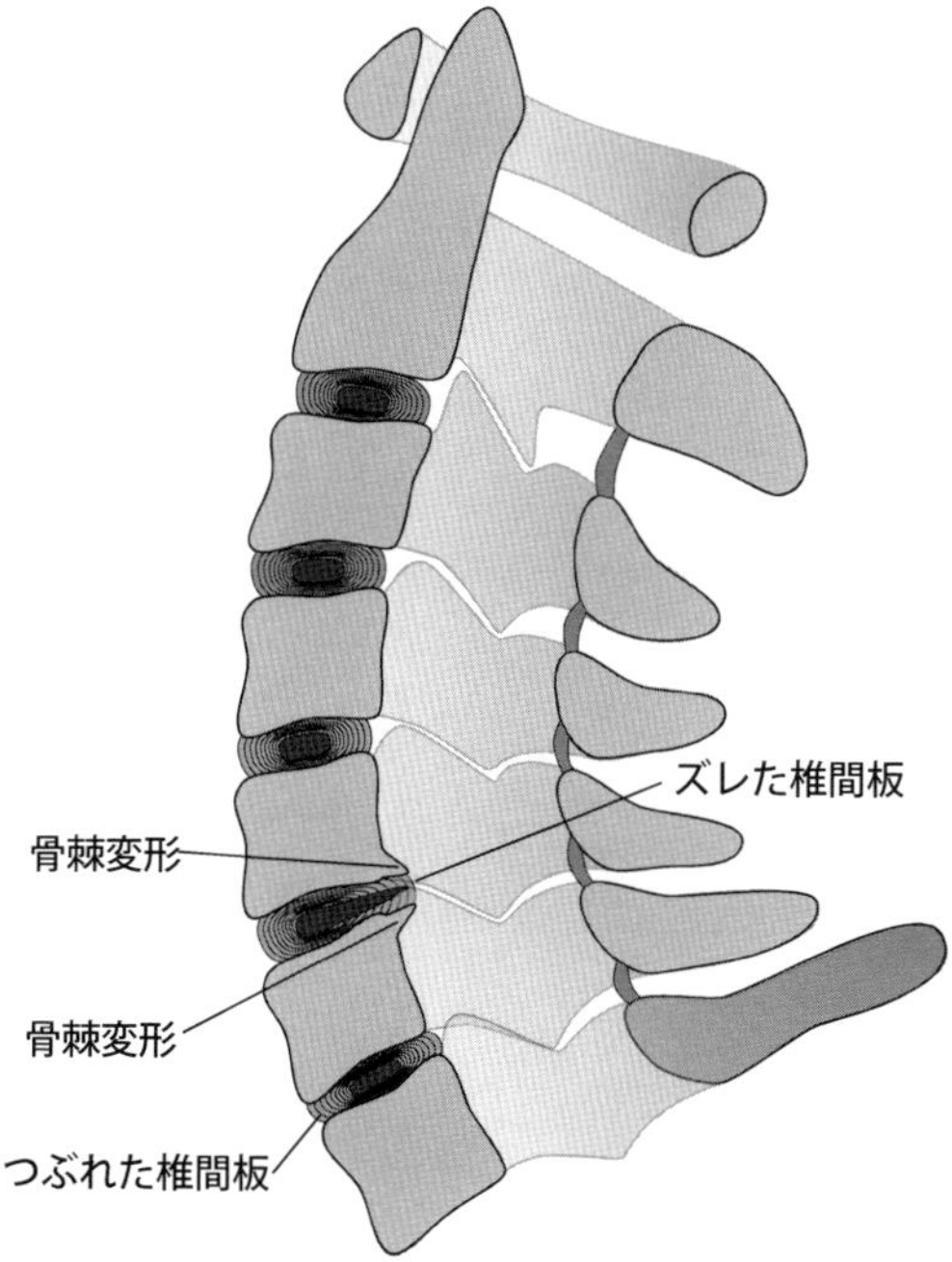
ズレた椎間板
骨棘変形
骨棘変形
つぶれた椎間板

【頸椎症性神経根症】

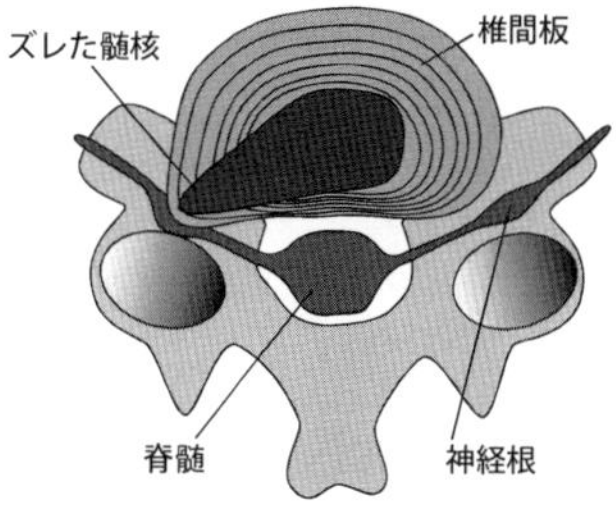
ズレた髄核
椎間板
脊髄
神経根

【頸椎症性脊髄症】

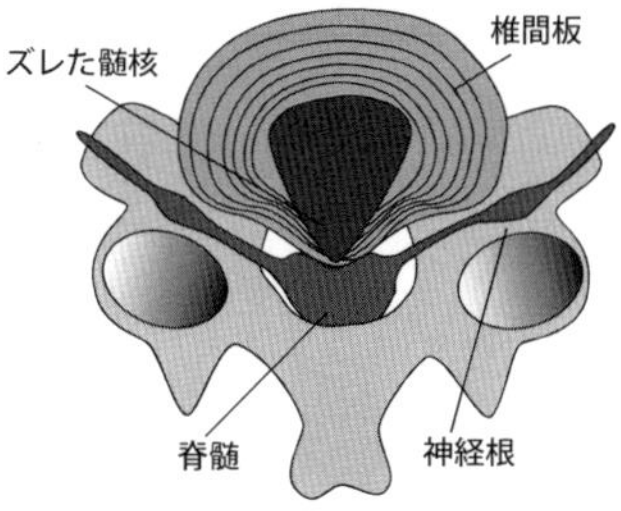
ズレた髄核
椎間板
脊髄
神経根

●頸椎症の原因は？

頸椎の椎間板が傷むことが主な原因で、正常な椎間板の髄核は頸椎の動きに伴い変形しますが、線維輪は保たれています（図1）。しかし、無理な姿勢が続くと線維輪が耐えきれなくなって亀裂が生じます（図2）。線維輪の内側に亀裂が入っても神経がないので、この段階では痛みは感じません。しかし、さらに悪い姿勢が続くと線維輪の亀裂は徐々に外側に広がっていき、神経がある線維輪の外側まで亀裂が達すると痛みを感じます（図3）。一度線維輪の亀裂が外側まで及んでしまうと、亀裂に沿って神経が線維輪の内側にまで伸びていくので、髄核のズレが外側までいかなくても神経を刺激して、首の痛みを感じるようになります。

椎間板は血流の乏しい組織で、線維輪の内側や髄核の栄養は組織液の拡散という作用に頼っています。栄養が届きにくい組織なので、一度亀裂が生じるとなかなか治りません（図4）。亀裂が残っていると、髄核が動いたときに亀裂に沿ってズレやすくなり、髄核のズレが線維輪の亀裂をさらに広げるという悪循環に陥ります。

頸椎症の原因は？

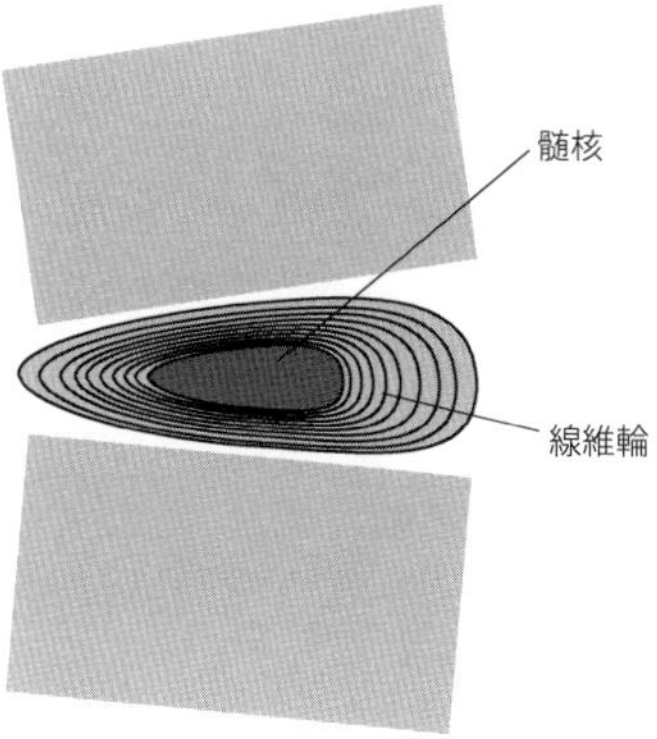

図1．正常な椎間板では髄核が変形しても線維輪は保たれている

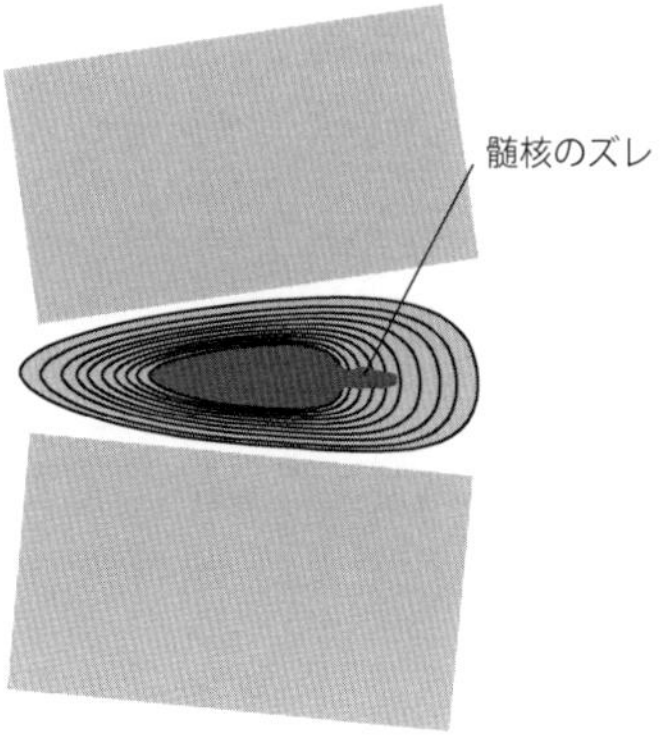

図2．髄核の圧力が強いと線維輪が破綻して亀裂が入る

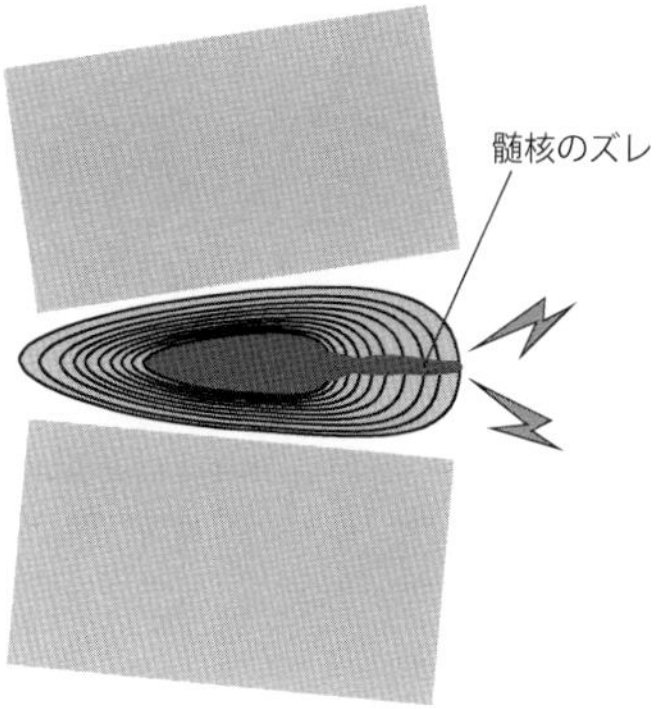

図3．線維輪の亀裂が外側に及ぶと痛みを感じる

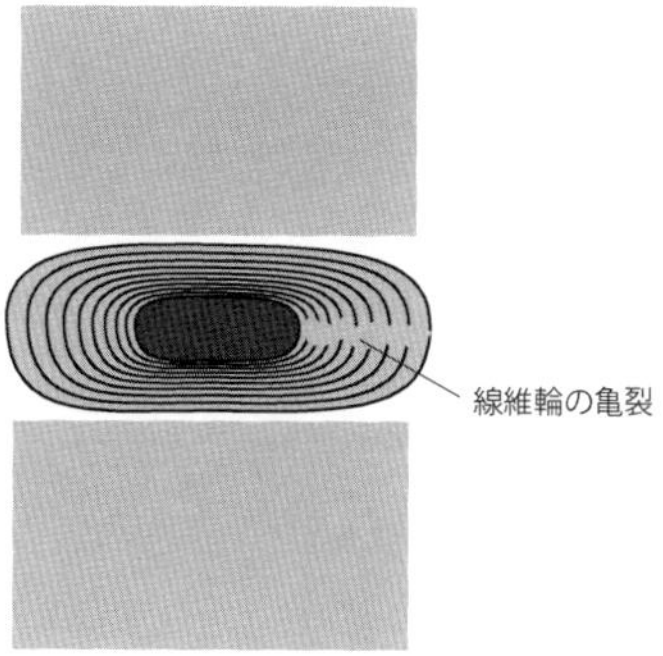

図4．線維輪の亀裂はなかなか治らない

椎間板変性

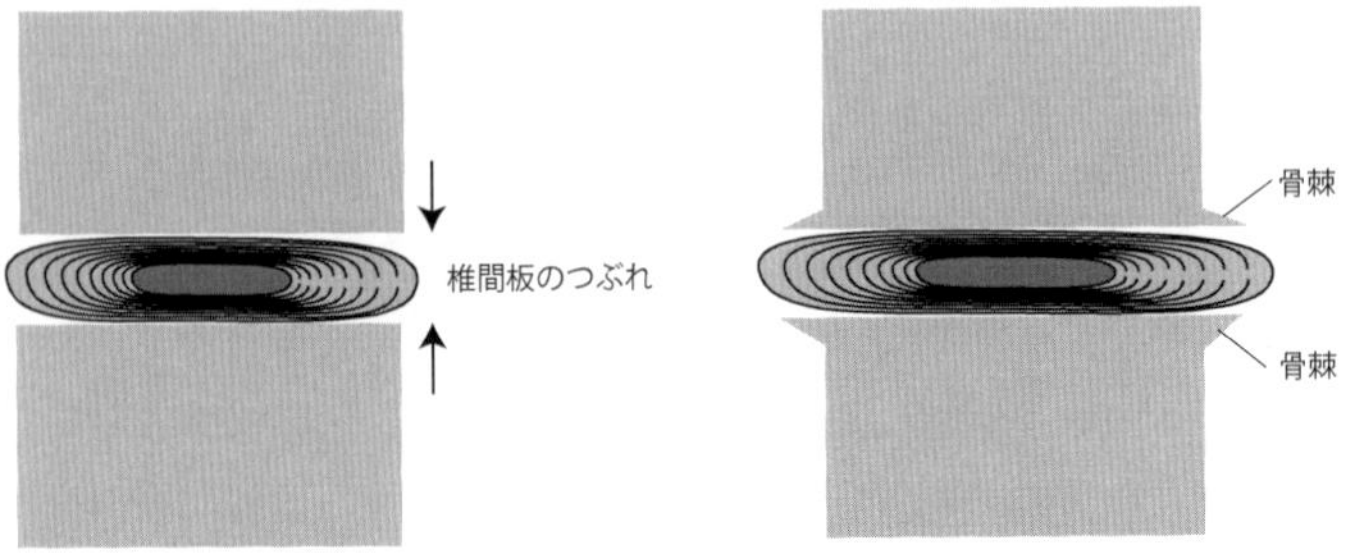

髄核のズレを繰り返すうちに、椎間板の水分が失われて、椎間板がつぶれた状態を椎間板変性といいます。椎間板変性が進むと、椎間板の上下の骨が変形して、骨棘《こっきょく》という棘《とげ》を生じます。骨棘自体は傷んだ椎間板を動かさないようにするという目的に合った生体の反応です。しかし、その反応が進んでしまうと、神経根や脊髄神経を圧迫し、頸椎症性神経根症や頸椎症性脊髄症になってしまうのです。

椎間板が傷んだ状態が長期間続くと変形は進行するため、高齢になるほど変形が強い傾向はありますが、必ずしも老化ではありません。若い人でも椎間板に負担がかかれば、変性が起きることがあります。

頸椎椎間板症

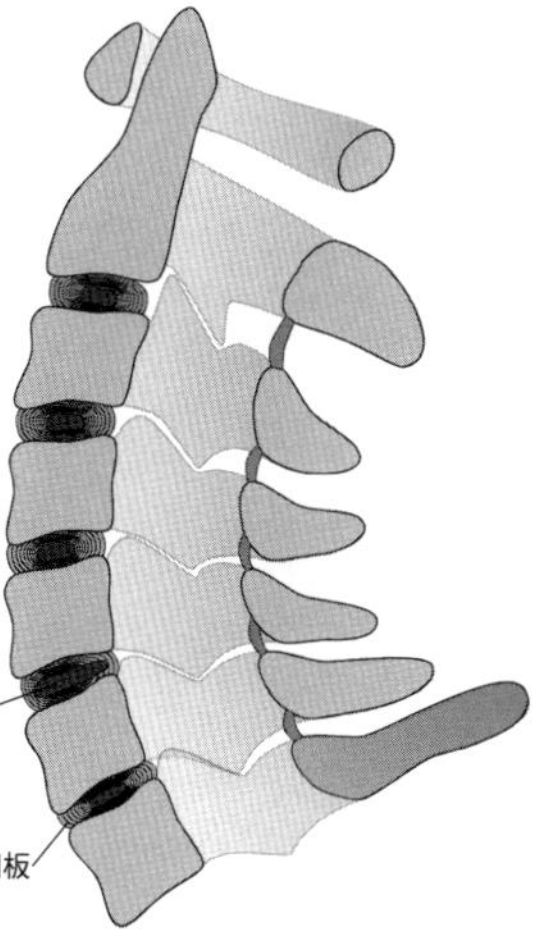
正常な椎間板
ズレた髄核
つぶれた椎間板
椎間板がつぶれて、
痛みやこりを生じる

◇頸椎椎間板症

主な症状は首の痛みで、椎間板の髄核がズレた状態です。

レントゲンで椎体と椎体の間が狭くなったり、ＭＲＩで椎間板の水分が少なくなっていたりすることもありますが、レントゲンやＭＲＩでは何も異常が認められないこともよくあります。

髄核が急にズレると、寝ちがえのような強い痛みが出現します。髄核のズレは1週間くらいで自然に戻ることが多いですが、悪い姿勢が続けば、髄核のズレが戻らないままでいることもあり、筋肉のスパズム（攣縮《れんしゅく》）が続くと、慢性的な首と肩のこりとなります。

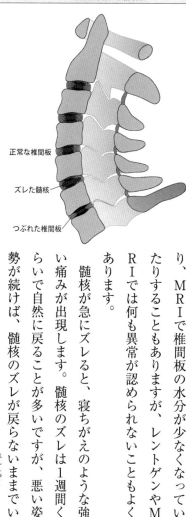

頸椎椎間板ヘルニア

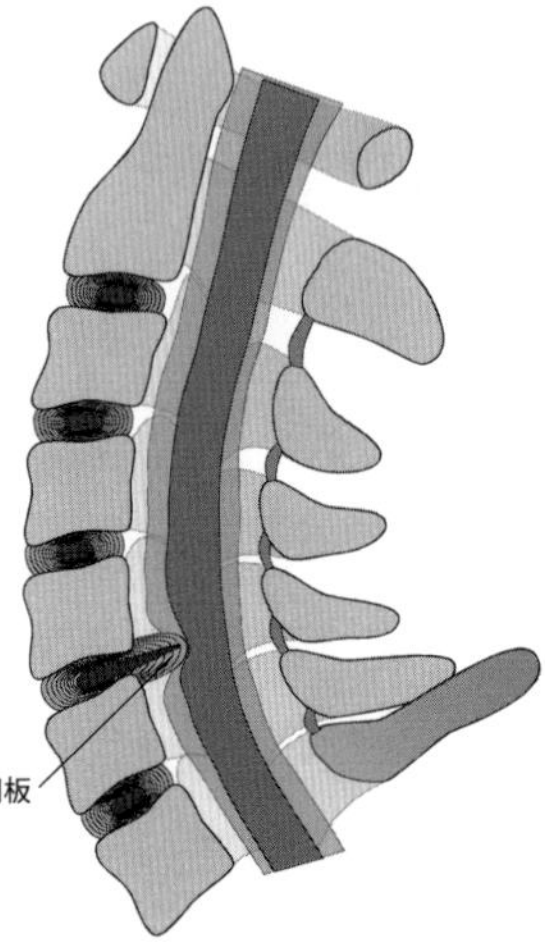
椎間板が突出して神経を圧迫し、手に痛みやしびれを引き起こす
ズレた椎間板

◇頸椎椎間板ヘルニア

頸椎椎間板症からさらに髄核のズレが進むと、髄核が線維輪の亀裂から飛び出し、頸椎椎間板ヘルニアとなります。ヘルニアが神経根を圧迫すると、首や肩、腕に痛みやしびれが生じる神経根症になります。ヘルニアが大きくて脊髄を圧迫すると、手指を動かしにくくなったり、歩きにくくなったりといった脊髄症が出現することもあります。

頸椎椎間板ヘルニアも髄核のズレが自然に戻ることが多いのですが、悪い姿勢が続くと、手の痛みやしびれが慢性的に続きます。脊髄症になったら手術の適応ですので、すぐに病院を受診してください。

頸部脊柱管狭窄症

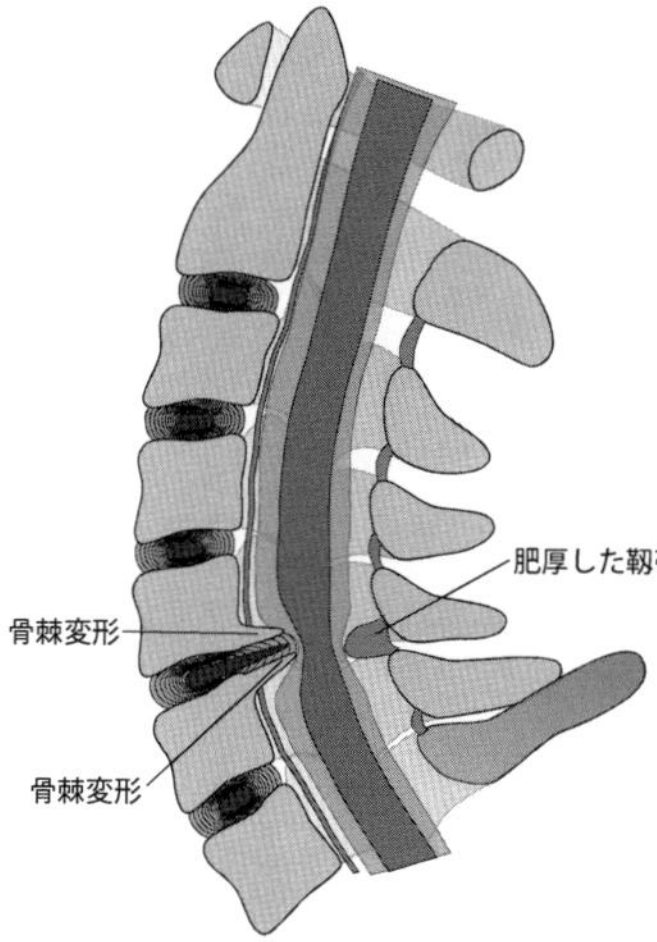

脊髄の通り道である脊柱管が狭くなり、脊髄を圧迫する

◇頸部脊柱管狭窄症

頸部脊柱管狭窄《きょうさく》症は、椎体の変形によって脊柱管が狭まった状態で、頸椎症の変形がより進んだものと考えていいでしょう。

椎体の後ろにある後縦靭帯が骨になって分厚くなる、後縦靭帯骨化症という原因不明の難病によって脊柱管が狭窄することもあります。

主な症状は、首や肩のこりといった変形性頸椎症の症状と、腕のだるさやしびれといった神経根症のほか、手指が思うように動かせない、歩きにくいなど、脊髄症が出ることもあり、脊髄症になったら手術を考える必要があります。

●まだある！　首の痛みを伴う病気

首の痛みを引き起こす病気は、ほかにもあります。

◇むち打ち（外傷性頸部症候群）

交通事故などによって首に捻挫《ねんざ》を受傷した後、痛みやこり、あるいはしびれなどの症状が出現した状態で、外傷性頸部症候群や単に頸椎捻挫と呼ばれることもあります。レントゲンやＭＲＩ（磁気共鳴断層撮影）でも特徴的な画像所見はなく、まったく異常がみられないこともよくあります。

首の痛みやこりだけの場合は頸椎捻挫型、手の痛みやしびれがあるときは神経根症型、頭痛やめまい、耳鳴りなどの多彩な症状をきたすときはバレー・リュー型といわれます。

脊髄を囲む硬膜に穴があいて髄液が漏れ出す脳脊髄液減少症がかかわっている場合は、ブラッドパッチという自分の血液を脊椎に注射する治療が効果的なことがあります。

●頸椎症と間違えやすい病気とは？

中高年の方で肩に痛みがあって、腕が上がらないといったときは肩関節周囲炎、いわゆる四十肩や五十肩かもしれません。はっきりした原因はわかっていませんが、肩関節を動かすスジである腱板に炎症が起き、肩関節を包んでいる関節包という袋が縮んで肩が上がらなくなると考えられています。肩だけでなく腕に痛みが広がっていることもあり、頸椎症性神経根症と鑑別診断する必要があります。薬で炎症を抑えたり、体操で肩関節の動きをよくしたりする治療が一般的ですが、肩関節は首につながっているので、首の体操を行うことでも肩の痛みと動きの改善が期待できます。

もっともまぎらわしい症状があらわれるのが「胸郭出口症候群」です。胸郭出口症候群とは、胸郭から腕に向かう神経や血管が、肋骨や筋肉で圧迫される病気で、肩こりや首・肩の痛みあるいは手のしびれを生じて、頸椎症と似たような症状を生じます。

手根管症候群も手指のしびれや痛みを引き起こす病気です。手首の骨と靭帯に囲まれた空間である手根管にある神経が圧迫されることで生じます。

●頸椎症の検査は？

ここでは一般的な医療機関での頸椎症の診察についてお話しします。

問　診

いつから、どのような症状が出ているか、これまでかかった病気やケガなどについて質問。

↓

身体所見

上を向いて頭を押し、痛みが起こるか（神経根症の検査：ジャクソンテスト）、両手を握ったり開いたりする動作を10秒で何回できるか（脊髄症の検査：10秒テスト）など。

↓

画像検査

レントゲン写真では、骨折や脱臼がないかといった骨の状態を調べます。ＭＲＩでは骨だけでなく、椎間板、靭帯、脊髄神経といった骨以外の組織もみることができます。

●頸椎症の治療は？

ここでは一般的な医療機関での頸椎症の治療法について説明します。

◇安静を保つ治療法

強い痛みがあって首の姿勢を保つのもつらいときは、あまり動かずに安静にしています。頸椎を支える「頸椎カラー」を用いることがあります。

◇器具を用いる治療法

首周辺を温めて血行を促進する温熱療法や、電気刺激で痛みを軽減する電気治療器あるいは首を引っぱる牽引《けんいん》療法があります。

◇薬で痛みを緩和する治療法

痛みが強い時期は、痛み止めである消炎鎮痛剤を服用します。しかし、痛み止めには副作用もあるので長期間の服用はひかえるべきでしょう。

◇注射治療法

神経ブロックは、痛みのもとになっている神経やその周辺に局所麻酔を注入し、痛みの刺激が神経に伝わるのをブロックする方法です。押すと痛い筋肉に直接注射する「トリガーポイントブロック」、脊髄の硬膜外腔に麻酔薬を入れる「硬膜外ブロック」、神経根に麻酔を注射する「神経根ブロック」などがあります。

神経ブロックは、痛みを強力に抑える治療法ですが、いずれも対症療法であり、感染などの副作用もあるので、漫然と繰り返すべきではありません。

◇手術

脊髄の圧迫による神経障害で、手指の運動障害、歩行障害、頻尿・失禁などの膀胱直腸障害などが出現した場合は、手術で神経の圧迫を取り除く必要があります。神経障害が進んでしまうと神経が完全には回復しないこともありますので、脊髄症の症状があれば手術時期を逸しないことが大切です。

●頸椎症は手術で根治する？

脊髄症に対しては手術が必要ですが、頸椎症による首の痛みに関しては、手術は有効ではありません。むしろ、頸椎の手術後に出現する痛み（軸性疼痛《とうつう》）は難治性で、手術による筋肉の切離が関係しているといわれています。神経根症は手術しなくてもよくなることが多く、手術以外の保存療法が中心となります。

●頸椎症は運動療法で根治する？

頸椎症の骨の変形は運動療法では治りませんが、骨の変形の原因である椎間板のズレは運動療法で戻すことができます。椎間板の髄核のズレを戻せば、首の痛みを改善することができますし、筋肉のスパズムによる肩こりもおさまります。神経根症も髄核のズレが神経根を圧迫している場合には、たとえ骨棘がそのままであっても、腕の痛みやしびれは運動療法でよくなることがあります。

COLUMN なぜ朝に痛い？　寝ちがえの正体

「朝起きたら首が痛くて、うまく動かせない」というのが寝ちがえの典型的な症状ですが、寝ちがえは医学的な診断名ではありません。診断名はレントゲン所見によって、頸椎椎間板症や変形性頸椎症になります。

原因は椎間板の髄核のズレ。椎間板は寝ている間に髄核の浸透圧によって、水分を含んでふくらむ性質があります。髄核がふくらむと線維輪の亀裂も広がるので、朝起きたときに強い痛みを感じます。起床後に活動していると、頭の重力で髄核の水分が押し出されて亀裂が元に戻り、痛みが楽になっていきます。

寝方が悪かったとか、まくらが合わなかったと考える人が多いようですが、多くの場合は昼間の姿勢の悪さが原因です。

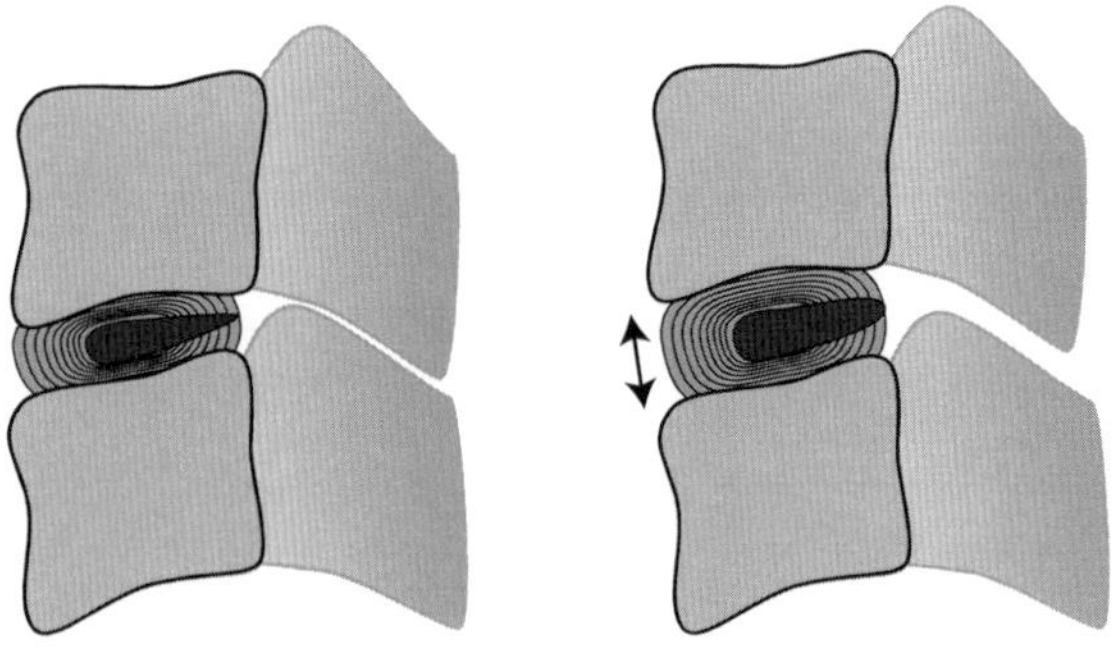

亀裂が入った線維輪　　椎間板が膨らみ亀裂が拡がる

第１章

頸椎症などの骨や関節の痛みを 根本的に改善する革新的な運動療法 『痛みナビ体操』ができるまでの軌跡と治療実績

『痛みナビ体操』ができるまで～私の軌跡～

●母が悩んでいた肩の痛み

祖父は産婦人科医、叔父は整形外科医、父は内科医という環境で育った私は、子どものころから医者という職業が身近にありました。しかし、医者にはとくに興味はなく、虫と化石が好きだったので、昆虫博士か考古学者になりたいと思っていました。

私がそんな小学生だったあるとき、母が肩から手にかけての痛みを訴えるようになりました。痛みはなかなかひかず、整形外科に行って薬を飲んでも、電気をあてても改善しません。家では薬を飲んで湿布を貼っていましたが、よくなったかと思えば悪くなるということを繰り返しており、子どもながらに「肩の痛みはやっかいなものだな」と感じていました。それでも、結果的には半年くらいかかって、徐々に痛みがおさまっていきました。

いま考えると、母は頸椎症性神経根症であったと思われるのですが、私の中には「なぜ病院に行っても治らないんだろう？」という疑問が残りました。そして、母の肩の痛みがきっかけで、しだいに人間の体に対する興味が出てきて、私も父と同様に医師を目指すべく医学部に入学することにしたのです。

ご存じの方も多いと思いますが、医学部に入ってもそれだけでは医師になれません。6年間の医学部を無事に進級するのは当然で、大学卒業後に医師国家試験に合格することが必要です。しかし、その後も2年間の臨床研修、専門医と学位の取得など、卒業してからも10年以上、医師として研さんを積む日々が続きます。とはいえ、ときには仲間たちと楽しくお酒を飲んだり、ワイワイ騒いで羽目をはずしたりすることもあります。

●ぎっくり腰が教えてくれたこと

20歳のころのことです。

お酒を飲んでいい気分で友人と歩いていたとき、何を血迷ったか、歩道のガードレールを飛び越えてみたくなったのです。

ピョンとガードレールを飛び越えることはできたのですが、飛び越えた後に、腰にいままでに感じたことのないような、体をぞうきんのように思いっきりねじられたような違和感が！　しかし、その違和感は5分くらいで落ち着いたので、何事もなく帰宅しました。

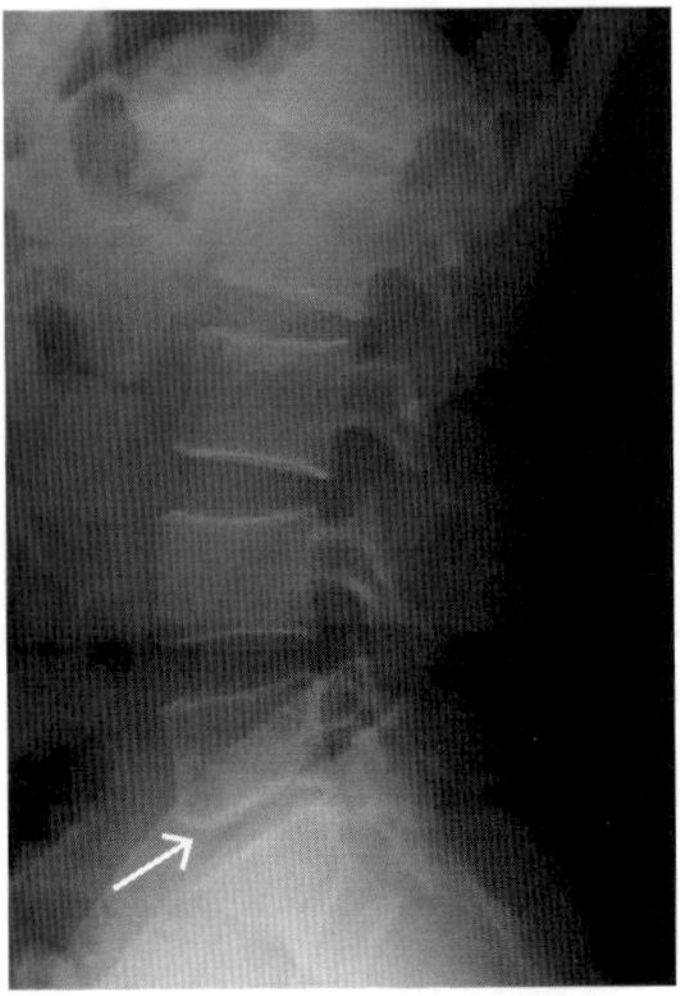

レントゲン画像で私の腰椎を横からみたところ。第５腰椎と仙骨の間が狭くなっている

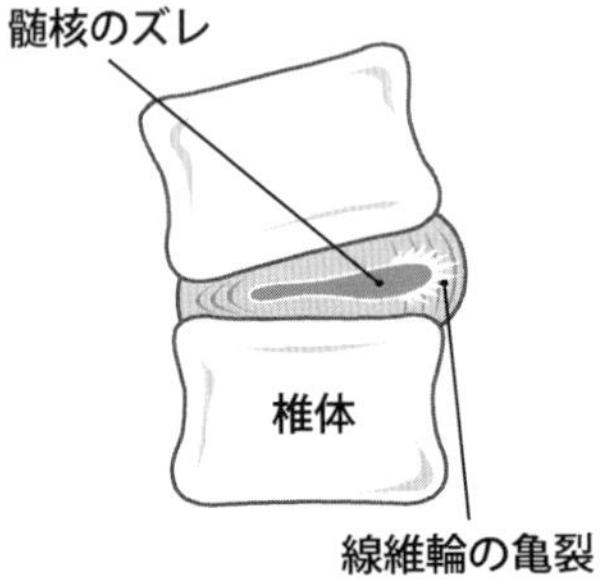

椎間板の線維輪に亀裂
⇒髄核がズレた

ところが、その2日後。朝、起きようとしたときに、ひどい腰の痛みに襲われ、まっすぐに立てなくなってしまったのです。典型的なぎっくり腰で、おそらくガードレールを飛び越えたときに、椎間板の線維輪に亀裂が入り、その後に髄核がズレたものと思われます。

ひどい腰痛は1週間くらいで軽くなりましたが、このぎっくり腰をきっかけに、つねに腰に違和感が残り、年に1回くらいぎっくり腰を繰り返すようになってしまいました。ズレた髄核が戻らずに、慢性的な椎間板の機能障害になったのでしょう。現在の私の腰椎のレントゲンをみると、第5腰椎と仙骨の間が狭く

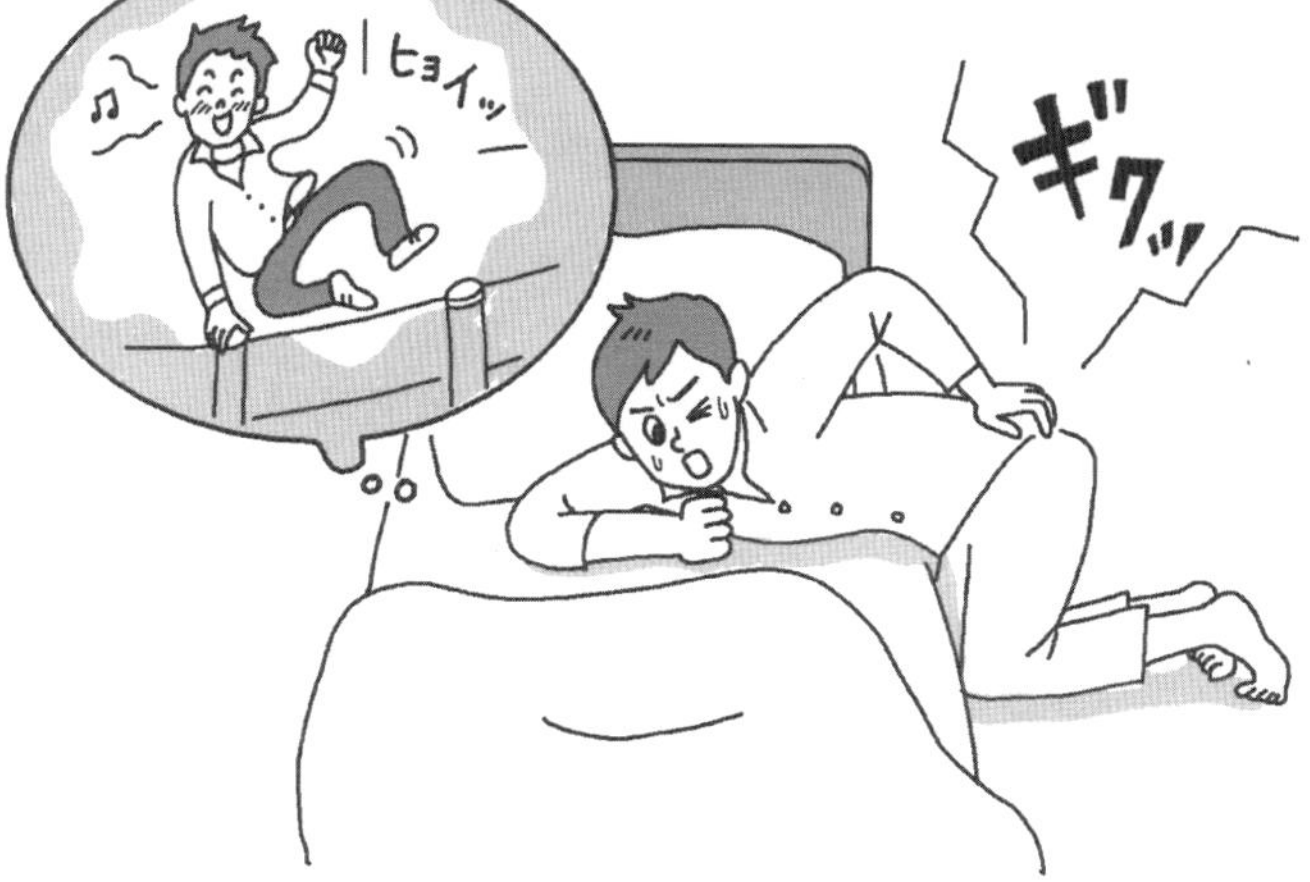

ガードレールを飛び越えたことがきっかけで、ぎっくり腰に！　その後も銅冶先生は何度もぎっくり腰に悩まされ続けた

なっていますので、ここの椎間板が傷んだものと思われます。さらに、首にも痛みを感じるようになってきました。もともと私はねこ背で普段から姿勢が悪かったので、徐々に頸椎にも負担がかかってきたのでしょう。頸椎はレントゲンでは明らかな異常がなかったので、頸椎椎間板症と自分で診断しました。

そんな自分の腰痛や首の痛みの実体験を通して、「痛みを治せる医師になりたい」という私の思いは、「整形外科医になる」という具体的な決心に変わっていったのです。

●整形外科医としての無力感を味わう

私は医学部を卒業した後、整形外科の研修医になり、骨折やケガの手術を行う日々が続きました。こう書くと、〝青年医師がさっそうと働く〟姿を思い浮かべるかもしれません。でも、現実は……。

私は整形外科医になってからも、ぎっくり腰になってしまいました。ひどいときは腰を伸ばすことができずに、お年寄りが使う手押し車のように、診察用具が積まれた回診用の台車を押しながら、ヨロヨロと病棟を回っていました。そんな私の姿を見て、先輩医師や同僚、看護師たちはもちろん、患者さんにまで「先生、大丈夫？」と心配される始末だったのです。整形外科医である自分が、痛みに対してなすすべがないことは、とてもショックでした。

●ぎっくり腰をチャンスに!!

その5年後、私は大学院で腰痛の研究をしていました。「自分も苦しんだ腰痛を解決したい」との一念で、腰痛の原因と根本的治療を究明していたのです。

そんなとき、またもやぎっくり腰に襲われました。

しかし、今回のぎっくり腰は私にとって大きなチャンスでもありました。自分を実験台として、日ごろの研究成果を試すための願ってもない機会だったからです。

ここぞとばかりに、いろいろな腰痛や関節痛の治療法を試しました。

その中でもっとも効果を実感したのが、〝運動療法を行って、正しい姿勢を身につける〟というもの。激痛でじっと座っているだけでもつらかったのが、わずか数日で解消したときは、心底びっくりしました。

「これだ！」

私は、ぎっくり腰をチャンスに変えて、〝痛みを根本的に解消する〟道すじをつかんだのです。

●痛みを解消するリハビリ専門医を目指す

私は自分の体験から、首や腰、ひざなどの痛みを根本的に改善するには、運動療法が最適だと確信しました。そこで、リハビリ専門医となって、運動療法を基礎から学びなおすことにしたのです。

リハビリ専門医とは、「病気や外傷の結果生じる障害を医学的に診断治療し、機能回復と社会復帰を総合的に提供することを専門とする医師」のことです。首や腰、ひざなどの痛みを運動療法によって改善し、痛みのない生活を取り戻すことが、私の目指すべき道だと考えたのです。

日本国内はもとより、リハビリの技術が進んだアメリカやオーストラリアに留学し、海外のいろいろな運動療法についても学びました。そして、習得したリハビリ法を臨床の現場で実際に行い、確かな手ごたえを得ていったのです。

●リハビリの専門クリニックを開設

2010年、東京の千代田区に『お茶の水整形外科機能リハビリテーションクリニック』を開設しました。

私が学生時代から思い描き続けていた、痛みを根本的に解消する治療法を実践するクリニックです。痛みを抑えるだけの薬の処方や、ブロック注射などは必要最低限しか行わないのが当クリニックの特徴であり、姿勢や体操の指導といったリハビリテーションが治療

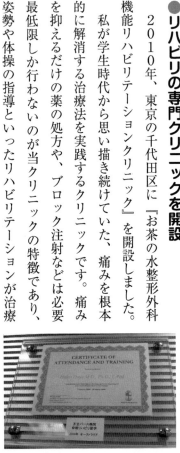

写真は、2008年にオーストラリアの王立パース病院に脊柱リハビリの留学をした際に授与された証明書。また、足部と痛みとの関係にも注目し、米国にて「足装具士（ペドーシスト）」という米国の公認資格を日本の整形外科医として初めて取得

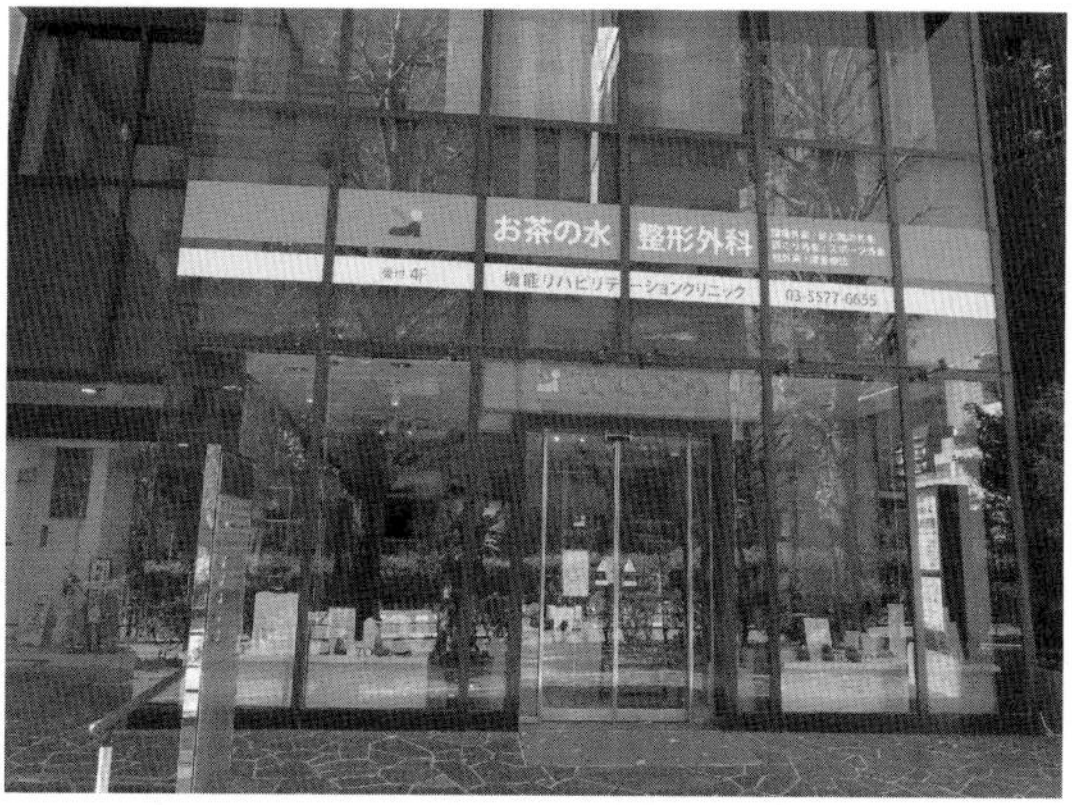

銅冶先生が開設した、東京都千代田区にある『お茶の水整形外科機能リハビリテーションクリニック』

の中心です。

姿勢や体操の指導などにより、首の痛みや腰痛が劇的に改善するので、驚く患者さんが大勢いらっしゃいます。そして、自宅でも体操を続けてもらった結果、長年悩んできた痛みと決別し、手術を避けることができた患者さんも少なくありません。

ところが、リハビリ中心の治療を続けていく中で、十分な効果が得られない人も出てきました。どんなに優れたリハビリ法にも、よい点があると同時に、不足している点があるのは当然のことです。

誰もが簡単に実践でき、より確実に痛みを改善できる体操とは？　新たなリハビリ法を求めて、いまでも試行錯誤の日々が続いています。

●『痛みナビ体操』が誕生

そうした試行錯誤の日々を経て生まれたのが『痛みナビ体操』です（くわしくは64ページ参照）。このリハビリ法は、既存のさまざまなリハビリ法の長所を生かしながら、それぞれの不足点を解消する治療法です。

骨や関節の痛みや不調を改善する適切な体操を〝痛み〟という誰もが持つ感覚をナビゲーションとして見つけ出し、繰り返し行うことによって、痛みや不調を根本的に解消していきます。

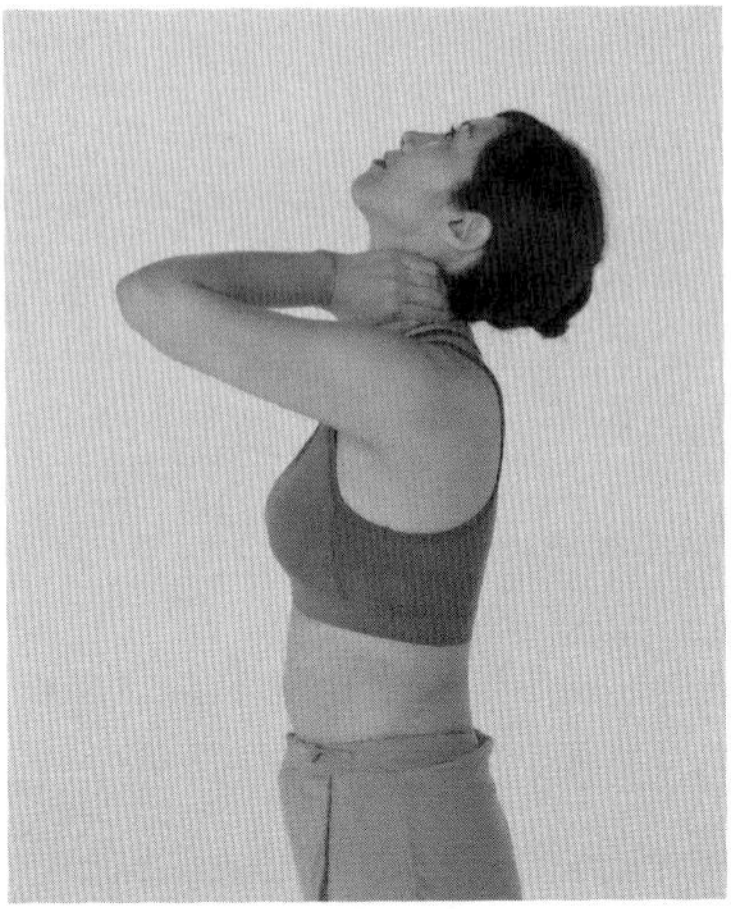

革新的な自力療法として注目を浴びる『痛みナビ体操』

とかく、痛みの治療は、医師まかせ、治療家まかせになりがちです。しかし、『痛みナビ体操』は、患者さんご本人が痛みと向き合い、自分の痛みは自分で治すとの主体性をもって取り組む必要があります。そのため、高い効果を有するのはもちろん、自分に合った体操を、自分の力で加減しながら行えるので、安全性に優れ、何かあっても自分で対処

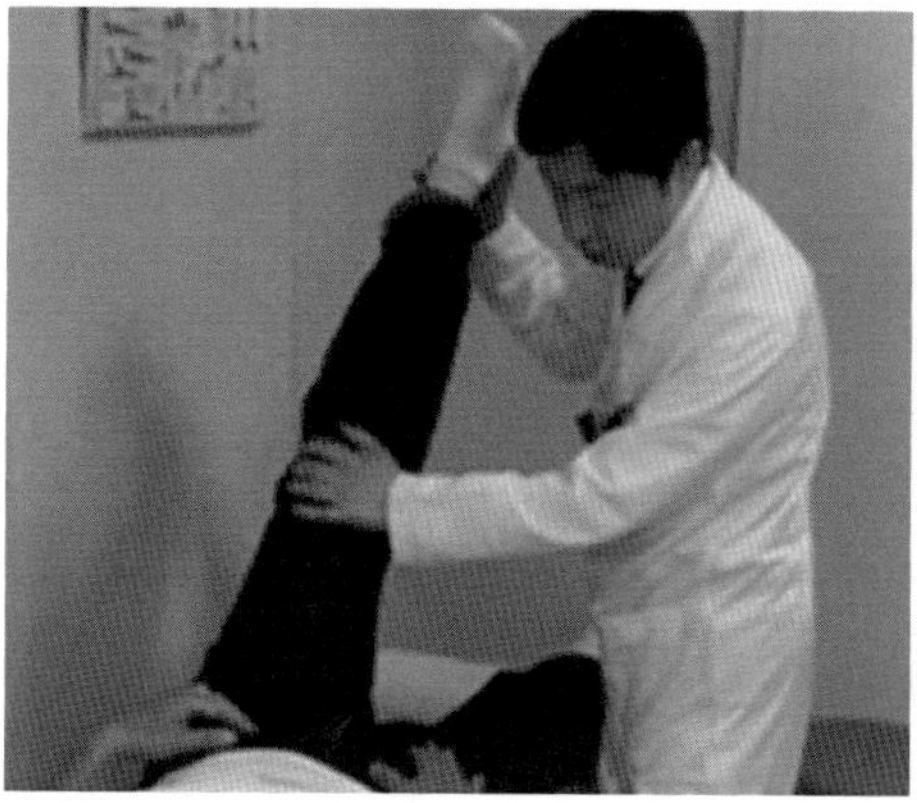

さらなる治療法の確立を目指しながら、日々診察に励む銅冶先生

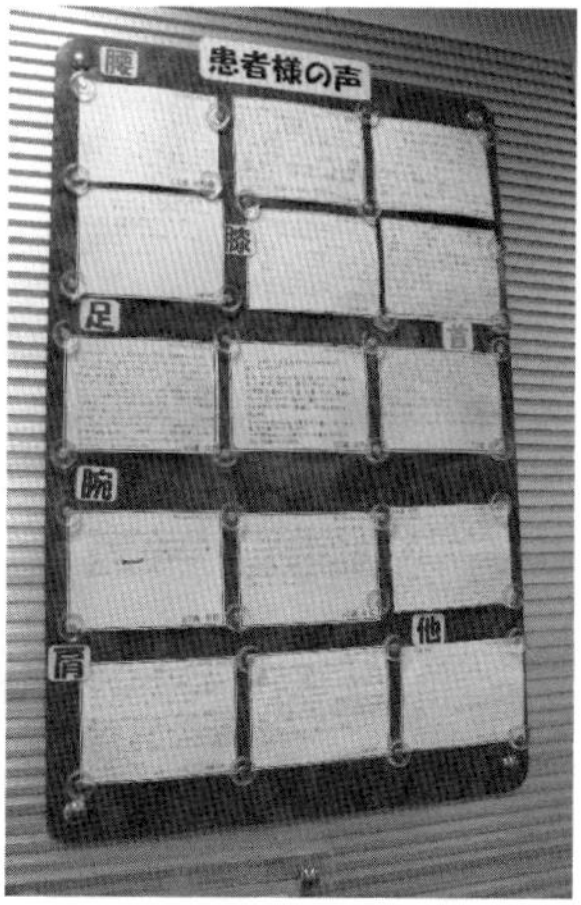

全国から訪れた患者さんからの感謝の声

できるという利点を備えています。事実、『痛みナビ体操』の実践を続けた大勢の方々が、頸椎症や腰痛などの骨や関節の痛みや不調を克服しています。

さらに上を目指して前進中！

多くの患者さんをはじめ、クリニックのスタッフの力添えがなければ、ここまでの道のりをやって来ることはできなかったでしょう。みなさんに感謝しながら、さらに患者さんや社会に役立つ治療法を目指していきたいと思っています。

クリニックでの治療と「痛みナビ体操」の効果

●オーダーメイドのリハビリを行うクリニック

私が院長を務める『お茶の水整形外科機能リハビリテーションクリニック』は、痛み止めの薬や注射、あるいは牽引や通電、温熱といった受身の治療を最小限にする代わりに、体を動かすことができるリハビリテーション室があり、体操や姿勢を指導するセラピストが大勢在籍しています。

なお、適切な体操や姿勢は人によって異なりますので、画一的な体操では対処できません。体操を行ったことによる痛みの反応をみながら、その場で適切な体操をみつけていくという、オーダーメイドのリハビリでなければ、その人に本当に役立つ運動療法にはなりません。

当クリニックでは、患者さん一人ひとりに適合したオーダーメイドの体操をセラピストが指導します。患者さんには、そのリハビリ法を日々の生活の中で実践してもらいます。

当クリニックの頸椎のリハビリ治療の改善率は約80％。長年治療をしてきたにもかかわ

頸椎リハビリテーションの改善率

	平成26年2月～7月
改　善	939件
不　変	153件
悪　化	33件
合　計	1125件
改善率	83.5%

（※お茶の水整形外科機能リハビリテーションクリニック院内データ）

らず治らなかった首の痛みや肩こりが、「すっかり改善した」と喜ぶ方が大勢おられます。

●クリニックでの治療の流れ

クリニックに来ていただいた患者さんには、まずは医師が診察にあたります。お話をうかがったうえで診察を行い、まひなどの危険な徴候がないかを確認します。さらに姿勢や動作を変えると痛みやしびれにどんな変化があらわれるかを調べます。加えて、レントゲン検査や超音波検査、必要に応じてMRI（磁気共鳴断層撮影）検査も行い、リハビリテーションで改善できる痛みなのかを判断します。リハビリテーションの適応があると判断された場合、医師から受けた指示にもとづき、専門のセラピストが患者さん一人ひとりに最適な痛みナビ体操を探り出します。また、日常生活での姿勢や動作の改善も指導します。

その後は、自分に最適な痛みナビ体操を毎日実践し、月に1、2回の来院で痛みの変化をみながら体操を調整していきます。痛みが改善する期間は、急性の痛みで2〜4カ月程度、慢性の痛みなら6〜12カ月程度が目安ですが、治療期間は、自分でどれだけ体操や姿勢の改善に気をつけられるかによって異なってきます。骨や関節の変形が強い場合は、痛みが完全にとれないこともありますが、そのようなときでも痛みを安定させていくことは可能です。

当クリニックのリハビリは痛みが改善したらおしまいではありません。次に再発予防体操を行って、頸椎をいろいろな方向に動かしても椎間板の髄核がズレないように、椎間板の機能を回復していきます。日常生活において痛みを感じることなく過ごせ、再発予防体操をやっても痛みが出なければ、無事にリハビリの卒業となります。しかし、卒業したからといって、どんな姿勢をしても大丈夫というわけではありません。悪い姿勢や動作を続ければ、また痛みが出てくるのは当然です。しかし、万が一痛みが出ても、自分で対処できるようになれば、問題ないと私は考えています。

なお、この本を読んでご自身で痛みナビ体操を行う人も、クリニックでの治療と同様に痛みナビ診断→リハビリ（痛みナビ体操＋適した姿勢の保持）→再発予防体操といった流れで実践してください。

●銅冶先生のカルテより

それでは、具体的な患者さんをカルテからご紹介しましょう。

頸椎症は、男性の患者さんよりも、女性の患者さんが多いのが特徴です。『お茶の水整形外科機能リハビリテーションクリニック』は、オフィス街にあるため、会社でパソコン業務などをしているOLさんがたくさん来院します。

デスクワークでコンピューターの画面を見ていると、首を前に出した姿勢になりがちです。そんな姿勢を長く続けた結果、椎間板の髄核がズレてしまったケースが多くみられます。

ほかの病院での治療では改善がみられず、どうやって治療すればいいのか悩んでいた方なども、当院のリハビリ治療によって、痛みの軽減を実感されています。

ただし、クリニックに来たときだけリハビリをやっても意味がありません。実例に登場する患者さんたちは、みなさん自分自身が主治医となって自分の痛みと向き合い、痛みナビ体操や日常生活での正しい姿勢の保持などを日々実践しています。

患者さんを中心に、医師やセラピストとタッグを組み、痛みの治療に真摯《しんし》に取り組むことが、当クリニックの高い改善率の秘訣となっているのです。

銅冶先生のカルテより ①

頸椎椎間板ヘルニアが改善

●患者さんのデータ・病状

41歳／女性／会社員

4年前から首に痛み、3年前からは左手首にも痛みが出て、タオルを絞るのにも難儀するように。近所の医院で痛み止めの注射を打って耐えた。レントゲン検査では異常が見つからなかった。

●診断：軽度の頸椎椎間板ヘルニア

●治療：当初は首引き体操の処方をしたが、改善がみられず悪化。再度診断を行い、うつむき体操に変更して継続したところ、本人も「調子がよい！」と喜ぶほどの改善がみられた。

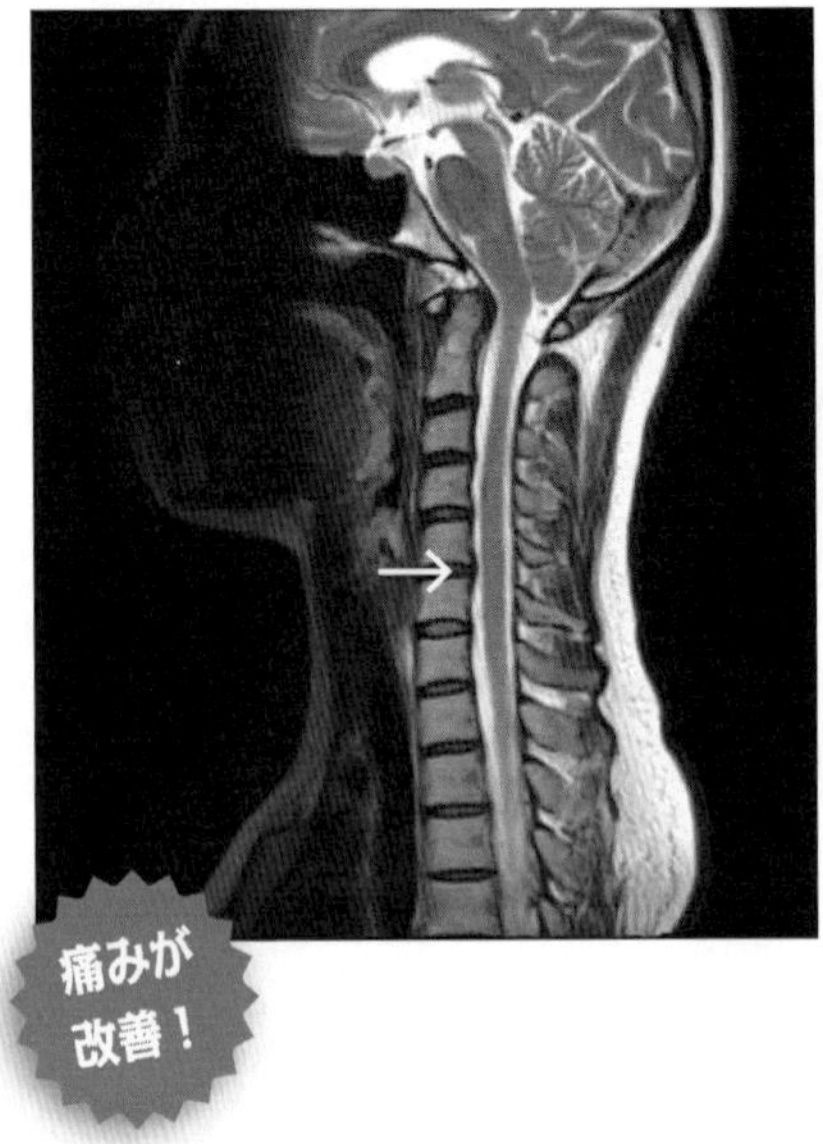

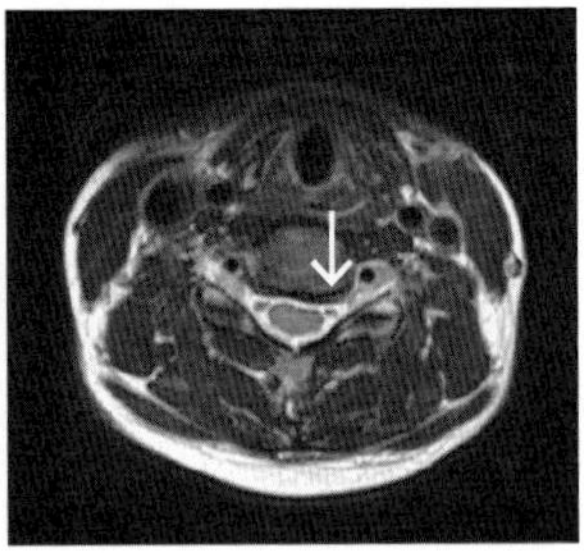

レントゲン検査では異常が見つからなかったが、MRI画像にでは、第5頸椎と第6頸椎の間にわずかな椎間板の突出があることが認められた

銅冶先生のカルテより②

頸部脊柱管狭窄症が改善

●患者さんのデータ・病状

69歳／女性／自営業

６年前から首と肩の痛み、重だるさ、手のしびれに悩む。とくに朝起きたときの痛みがひどく、マッサージや整形外科などにも通うが、改善が実感できなかった。つらいときは鎮痛薬を服用。

●診断：頸部脊柱管狭窄症

●治療：首引き体操を指導したが、当初は上手に実践できなかった。回数を重ねるうちにうまくできるようになり、１年で首の重さは多少残るものの、痛みはしだいによくなってきている。

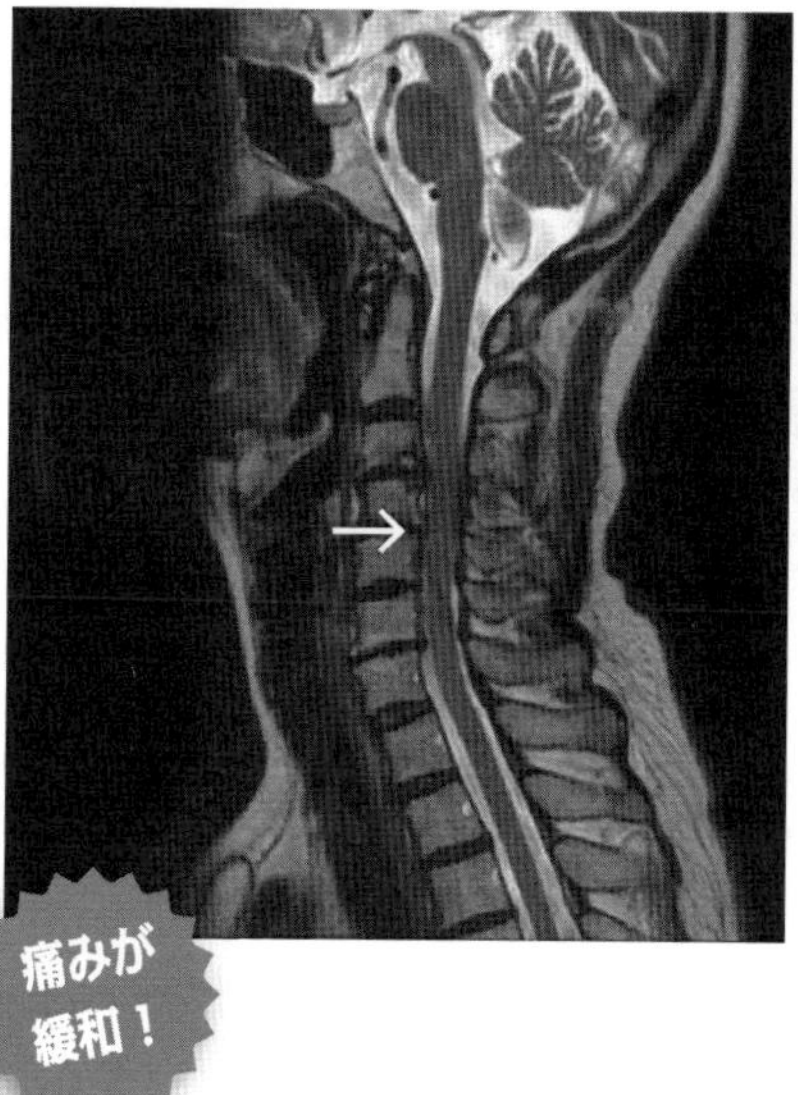

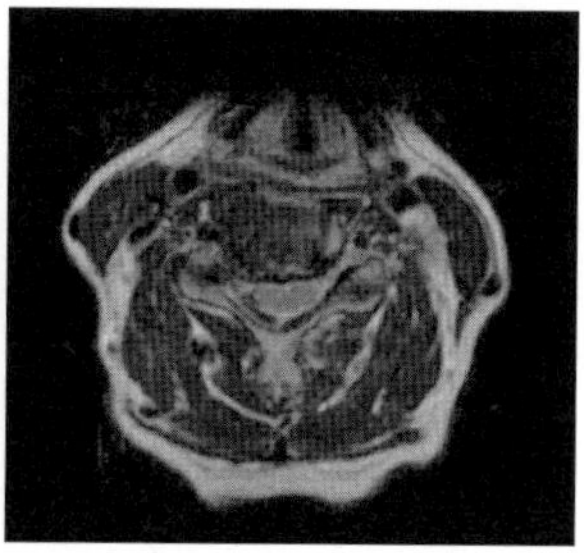

痛みが緩和！

レントゲンでは異常が発見できなかったが、ＭＲＩ画像で頸部脊柱管狭窄症が見つかった。脊柱管が狭くなっていることがわかる

銅冶先生のカルテより ③

慢性肩こりが改善

●**患者さんのデータ・病状**

42歳／女性／会社員

首と肩の痛み、こり、頭痛、背中の重だるさで長年苦しむ。カイロプラクティックに通ってみたが、思ったほどの効果はなかった。肩こり改善用のまくらなどもほとんど効かなかった。

●**診断**：頸椎椎間板症

●**治療**：首引き体操を継続して実践。1年後には首の痛みがほぼとれ、背中の重だるさがなくなり、肩のひどいこりも緩和してきた。

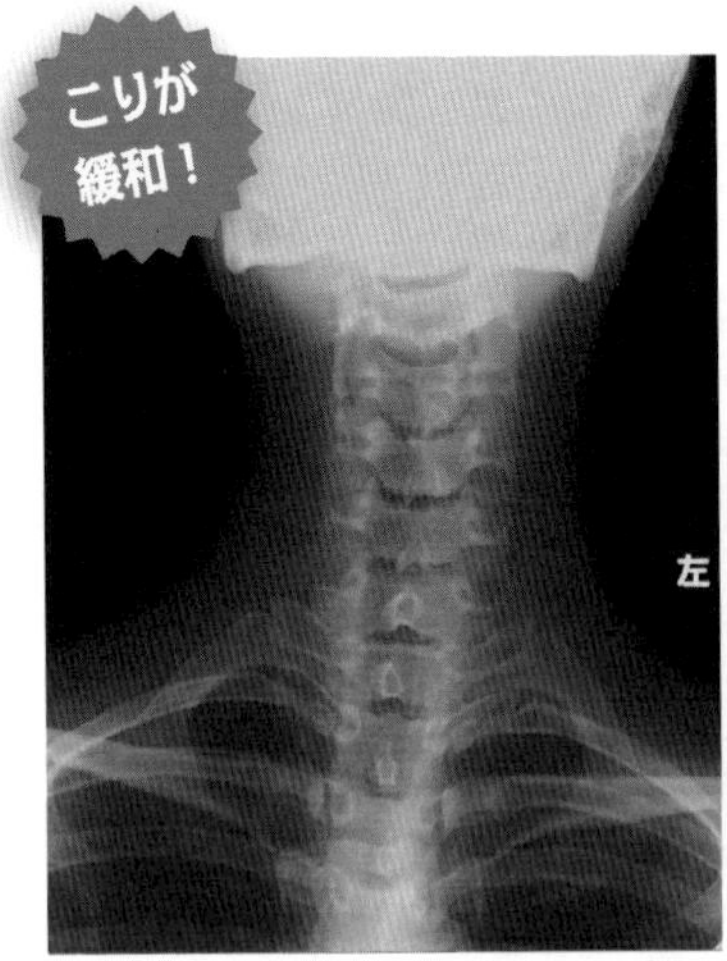

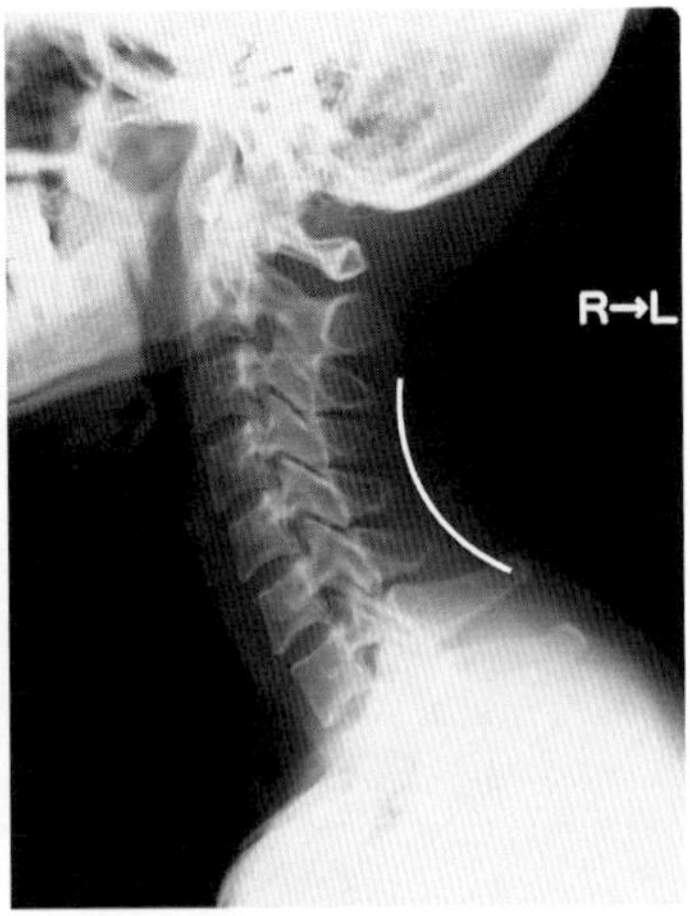

頸椎の異常は画像上でも、みられない。骨や関節に異常がなくても、痛みが起こる例

銅冶先生のカルテより ④

慢性の首の痛みが改善

●患者さんのデータ・病状

42歳／女性／会社員

首の左側に痛みやこり、背中に痛みがあった。会社での長時間のデスクワークの後に痛くなる。

●診断：頸椎椎間板症

●治療：首引き体操を開始して１カ月で首の痛みがとれ、２カ月後には背中の痛みも軽くなり、体操の回数を減らしても良好な状態を維持できるようになった。姿勢も改善した。

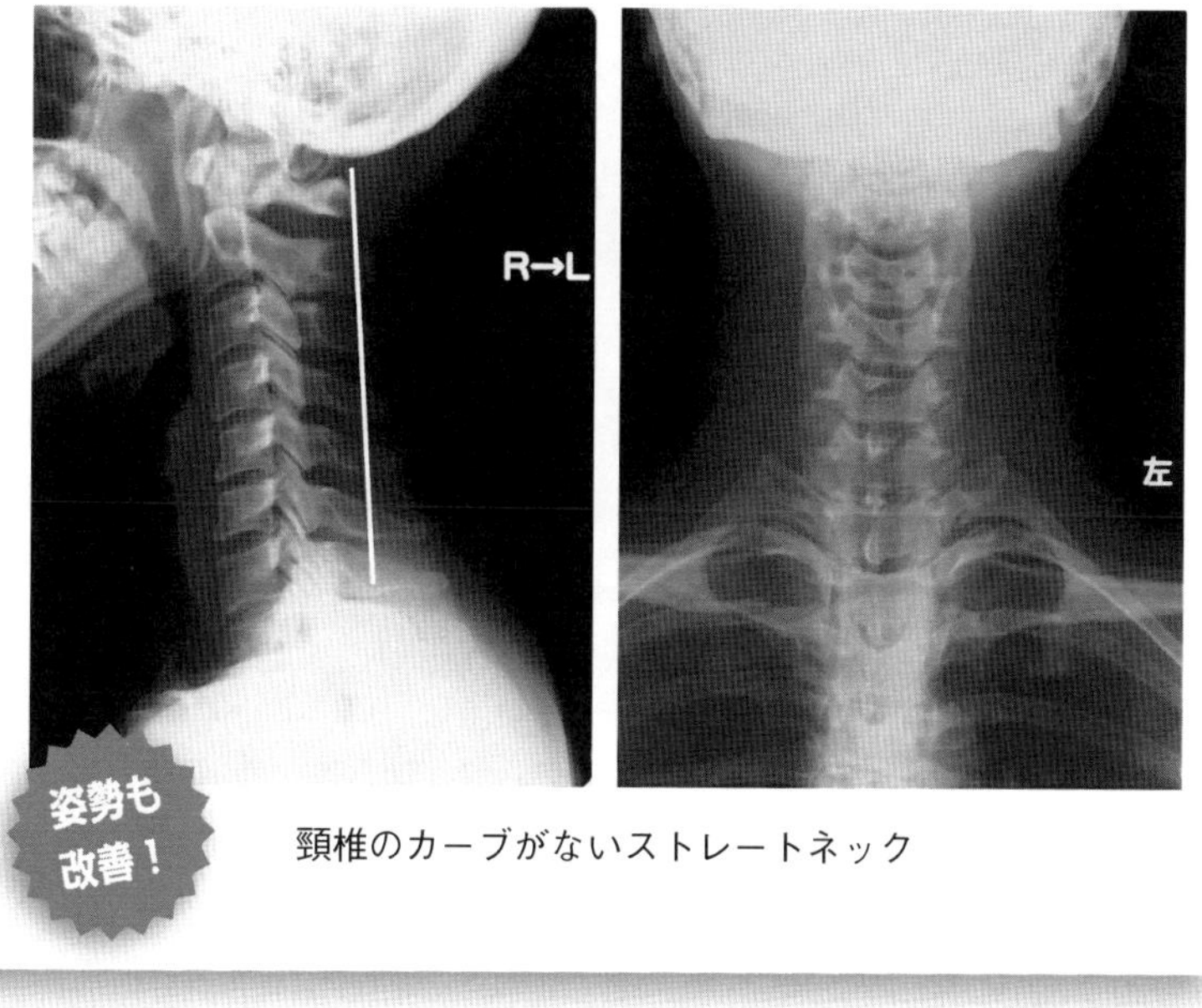

頸椎のカーブがないストレートネック

銅冶先生のカルテより ⑤

慢性の首の痛み・手のしびれが改善

●患者さんのデータ・病状
43歳／女性／会社員
首のひどい痛み、指のしびれ、手のひらが開きづらいなどの症状が４～５年前からあった。ものをしっかりつかむことができず、痛みとともに悩みの種になっていた。

●診断：頸椎椎間板症
●治療：リハビリにて首引き体操を開始。４カ月目にはフライパンなどの重いものが持てるように。しびれも軽減し、１年後には首の痛みもとれた。

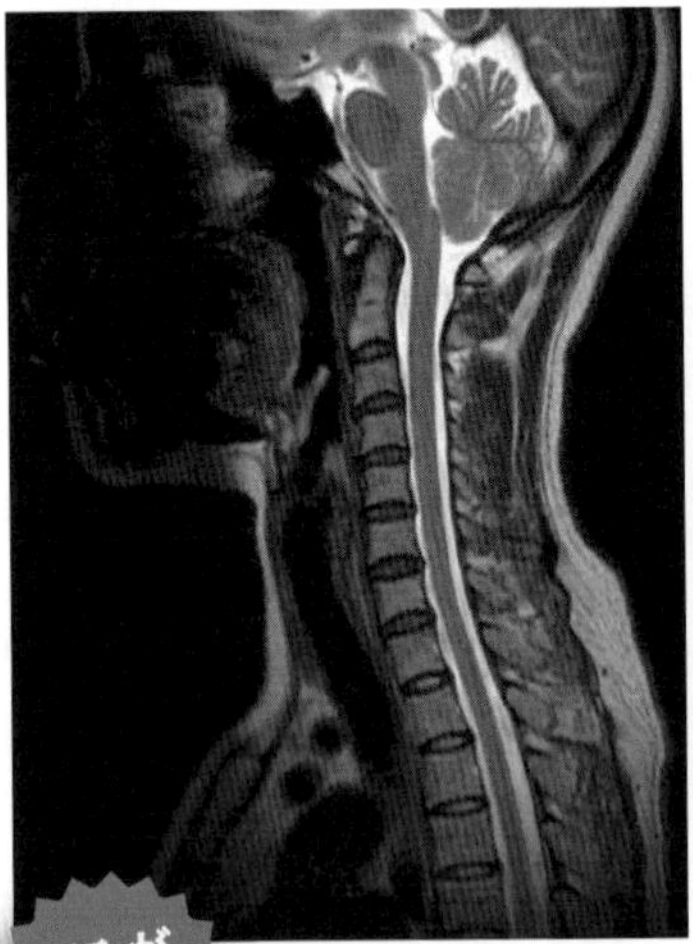

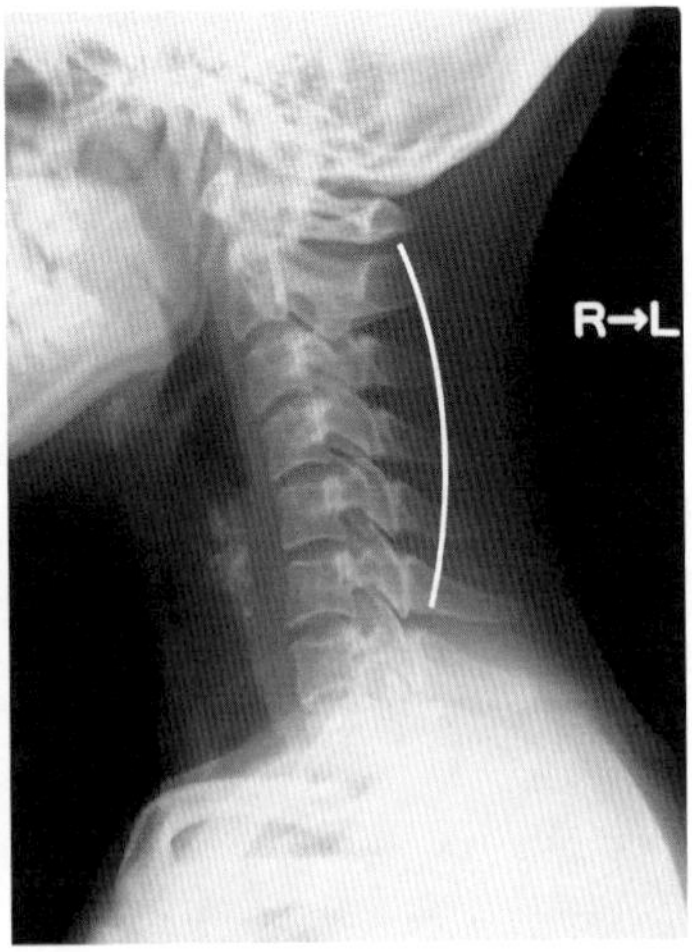

痛みがとれた！

少し頸椎が後弯しているが、ＭＲＩ画像では明らかな異常所見はなかった

COLUMN

近ごろ話題の「ストレートネック」。問題はあるの？

通常、頸椎はゆるやかに前方へカーブしており、これを頸椎前弯といいます。この前弯がなくなって、まっすぐになった状態が「ストレートネック」です。

正常な人の頸椎の弯曲をレントゲンで調べた研究では、頸椎前弯であった人が64%、頸椎前弯でなかった人が36%と、頸椎が前弯していない人の割合が高率だったので、ストレートネックは異常ではないとの研究結果があります。とくに40歳以下の女性では頸椎前弯38%、頸椎非前弯62%と頸椎前弯の人のほうが少ないという結果が出ています。

レントゲンでストレートネックがあったからといって、気にする必要はありません。ましてや、ストレートネックをわざわざ矯正する必要はまったくないのです。ストレートネックがあってもなくても、体操で痛みやこりを改善していけばいいのです。

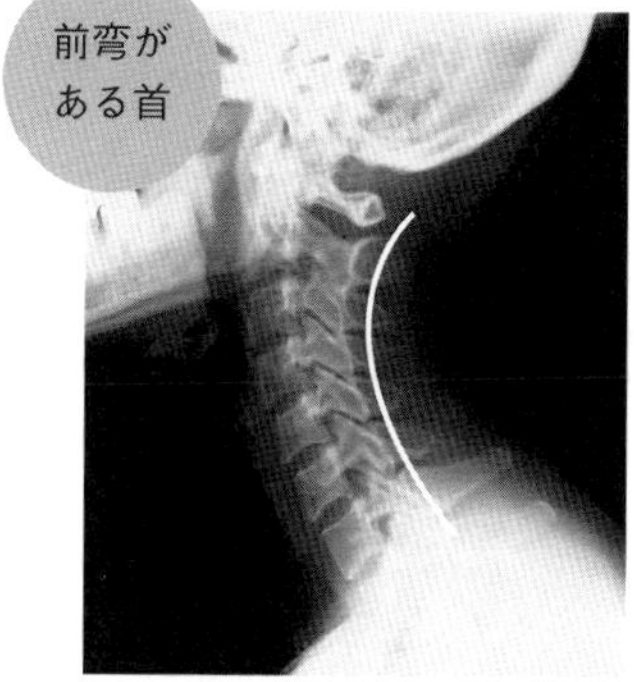

頸椎が前弯している（カーブがある）

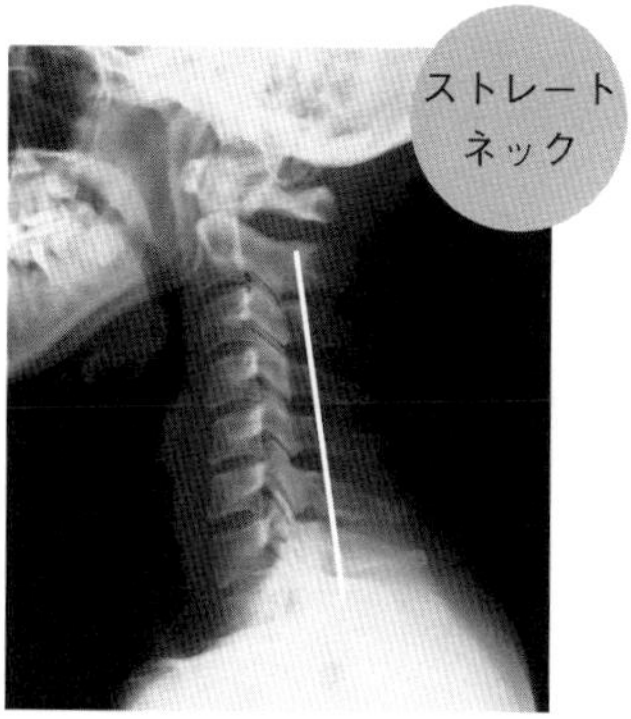

頸椎の前弯（カーブ）がない

第2章

“痛み”を道しるべに！
一人ひとりに適した治療を見つける
『痛みナビ体操』

〝痛み〟が知らせる不調のサインを見逃さない！

●『痛みナビ』ってなに!?

明らかに首に痛みがあるのにレントゲンやＭＲＩの画像では問題がない、逆に画像に異常が認められても痛みがほとんど出ないこともめずらしくありません。椎骨や椎間板、靱帯、筋肉など、頸椎を構成するどの組織に異常が起こっても首の痛みの原因となりえます。しかし、首の痛みの原因部位を特定することはとても難しく、いまのところ誰にもわからないブラックボックスなのです。

とはいえ、患者さんにとっては、問題が起きている部位をくわしく探ることはあまり意味がありません。たとえば家に明かりをつけたいときに、「電気はどこの発電所で作られるか」「どんな発電方法で生まれたか」を知ることはさほど重要ではありません。重要なのは「どのスイッチをオンにすれば、明かりがつけられるか」です。

同じように、患者さんにとっては頸椎症の問題部位をくわしく調べるよりも、現在生じている〝痛み〟をどうしたら改善させられるかを知ることのほうが重要なのです。

「どういう運動で痛みがやわらぐのか、または悪化するのか？」という情報をもとに痛みを分類するほうが現実的で役に立つのです。この考えが、『痛みナビ体操』を考案する原点となりました。画像診断はリスクを評価するうえで必要ですが、患者さん自身が感じている〝痛み〟をナビゲーションとして、自分にもっとも有効な運動療法を見つけるための自己診断法、これが「痛みナビ診断」なのです。

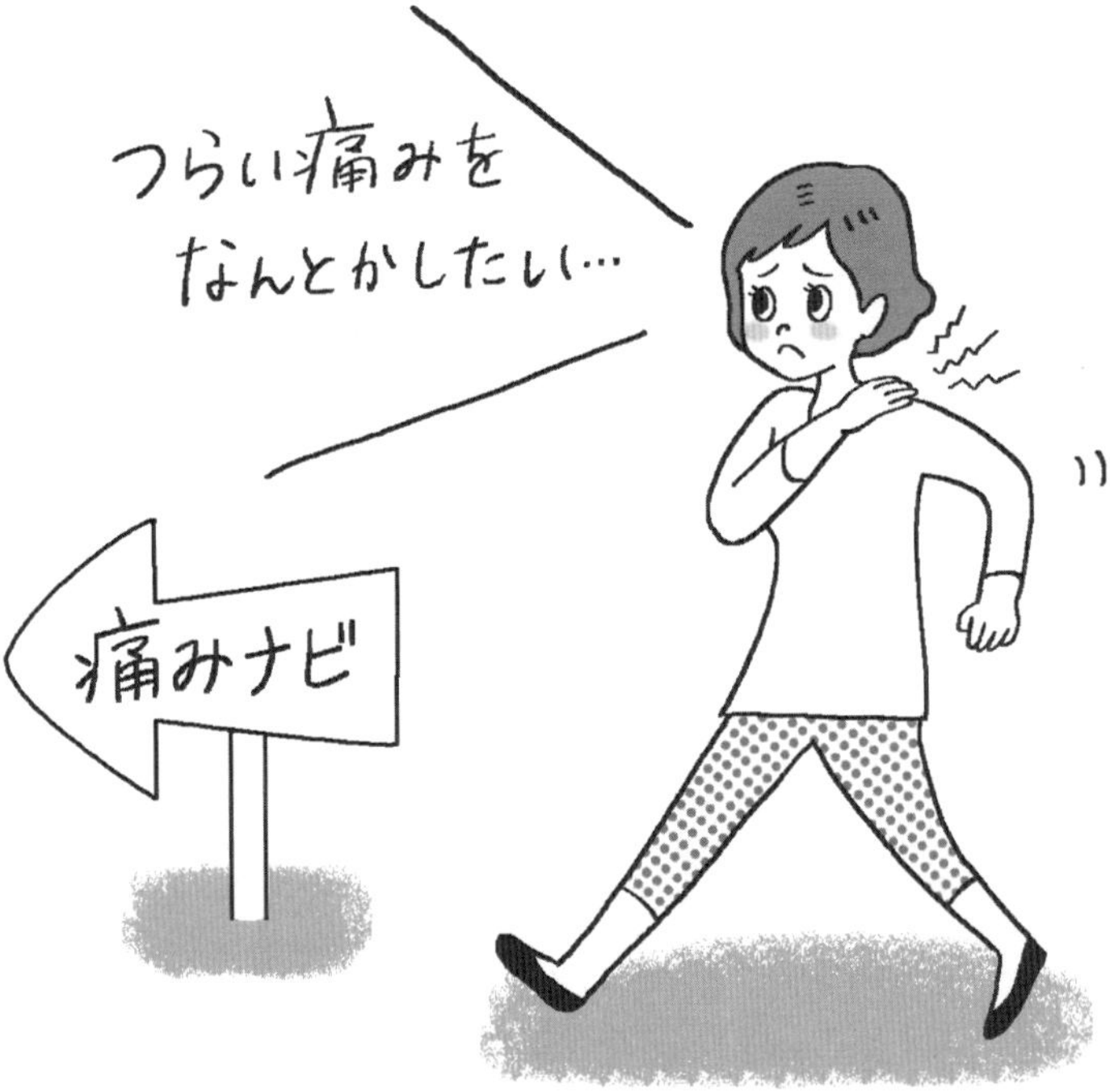
つらい痛みを
なんとかしたい…
痛みナビ

●痛みナビ診断のポイント

痛みナビ診断は「どう動かすと痛みが改善するか」で自分の痛みのタイプを分類することから始まります。

後方改善型……首を後ろに動かすことで改善
前方改善型……首を前に動かすことで改善
側方改善型……首を左右に動かす、または首を回すことで改善

以上が痛みナビの分類で、「頸椎をどの方向に動かすと痛みが軽減するか？」がベースとなっていますが、ときに「首の痛みは軽くなったけど、手のしびれが増した」といった判断に迷うこともあります。そこで「どのような痛みの変化が改善や悪化を示すのか？」といった判断基準についてお話しします。

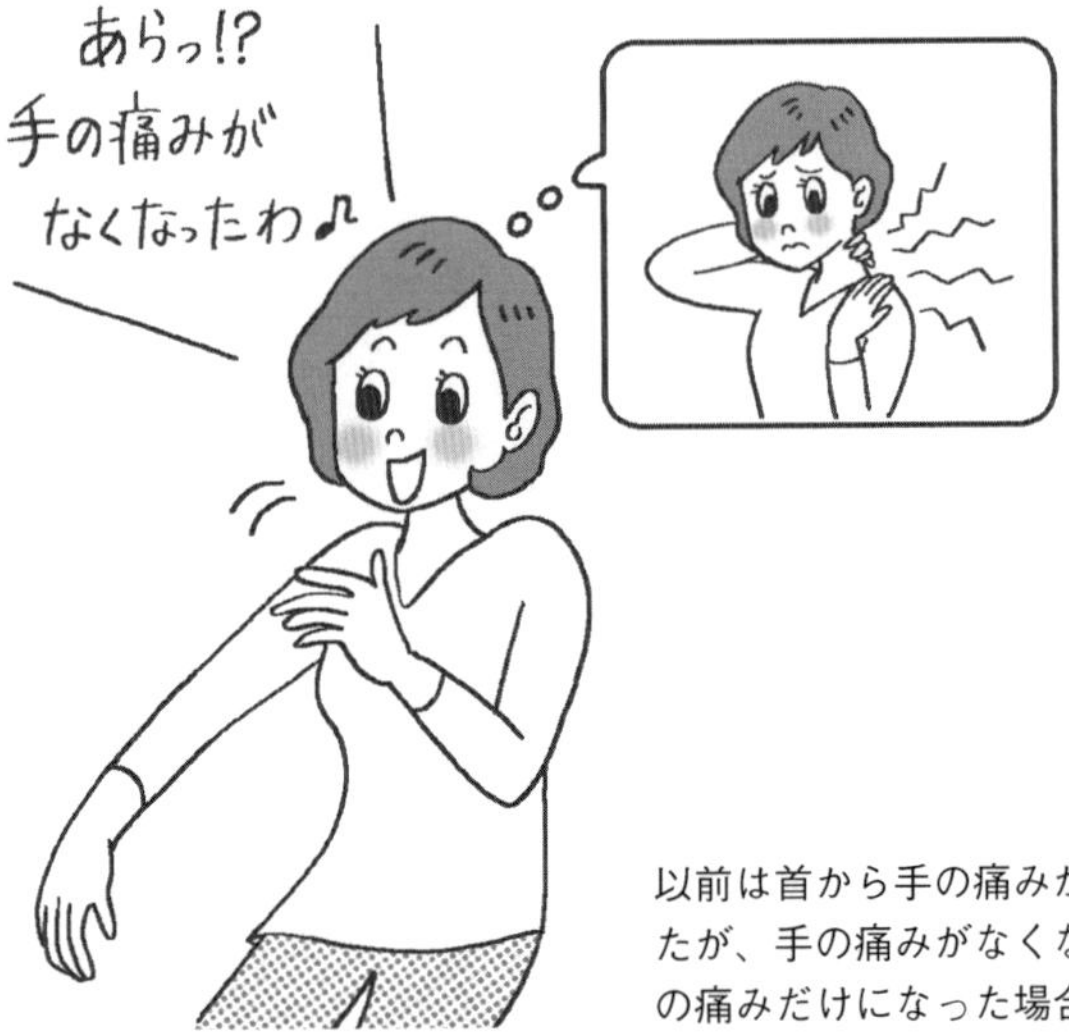

以前は首から手の痛みがあったが、手の痛みがなくなり首の痛みだけになった場合

判断基準

①痛みの範囲

まず、もっとも重要なのは、痛みの範囲の変化です。運動を行ったとき、痛みの範囲が小さくなれば改善、広がれば悪化と判断します。変形性頸椎症から頸椎症性神経根症、頸椎症性脊髄症へと進むにつれて重症となり、症状の範囲も首の周囲から手、さらには手足や膀胱まで広がっていきます。

また、痛みナビ診断は1回では判断できません。本来は首の痛みを改善する動作であっても、頸椎がかたくなっていると、最初の1、2回は痛みが出ることもあります。1つの動作につき、10回程度続けて行うことが基本です。

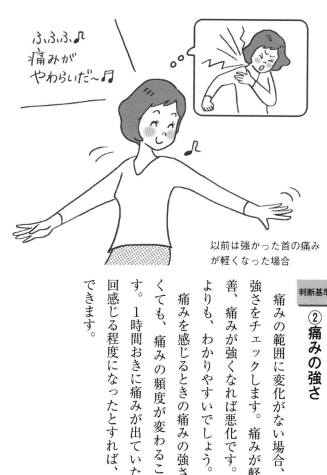

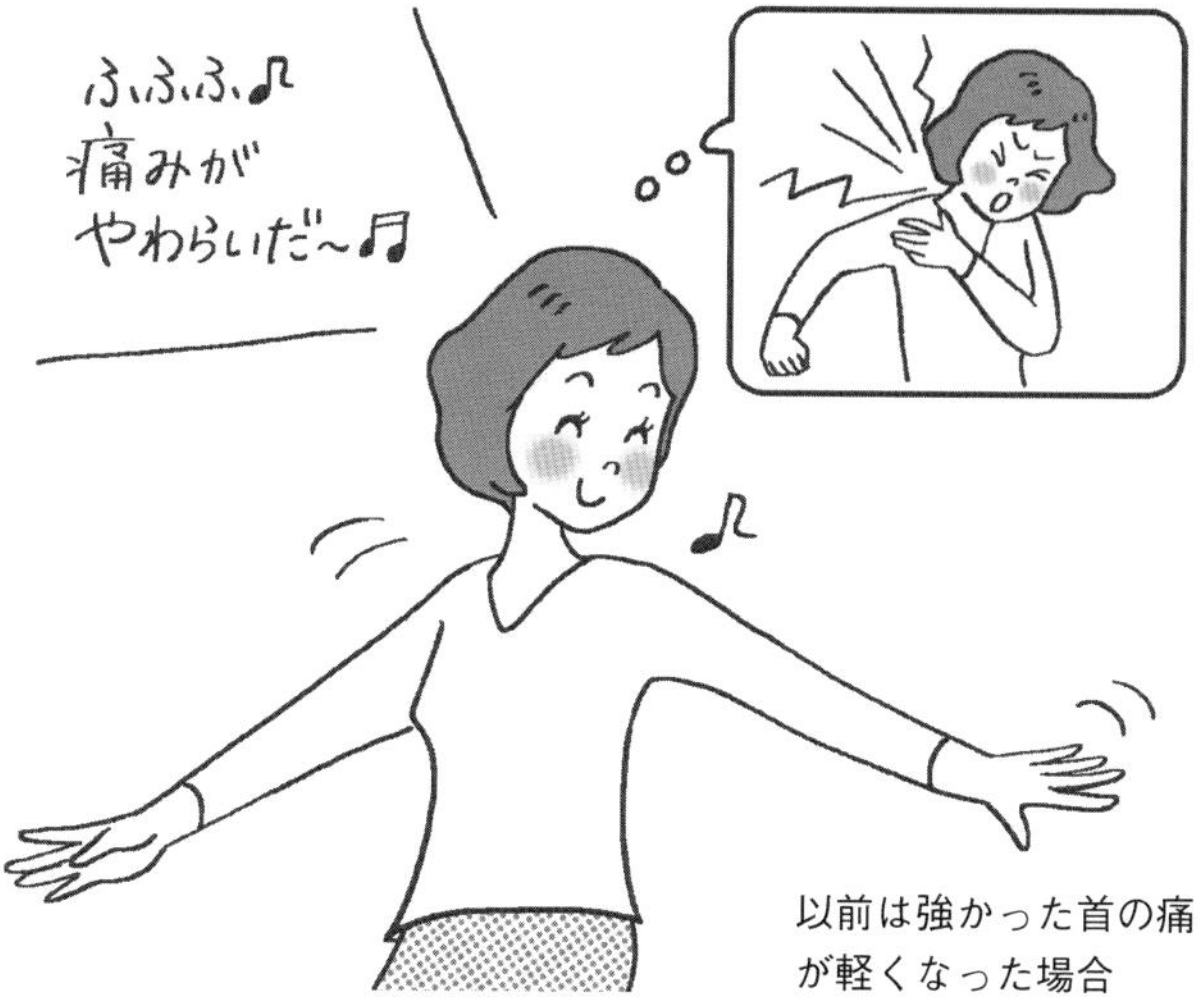

以前は強かった首の痛みが軽くなった場合

判断基準

②痛みの強さ

痛みの範囲に変化がない場合、次に痛みの強さをチェックします。痛みが軽くなれば改善、痛みが強くなれば悪化です。痛みの範囲よりも、わかりやすいでしょう。

痛みを感じるときの痛みの強さが変わらなくても、痛みの頻度が変わることもあります。1時間おきに痛みが出ていたのが1日数回感じる程度になったとすれば、改善と判断できます。

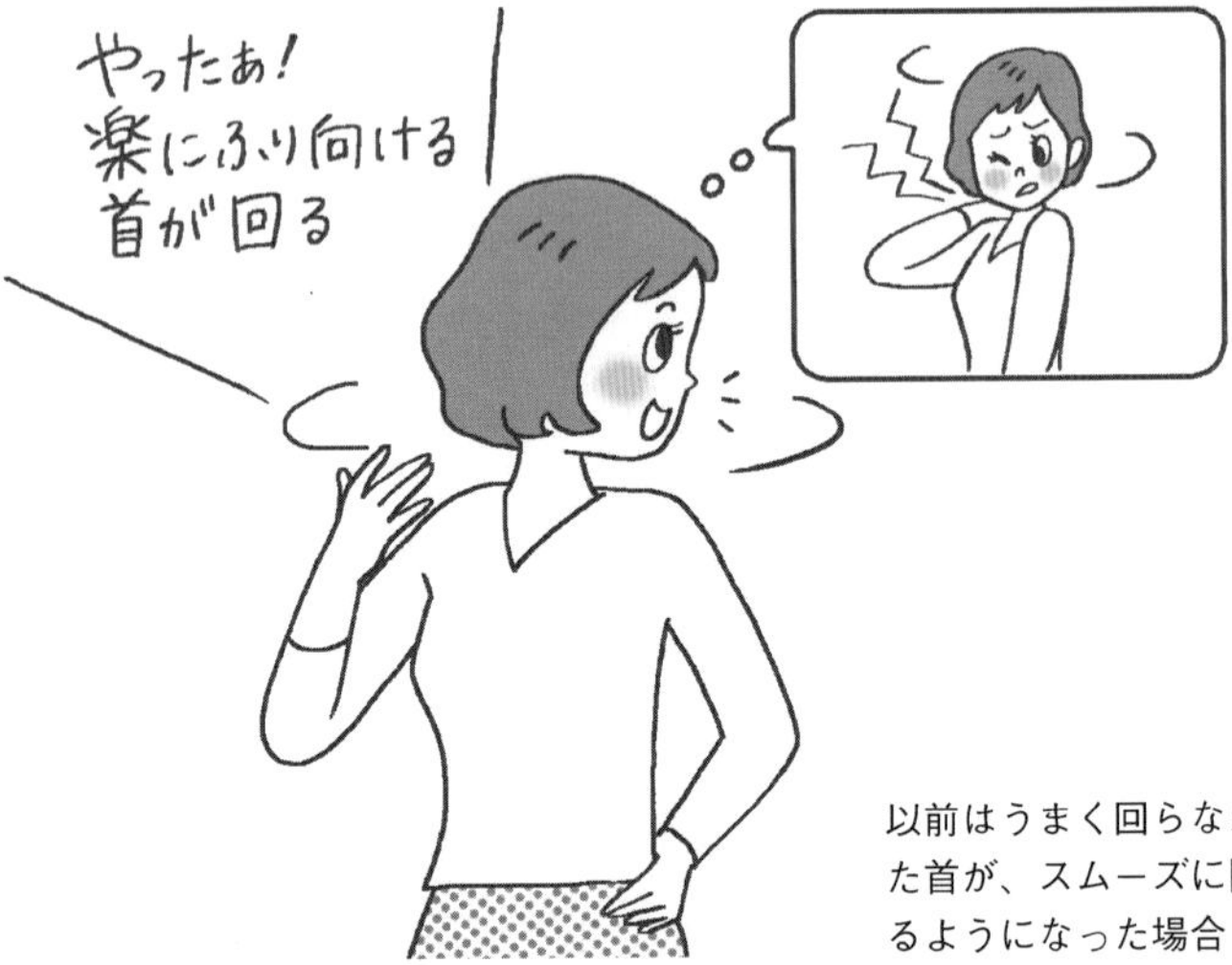

以前はうまく回らなかった首が、スムーズに回せるようになった場合

判断基準

③動きやすさ

痛みの範囲と強さの変化がはっきりわからないときは動きやすさで判断します。たとえば、首や肩を動かした際、スムーズに動ければ改善、動きが悪くなれば悪化のサインです。

64ページからの痛みナビ診断では、①痛みの範囲→②痛みの強さ→③動きやすさの3項目の変化をみますが、番号順に重要性が高くなります。変化の度合いがひと目でわかるよう書き込みができる診断表をつけたので、活用してください。

3項目すべてに変化が感じられないときは、運動療法では効果が期待できない首の痛みの可能性もあります。

●『痛みナビ体操』は続けることが大切

痛みナビ体操は患者さん一人ひとりに合った適切な体操を見つけるので、大きな成果を上げることができるのです。さらに、「最初はあごを突き出すとラクになったけど、いまは首を引くと痛みがやわらぐ」といった、その場その場で痛みの変化に応じて体操を選ぶこともできます。

しかし、痛みの改善にはある程度時間がかかることを憶えておいてください。首の痛みを感じている期間が長いと、痛みがよくなるのも時間がかかります。1年前から続いている首の痛みであれば、完全に治るのは半年以上はかかるでしょう。

首の痛みだけでなく、手まで痛みやしびれが拡がっている場合も、痛みが消えるまでは3か月から半年くらいは時間がかかります。

すぐに改善しなくても、あせらずに体操を続けることが大切ですので、まずは現在の自分の首の痛みがどのタイプかを調べてみましょう。

かんたんな運動でわかる！
私に〝ぴったり〟のラクラク体操

痛みナビ体操
―頸椎症編―

スタート！

進め方

タイプを分類する診断は、首引き運動→首そらし運動→うつむき運動→あご出し運動→（左右）倒し運動→（左右）向き運動の順番に行い、「どの方向に首（頸椎）を動かすと、症状が改善するか？」を見極めます。1つの運動につき10回が基本となります。

『痛みナビ体操』を始める前に ①体操を行っても大丈夫か？

痛みナビ体操を始めるにあたり、まずは、体操の適応判定を行う必要があります。つまり「自分は体操を行ってもよい状態なのか？」を確認するのです。次に挙げる項目に該当する方は、体操を行ってはいけません。まずは医療機関を受診してください。

①手足を動かしにくい

手がまひして動かせない、足のまひで歩きにくいといった症状がある人は、手術を行う必要があるかもしれません。まひを残さないためにも、一刻も早く診察を受けましょう。

②おしっこを出しにくい

膀胱のまひでおしっこが出せない、直腸のまひで便秘になったといった症状がある人は、手術を行う必要があるかもしれません。まひを残さないためにも、すぐに医療機関を受診しましょう。

③事故や転倒の後

事故や転倒などのケガの後に首の痛みが生じた人は、頸椎の骨折や脱臼の可能性があります。首の痛みだけでなく手足の痛みやしびれがあれば、脊髄損傷の可能性もあります。

④関節リウマチ

関節リウマチは関節炎によって環軸椎《かんじくつい》亜脱臼という合併症を起こして頸部の痛みになることがありますので、注意が必要です。

⑤高熱がある

高熱を伴った首の痛みの場合、頸椎にばい菌が入った化膿性脊椎炎の可能性があります。

⑥進行がんになった

進行がんになったことがある人が首の痛みを感じる場合、がんの転移が原因になっている可能性があります。

ここに挙げた6つの項目にあてはまらない人は、痛みナビ体操を試してかまいません。特に、姿勢や動作によって、痛みの場所や強さが変化する場合は、体操の効果がある可能性が高いので、積極的に試してほしいと思います。

●『痛みナビ』を始める前に　②準備するもの

痛みナビ診断&体操では、ご自身の〝手〟がもっとも重要な道具となります。そのほか、状況に応じて準備しておくと便利なものを挙げます。

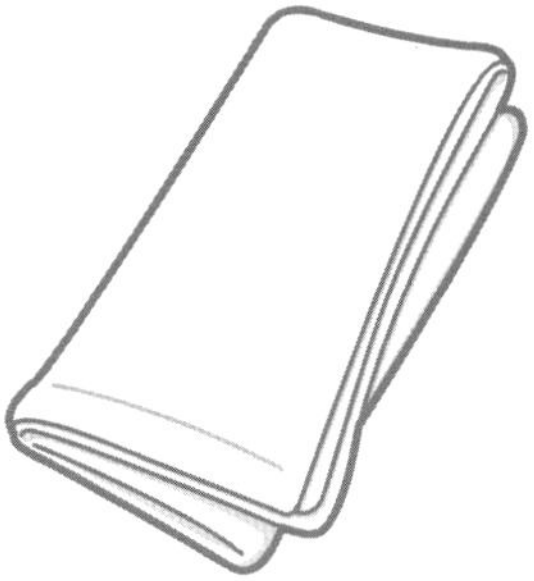

●タオル
普通サイズのタオルで大丈夫。肩の動きの悪い人は、長めのフェイスタオルやバスタオルを用意する

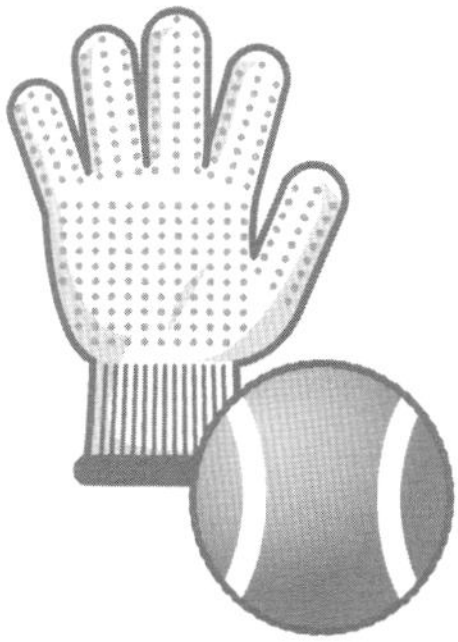

●ボール
かたさ・大きさともに硬式テニスボールが最適。イボつき軍手（1枚）に入れるとすべり止めになる

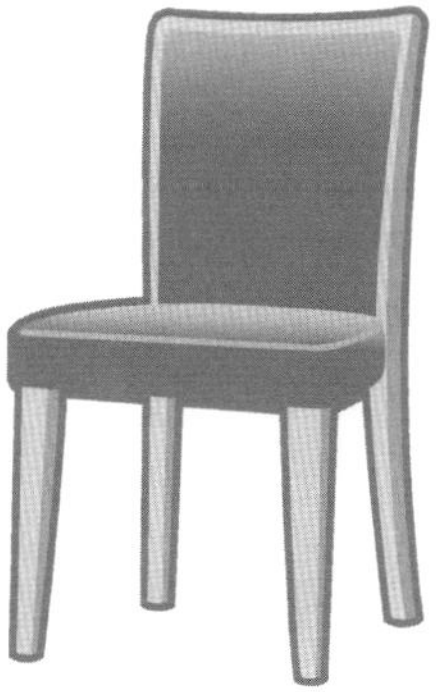

●イス
リクライニング機能のない、しっかりした背もたれがあるタイプ

●『痛みナビ体操』を始める前に　③体操マークを確認

痛みナビ体操では基本的に〝手〟で行いますが、道具を使ったバージョンもあります。それぞれに利点があるので、自分に合ったものを選びましょう。

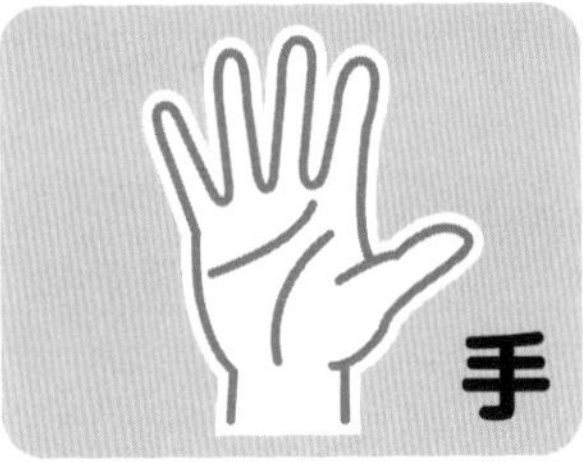

道具がいらないので、いつでもどこでもすぐにできる

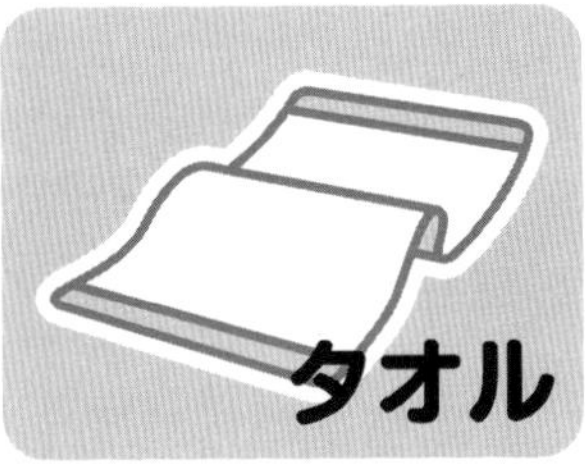

頭や首に回す、背中に通すなどで動作をサポートする

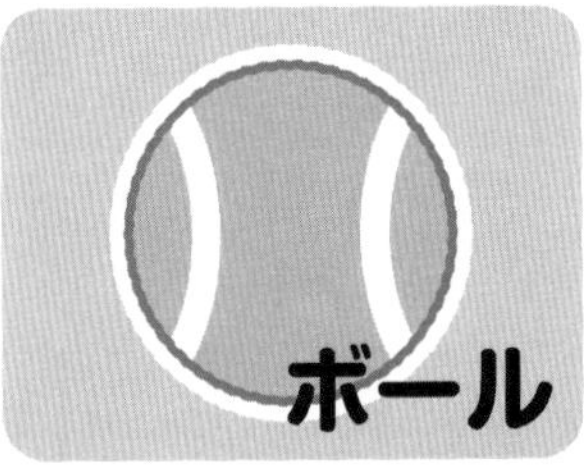

好きな場所をピンポイントで押せる点が◎

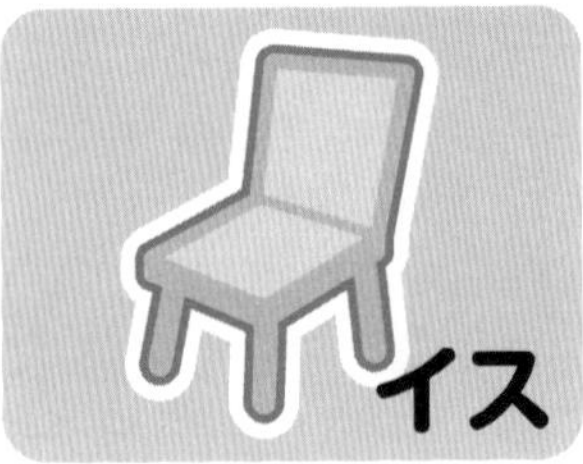

体をしっかり支えてくれるので、適したイスがあれば活用して

基本の姿勢

横

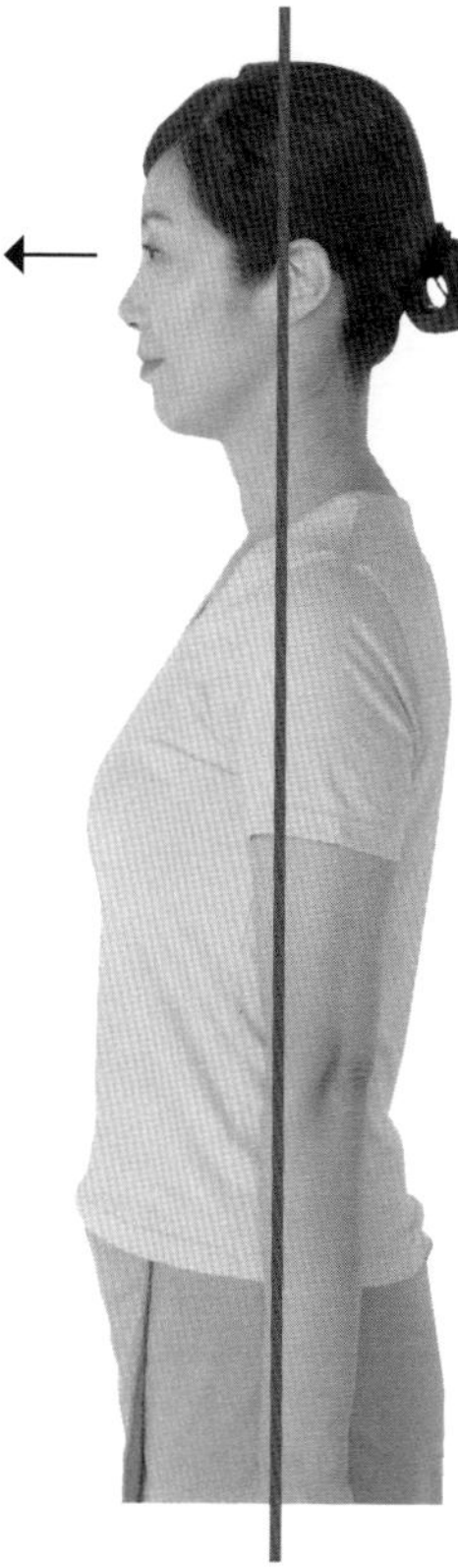

視線はまっすぐ前へ。頸椎はあごが出ないように気をつけ、軽くあごを引くようにして、頭が体の真上にくるようにする

正面

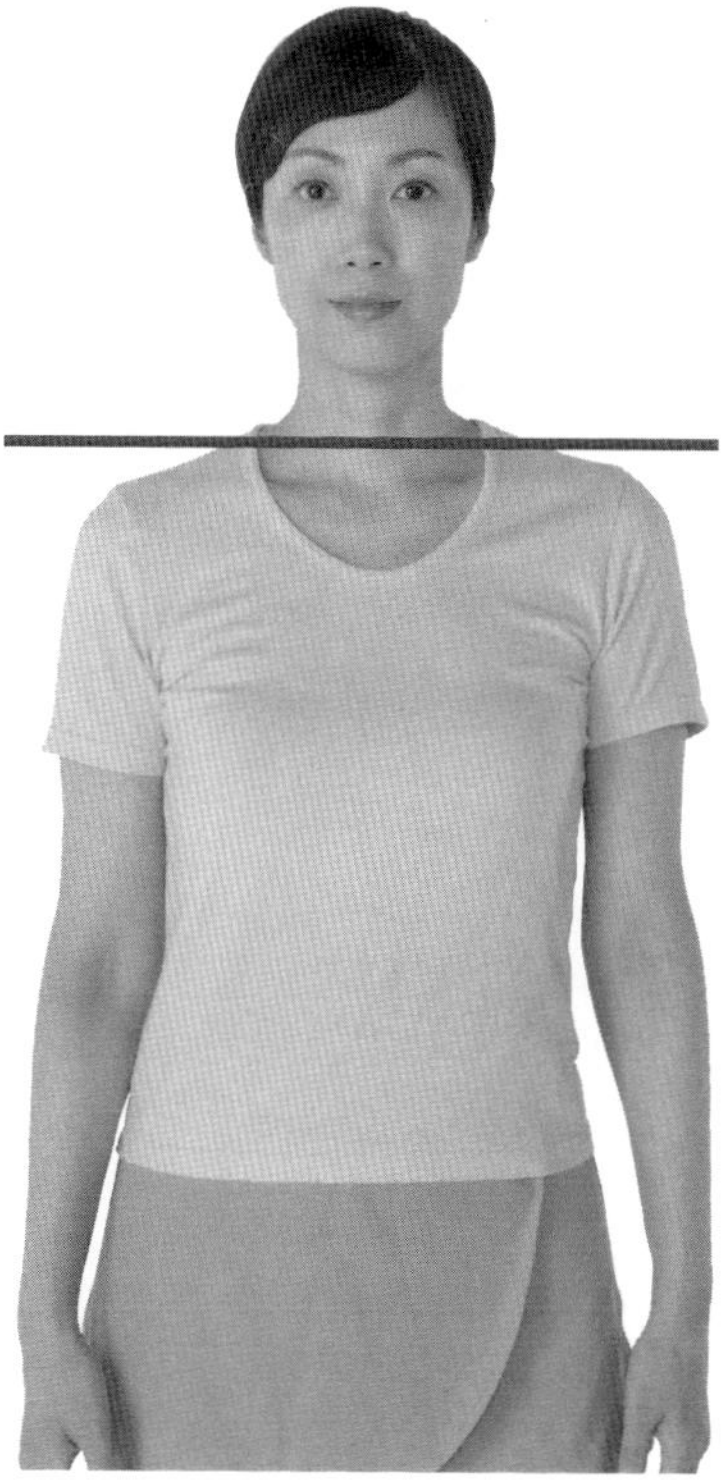

足を肩幅に開いて、立つ。姿勢がくずれていると正しい診断ができないので注意！

がかたくなっていると、1回目にかえって痛みが強くなるときがあります。1回で判断せず、10回程度繰り返しましょう。この2つの運動で改善が感じられない場合、72ページに進みます。

1 首引きタイプ 首引き運動

この運動で痛みが改善したら 78ページへ

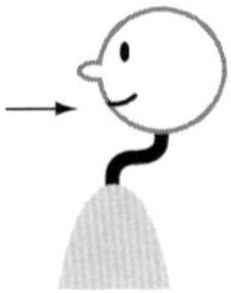

頸椎の動き

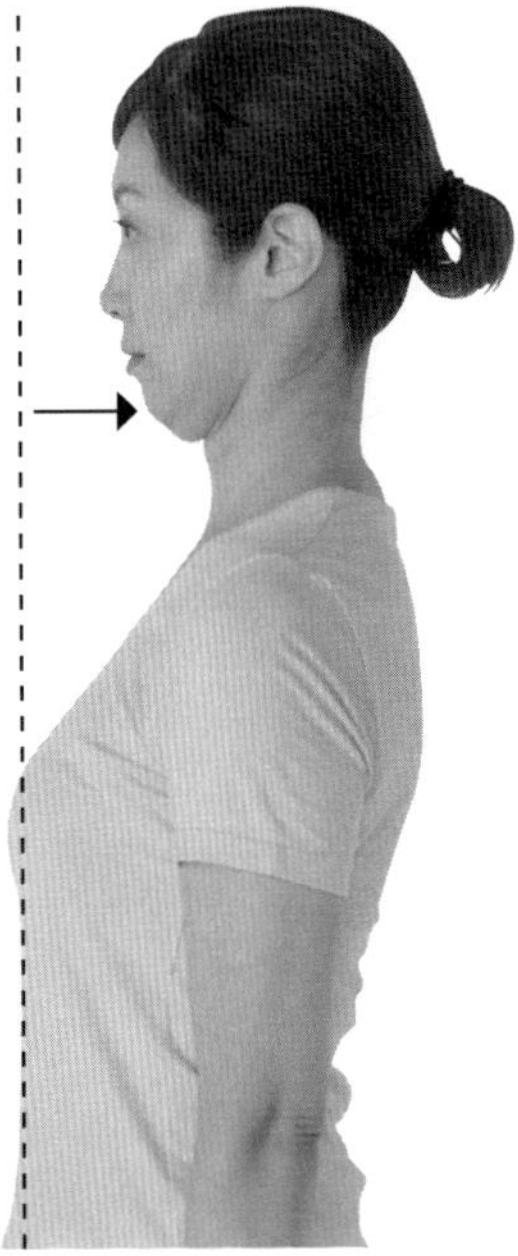

背すじを伸ばしてあごを少し引いた基本の姿勢から、あごを思いっきり引いて、戻す。このとき、首に力を込め、顔をまっすぐに前を向いた状態に保つのがコツ。顔が上や下を向かないように注意！

◉診断表

項目	← 改善	変化なし	悪化 →
痛みの範囲			
痛みの強さ			
動きやすさ			

後方改善型　首を後ろに

首を後ろに動かすと改善する「後方改善型」は、頸椎症の中でもっとも多く、当院のデータでは約８割を占めます。まず、基本となる『首引き運動』を行い、改善がみられなかったら、『首そらし運動』を行います。頸椎↗

2 首そらしタイプ 首そらし運動

この運動で痛みが改善したら 79ページへ

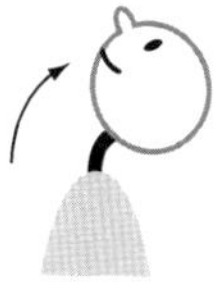

頸椎の動き

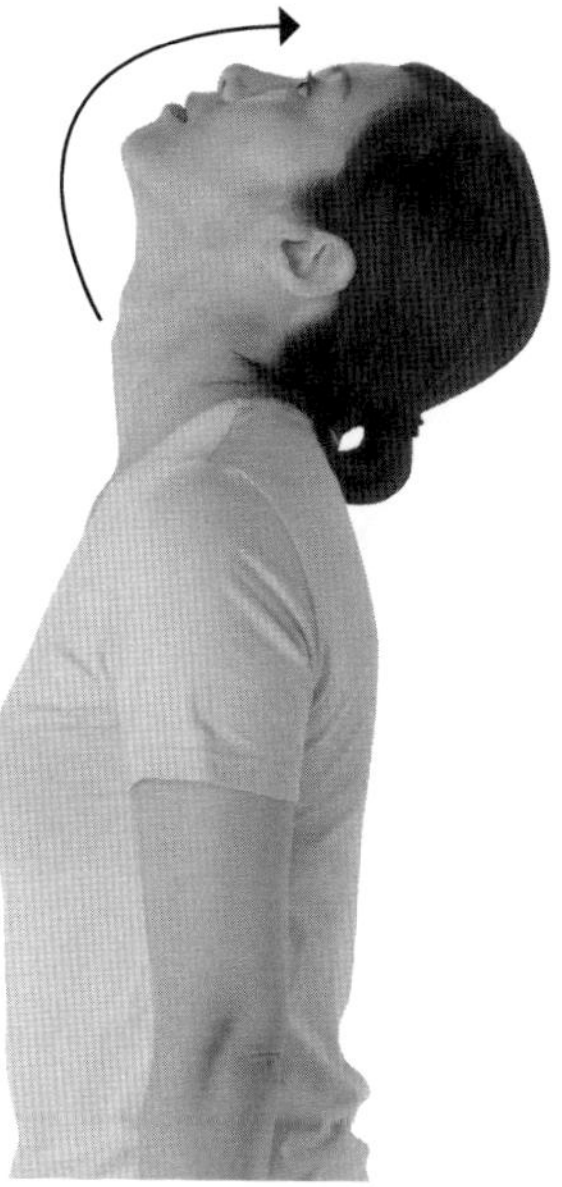

背すじを伸ばしてあごを引いた基本の姿勢から、あごを突き出さないように注意しながら、ゆっくり上を向き、戻す。戻すときも、あごを突き出さないように気をつける

◉診断表

項目	← 改善	―― 変化なし ――	悪化 →
痛みの範囲			
痛みの強さ			
動きやすさ			

動かしてみましょう

を試してみましょう。〝運動の直後〟に痛みの変化を確認するのがポイントです。ここまで行った4つの運動でも改善が認められなかったら、74ページへ進みます。

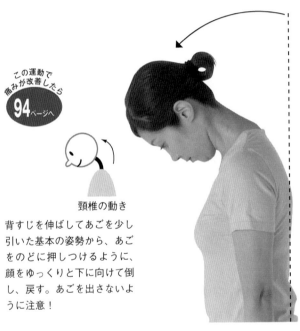

3 うつむきタイプ うつむき運動

この運動で痛みが改善したら 94ページへ

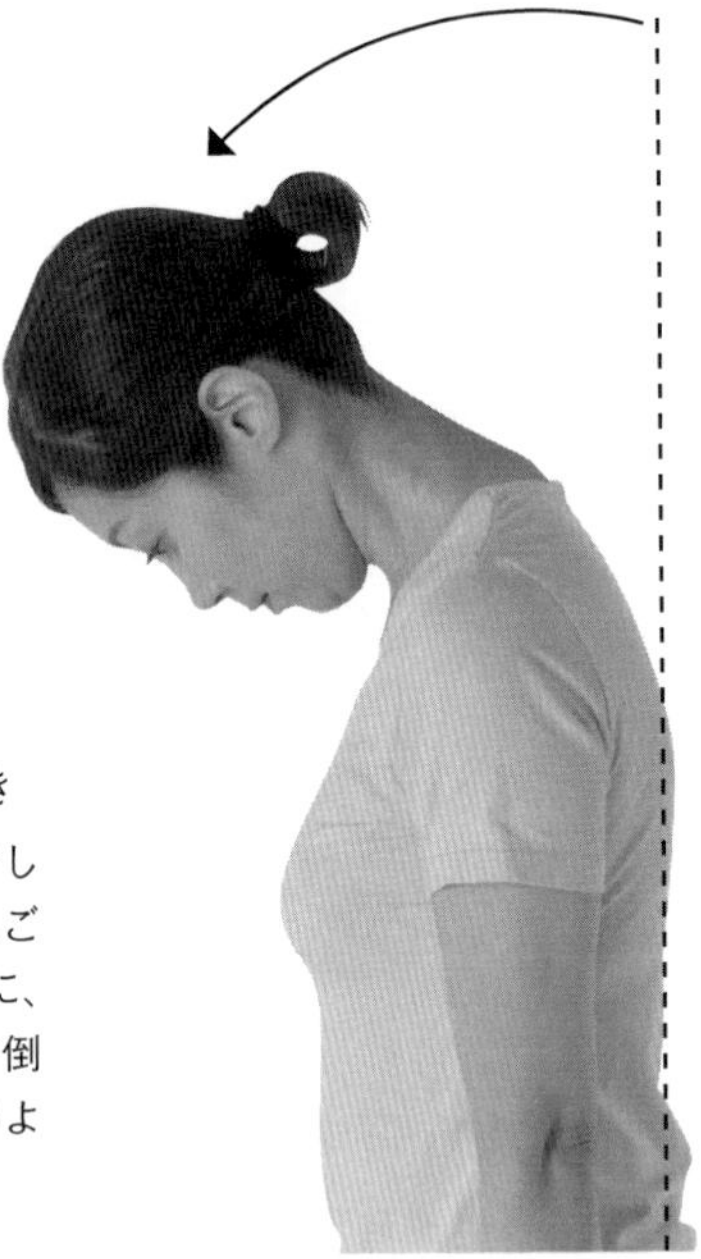

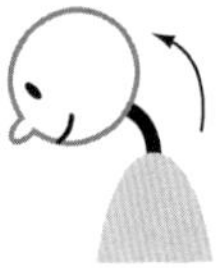

頸椎の動き

背すじを伸ばしてあごを少し引いた基本の姿勢から、あごをのどに押しつけるように、顔をゆっくりと下に向けて倒し、戻す。あごを出さないように注意！

◉診断表

項目	← 改善	変化なし	悪化 →
痛みの範囲			
痛みの強さ			
動きやすさ			

前方改善型　首を前に

首引き運動・首そらし運動を行っても、痛みが変わらなかったら、首を前に動かすと改善する「前方改善型」の可能性があります。最初に『うつむき運動』を10回行い、痛みがラクにならなかった方は、『あご出し運動』↗

4 あご出しタイプ あご出し運動

この運動で痛みが改善したら 95ページへ

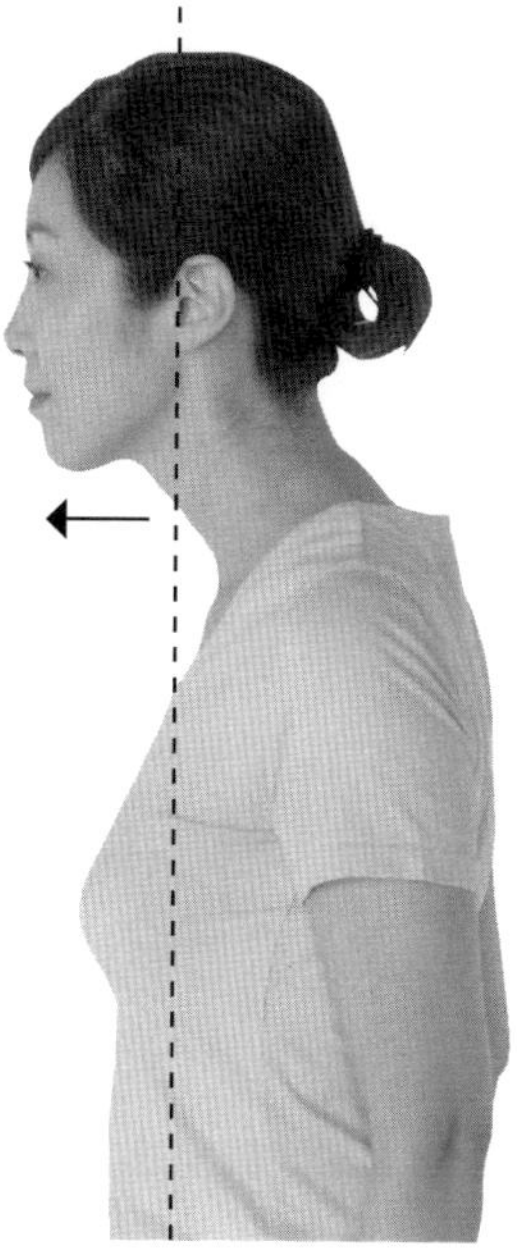

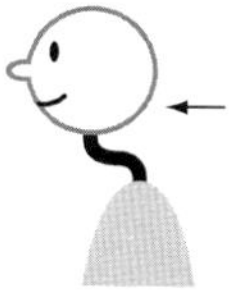

頸椎の動き

背すじを伸ばしてあごを少し引いた基本の姿勢から、あごをゆっくりと前に出し、戻す。あごを突き出すときに背すじが曲がらないように気をつけ、首だけを前に出すように意識する

◉**診断表**

項目	← 改善	変化なし	悪化 →
痛みの範囲			
痛みの強さ			
動きやすさ			

化を確認します。改善がみられなかったら、同様の運動を各10回行います。右と左の運動を行った後、痛みがよくならなければ76ページへ。

5 右倒しタイプ
右倒し運動

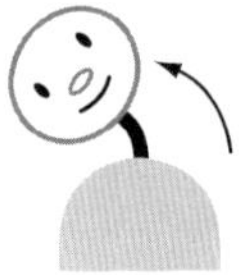

頸椎の動き

この運動で痛みが改善したら 104ページへ

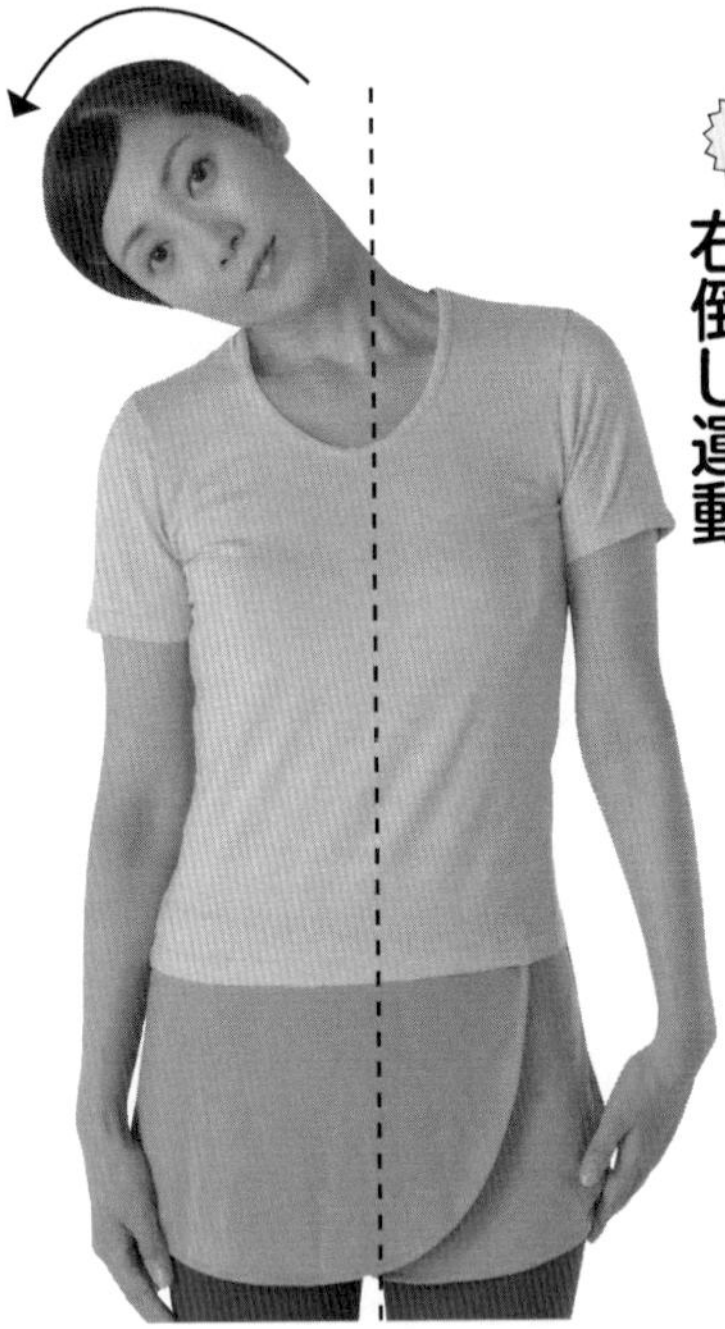

背すじを伸ばしてあごを少し引いた基本の姿勢から、首を右側へゆっくり倒し、戻す。左の首すじがグーッと伸びる感覚があると◎。あごを出さないように気をつけて！

◉診断表

項目	← 改善	変化なし	悪化 →
痛みの範囲			
痛みの強さ			
動きやすさ			

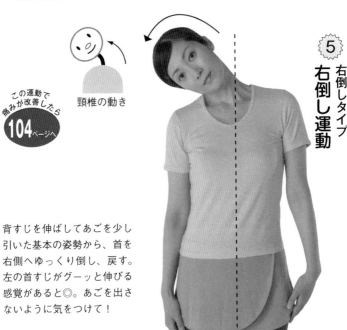

側方改善型① 首を右か左に

後方改善型・前方改善型の運動で、痛みの改善が感じられなかったら、「側方改善型①」へ進みます。右と左がありますが、まず、痛みが強い側から始め、直後の変↗

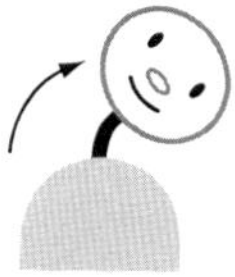

頸椎の動き

この運動で痛みが改善したら 104ページへ

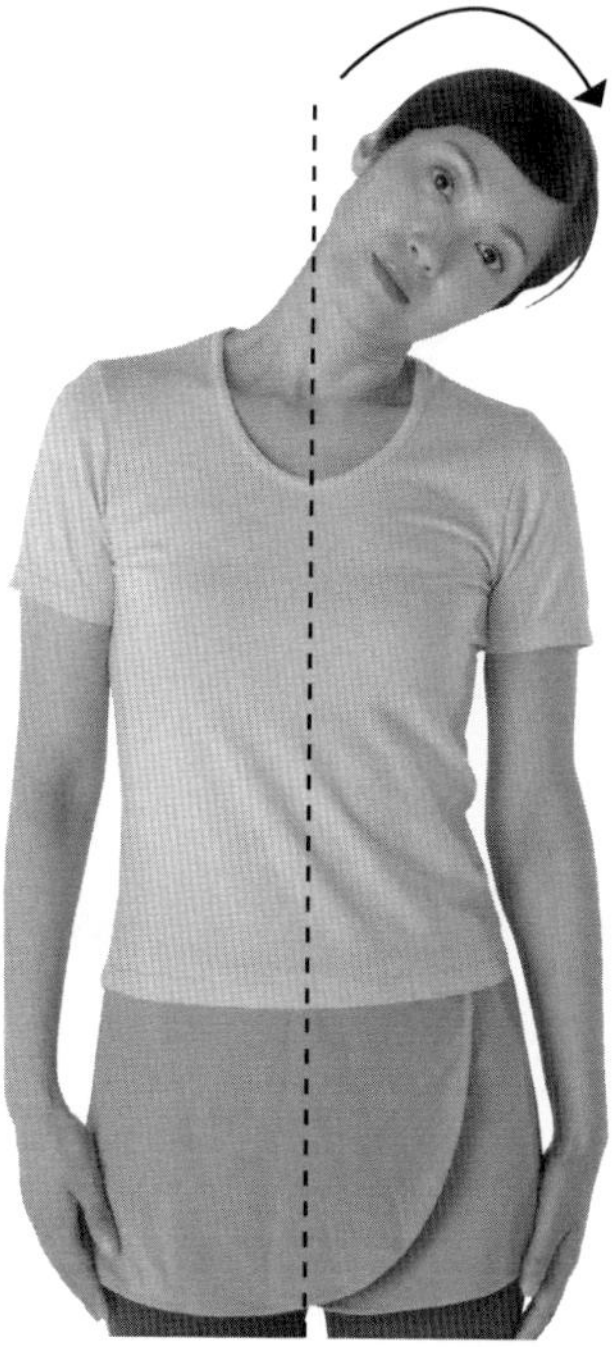

6 左倒しタイプ
左倒し運動

右倒し運動と同じ基本の姿勢から、首を左側へゆっくり倒し、戻す。右の首すじを伸ばすように意識して。あごを出さないように注意！

●**診断表**

項目	← 改善	変化なし	悪化 →
痛みの範囲			
痛みの強さ			
動きやすさ			

回してみましょう

反対の方向（痛みのない方向）と順を追って行います。各動作10回。これまでのすべての運動で痛みの改善がみられないときは、専門医の診察を！

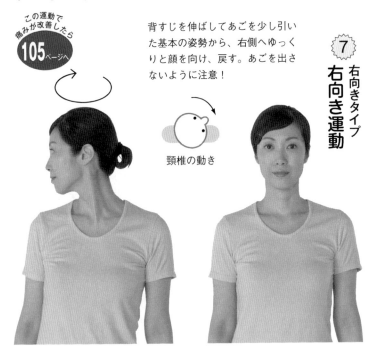

この運動で痛みが改善したら 105ページへ

7 右向きタイプ 右向き運動

背すじを伸ばしてあごを少し引いた基本の姿勢から、右側へゆっくりと顔を向け、戻す。あごを出さないように注意！

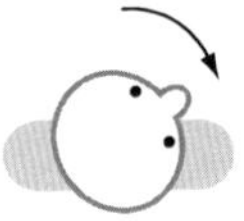

頸椎の動き

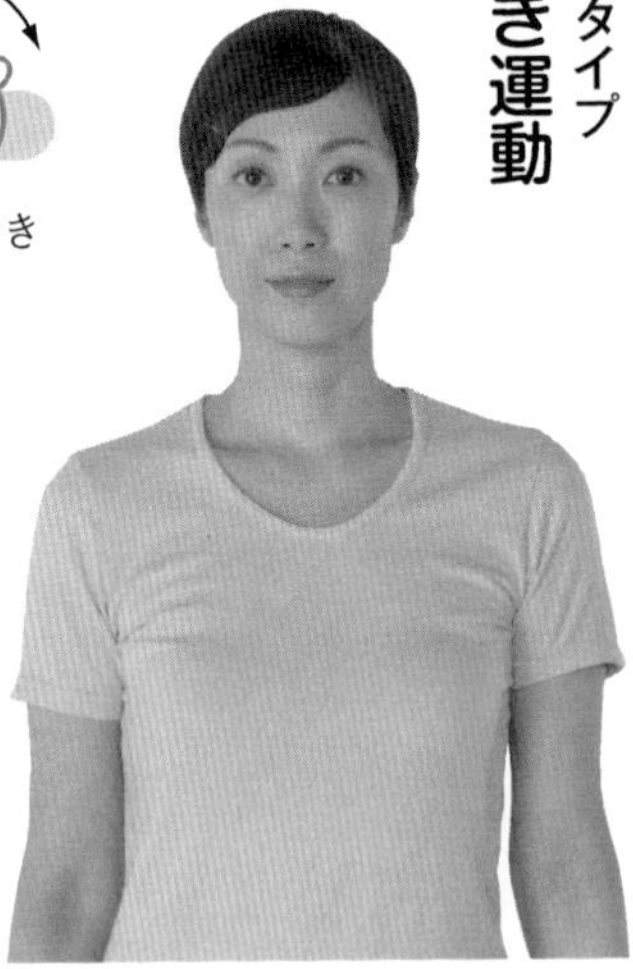

◉診断表

項目	← 改善	変化なし	悪化 →
痛みの範囲			
痛みの強さ			
動きやすさ			

側方改善型② 首を右か左に

左右の側屈運動でも痛みが改善しない場合、「側方改善型②」を試みます。「側方改善型①」と同じく、左右のうち、痛みが強い方向から試し、変化がなかったら、↗

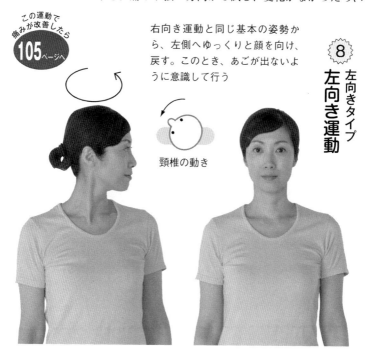

この運動で痛みが改善したら 105ページへ

8 左向きタイプ 左向き運動

右向き運動と同じ基本の姿勢から、左側へゆっくりと顔を向け、戻す。このとき、あごが出ないように意識して行う

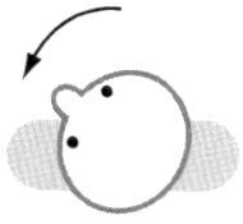

頸椎の動き

◉診断表

項目	← 改善	変化なし	悪化 →
痛みの範囲			
痛みの強さ			
動きやすさ			

と思われます

頸椎症のおよそ８割がこのタイプ。

ついついあごを前に出した姿勢をしてしまう人は要注意です。

首引きタイプ／首引き体操

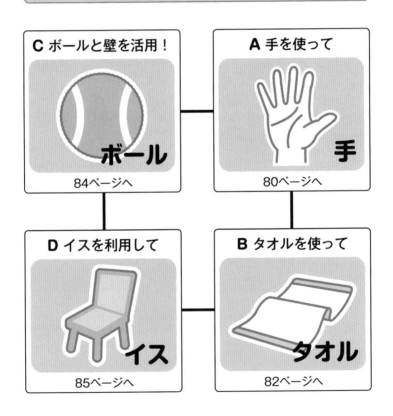

A 手を使って

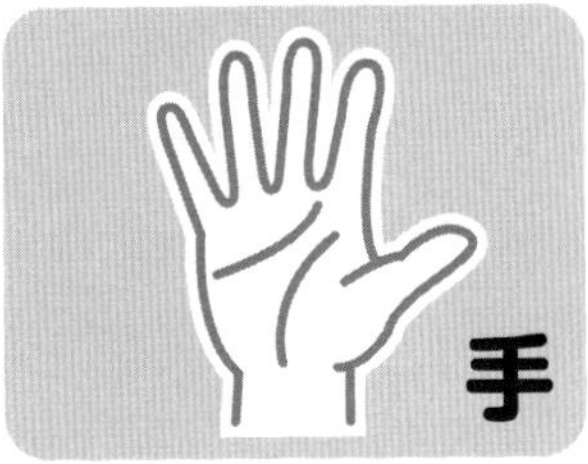

80ページへ

B タオルを使って

82ページへ

C ボールと壁を活用！

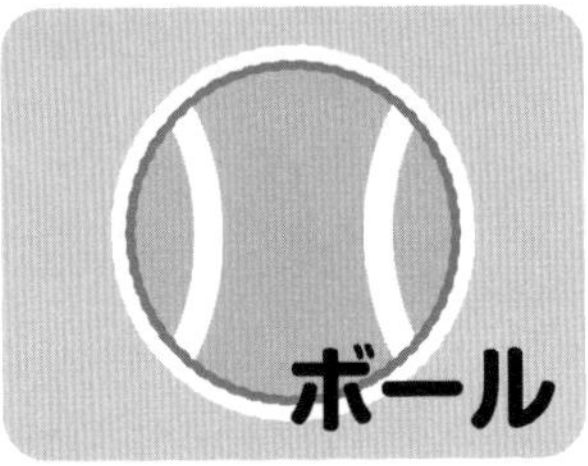

84ページへ

D イスを利用して

85ページへ

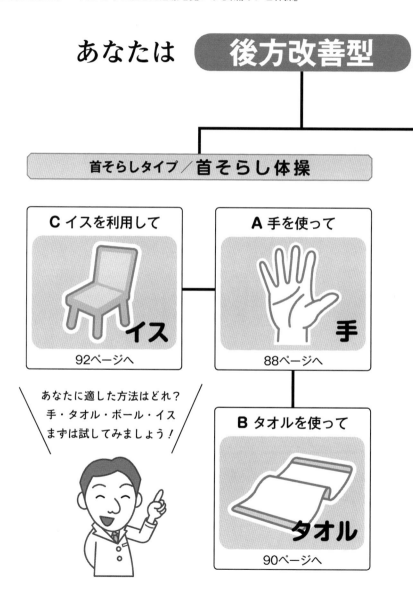

あなたは 後方改善型

首そらしタイプ／首そらし体操

C イスを利用して

92ページへ

A 手を使って

88ページへ

B タオルを使って

90ページへ

あなたに適した方法はどれ？
手・タオル・ボール・イス
まずは試してみましょう！

首引きタイプ／首引き体操

あごを引く体操で、ズレた椎間板の髄核を矯正します。

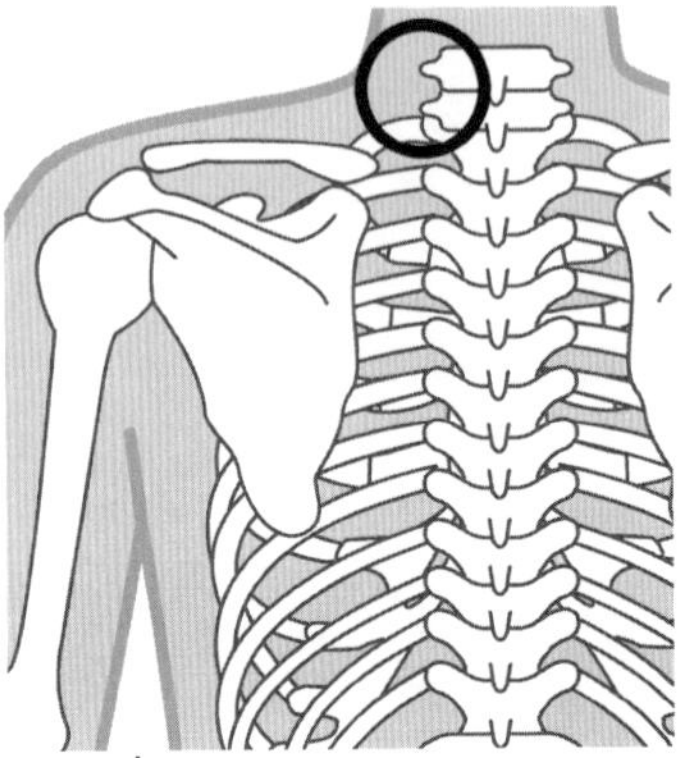

押さえる位置

首を前に倒したときに、いちばん出っ張る第７頸椎棘突起の横

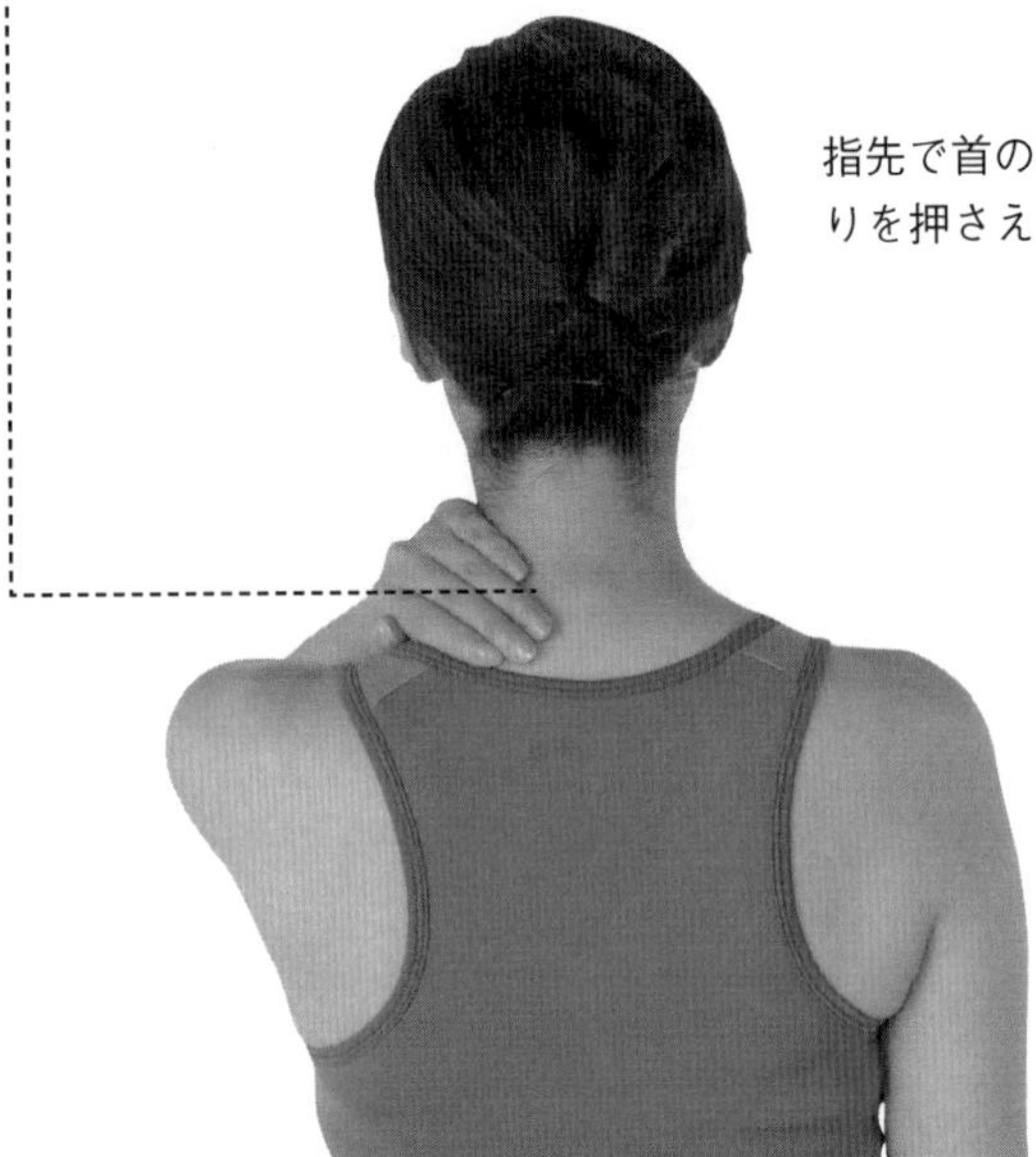

指先で首のつけ根あたりを押さえる

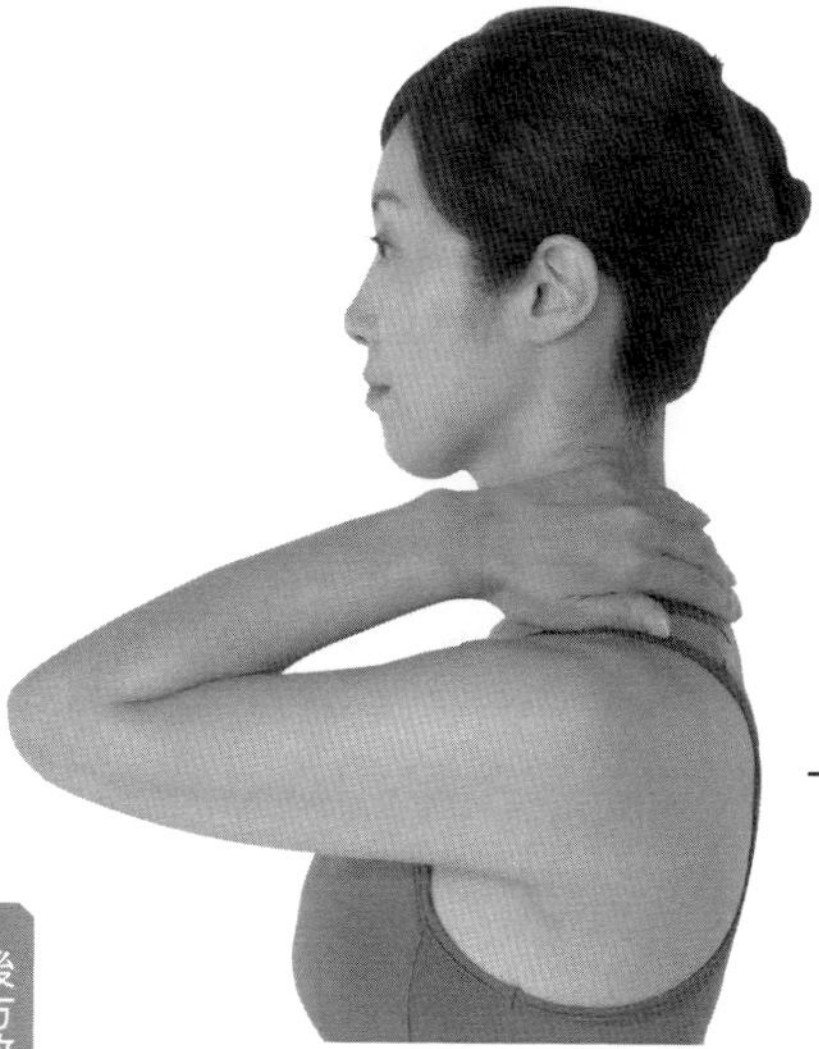

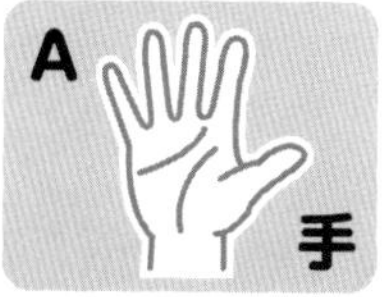
A
手

1

背すじを伸ばしてあごを少し引いた基本の姿勢から、どちらかラクなほうの手で首の出っ張りである棘突起の横を押さえる

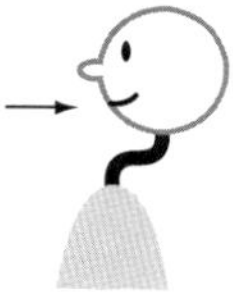
頸椎の動き

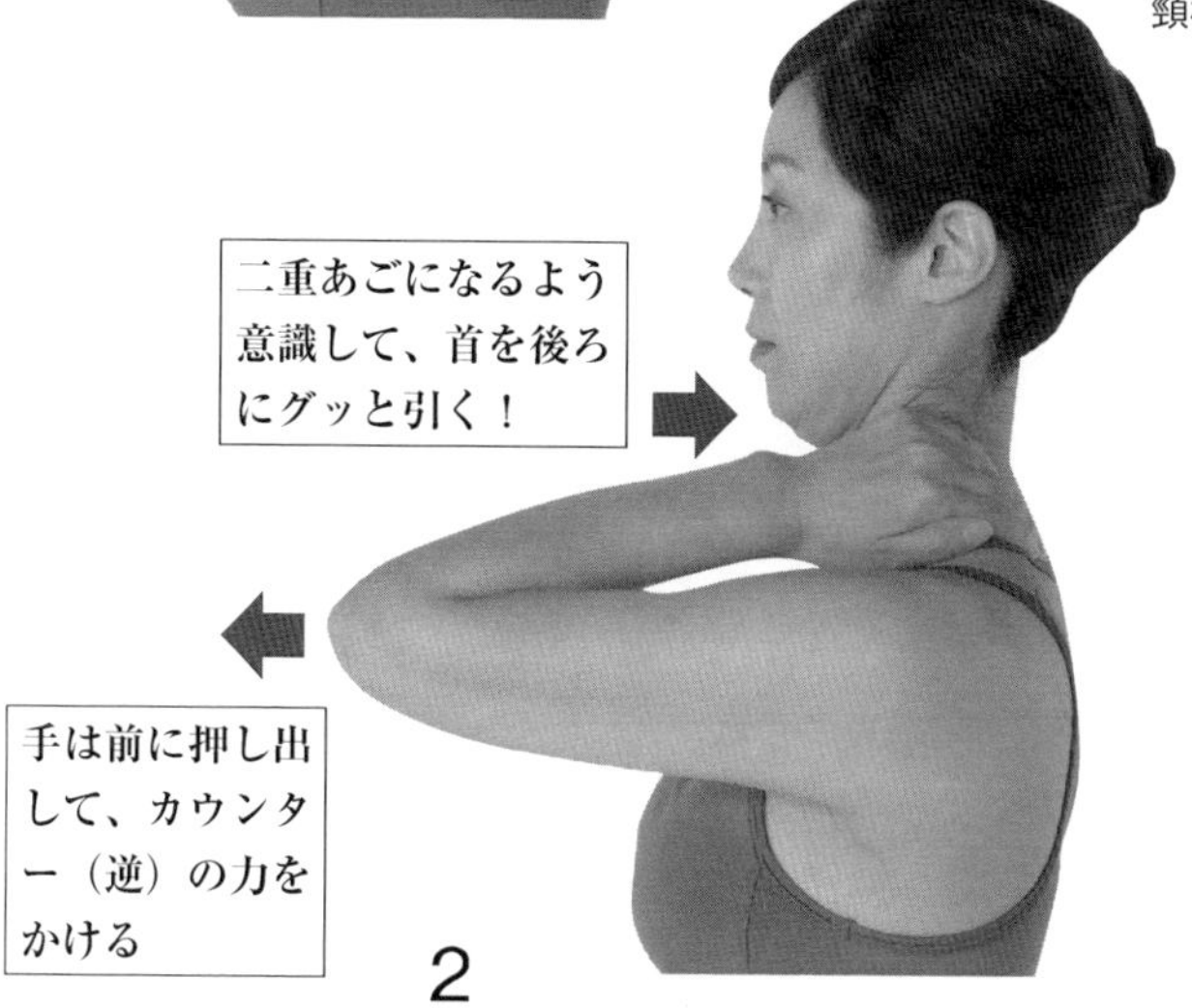
二重あごになるよう意識して、首を後ろにグッと引く！
手は前に押し出して、カウンター（逆）の力をかける

2

顔はまっすぐ前を向いたまま、あごを後ろに引き、戻す。このとき、背中が後ろに倒れないように、首を押さえている手は前方へ押し出すのがコツ

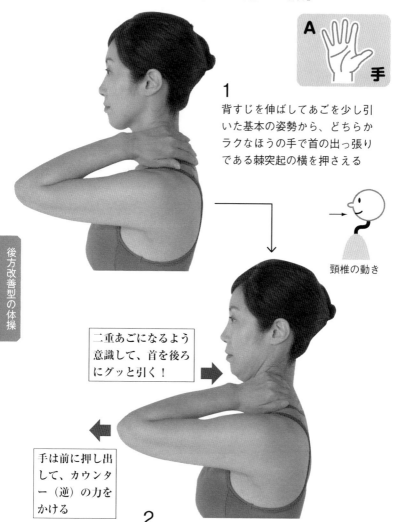

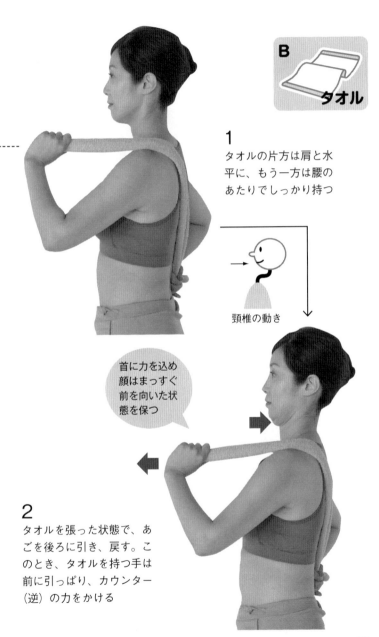

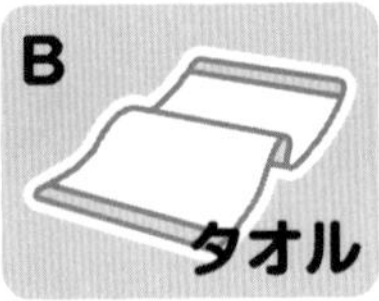

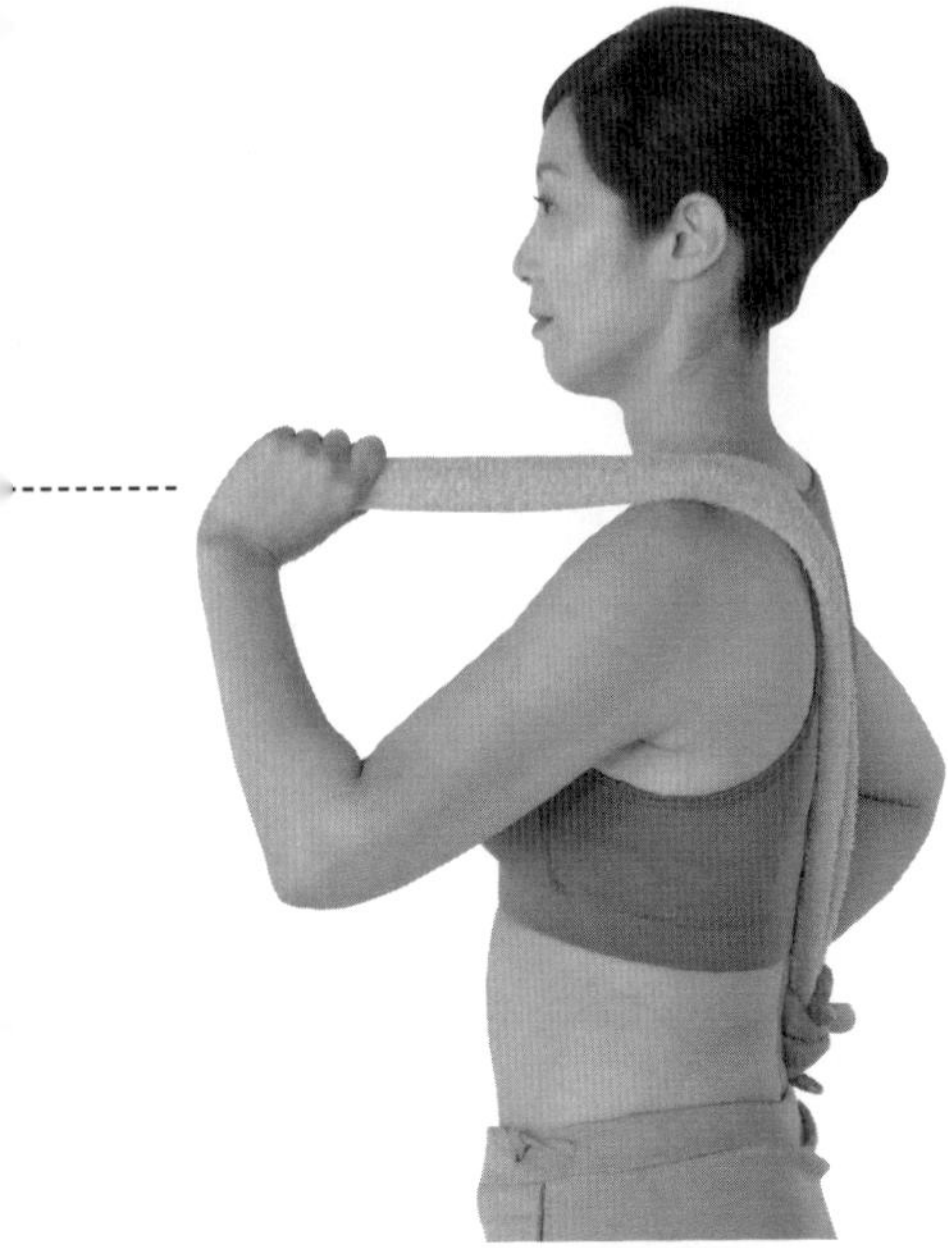

1

タオルの片方は肩と水平に、もう一方は腰のあたりでしっかり持つ

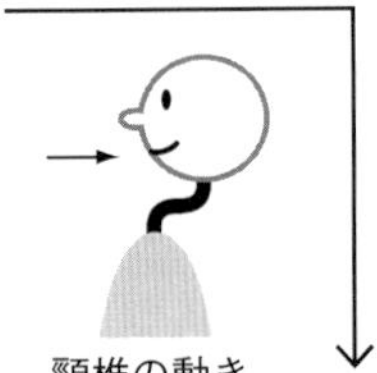

頸椎の動き

2

タオルを張った状態で、あごを後ろに引き、戻す。このとき、タオルを持つ手は前に引っぱり、カウンター（逆）の力をかける

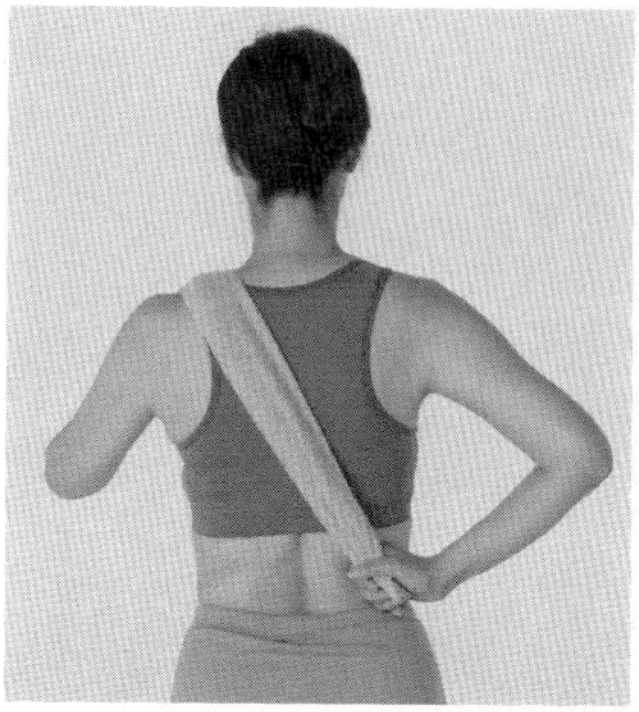

お風呂で背中を洗うときのように、タオルをたすきがけにし、背骨で固定する

NG!!

動きが小さいので、効果を得るには〝正確さ〟が必要です。

●顔が上を向いている！
あごを引かずに顔が上を向いてしまうと、頸椎の下のほうは動いていない

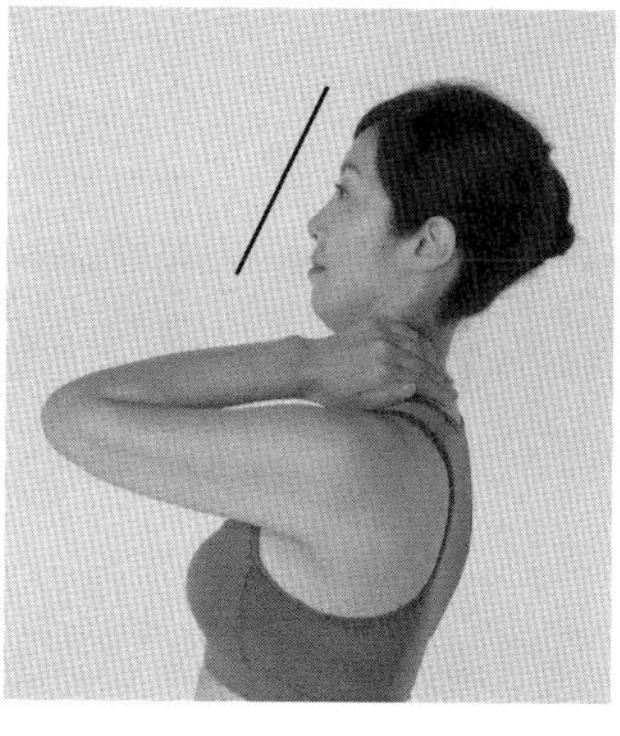

●基本姿勢ができていない！
背中が丸まっている状態では、うまく首を引くことができない

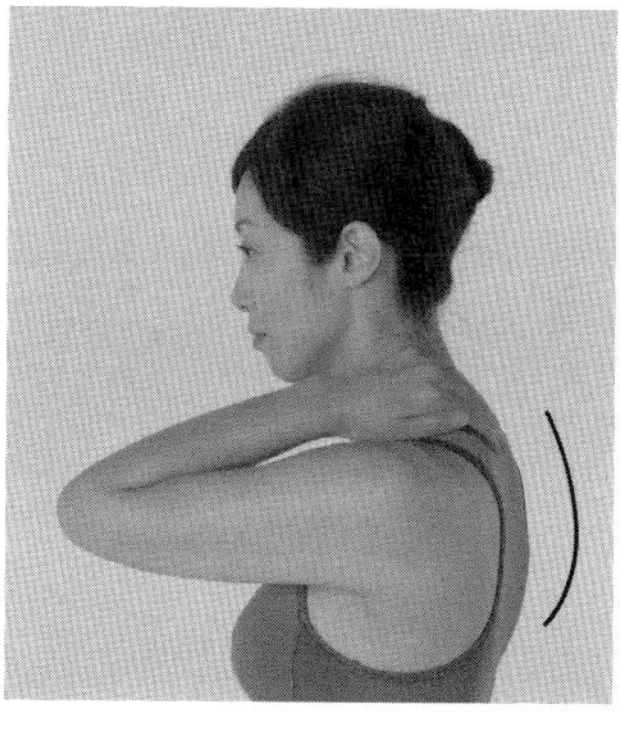

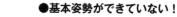

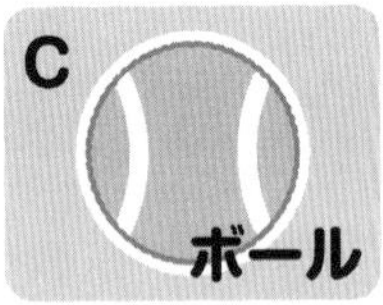

足を肩幅に開き、壁を背にして立つ。首のつけ根の頸椎の棘突起の横にボールをあてた状態で壁に寄りかかり、ボールがズレないよう気をつけながら、あごを後ろに引き、戻す

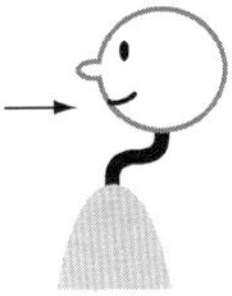

頸椎の動き

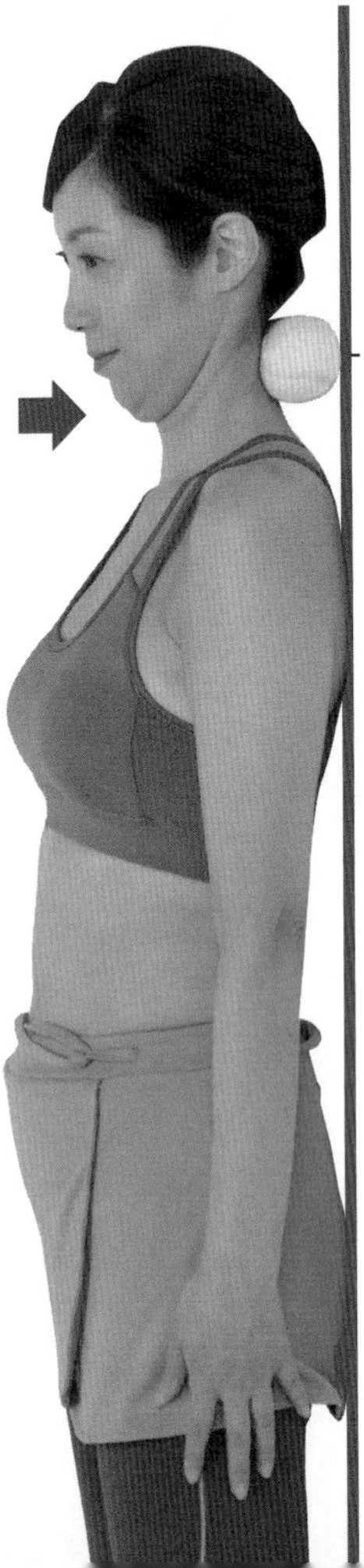

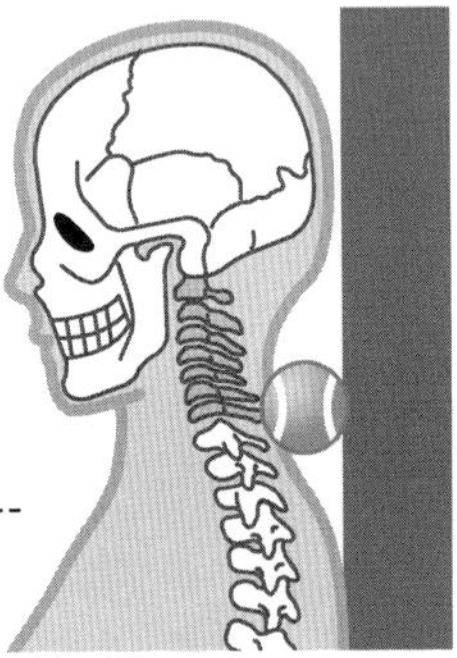

首のつけ根にある第７頸椎の棘突起（首を前に倒すといちばん出っ張るところ）の横にボールがあたるようにセットする

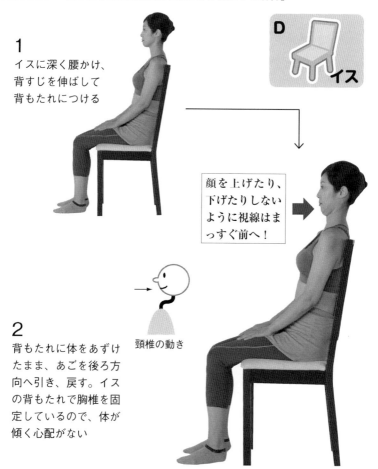

1
イスに深く腰かけ、
背すじを伸ばして
背もたれにつける

顔を上げたり、
下げたりしない
ように視線はま
っすぐ前へ！

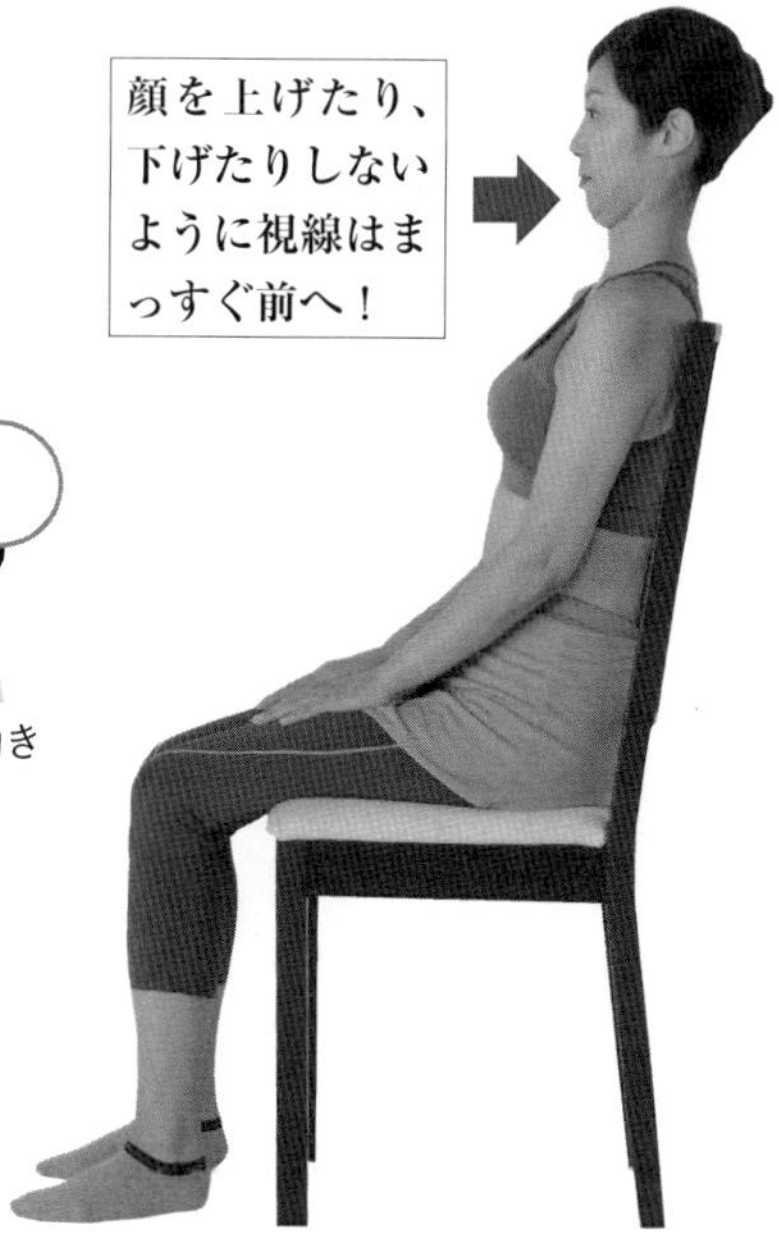

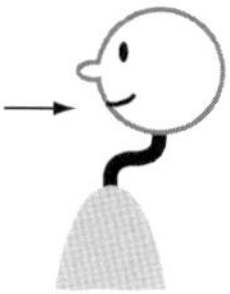

頚椎の動き

2
背もたれに体をあずけたまま、あごを後ろ方向へ引き、戻す。イスの背もたれで胸椎を固定しているので、体が傾く心配がない

※首引き体操はAからDのうち、いずれかやりやすい体操を10回1セット（3分程度）として、痛みの強い場合は1日10セット（1～2時間おき）行ってください。首の痛みがそれほど強くなければ1日5セット（3～4時間おき）でもかまいません。毎日、痛みの範囲・強さ・動きやすさによって、首引き体操が首の痛みを改善させているかを確認してください。改善している間は、体操を続けます。首の痛みが解消されたら、再発予防の体操138ページを追加します。

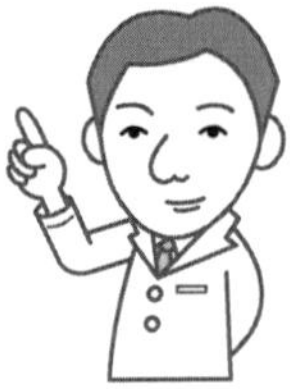

POINT

体操の効果が感じられないときは「胸椎そらし運動」

なかなか効果が感じられないときは、頸椎の下にある「胸椎」を動かしてみましょう。頸椎の根元である胸椎の動きを改善することで、頸椎の運動によい影響があらわれます。胸椎の動きは128ページからくわしく解説していますので、参照してください。

脊柱（側面）

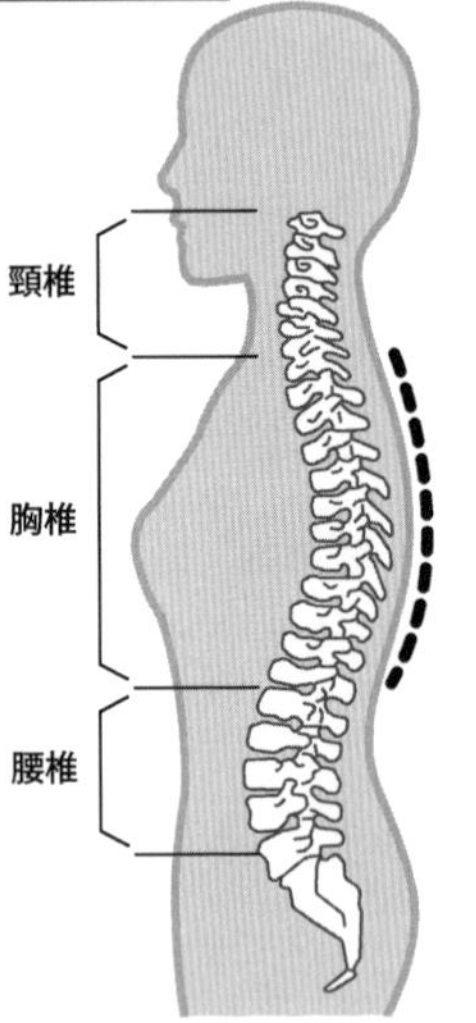

頸椎
胸椎
腰椎

胸椎は背骨の一部であり、頸椎と腰椎の間にある12個の椎骨からなる

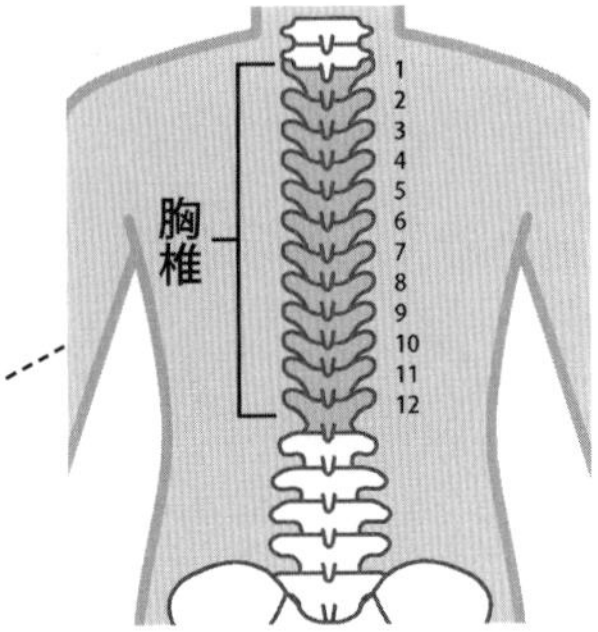

胸椎
1
2
3
4
5
6
7
8
9
10
11
12

胸椎は頸椎以下の背骨で、12個の椎骨で腰椎とつながっている

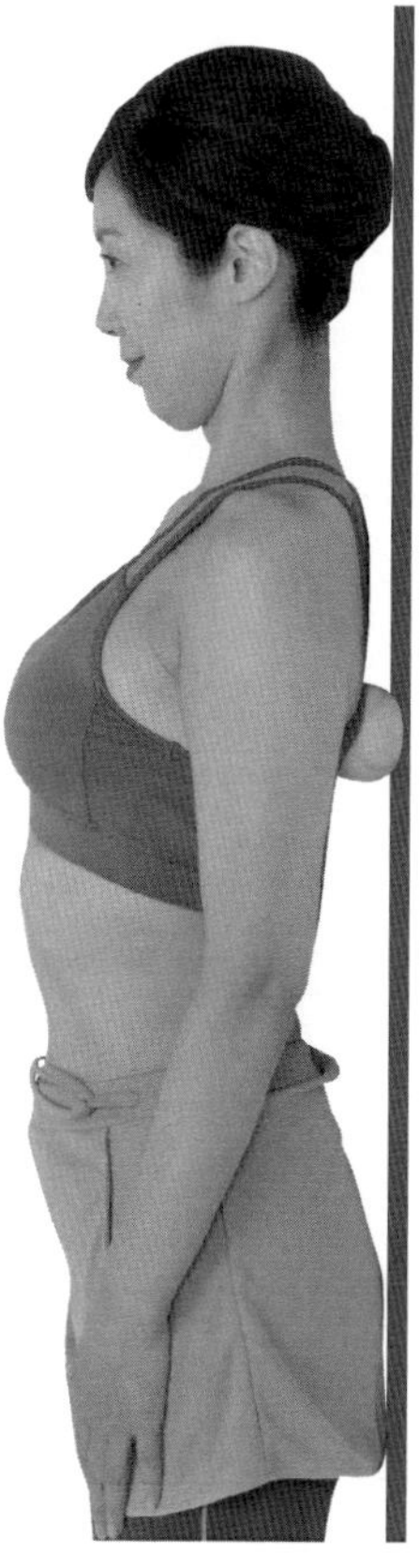

ボールが
ズレるときは
軍手を使って！

足を肩幅に開き、壁を背にして立つ。まず、首のつけ根のすぐ下、胸椎の棘突起の横にボールをあてた状態で、胸を引き上げるようにしてそらし、戻す。ボールを少しずつずらしながら腰椎まで繰り返し動かす

首そらしタイプ／首そらし体操

あごを引く→上を向く動作で、首のゆがみを矯正します。

押さえる位置

首のつけ根にある第７頸椎の棘突起（首を前に倒すといちばん出っ張るところ）の横

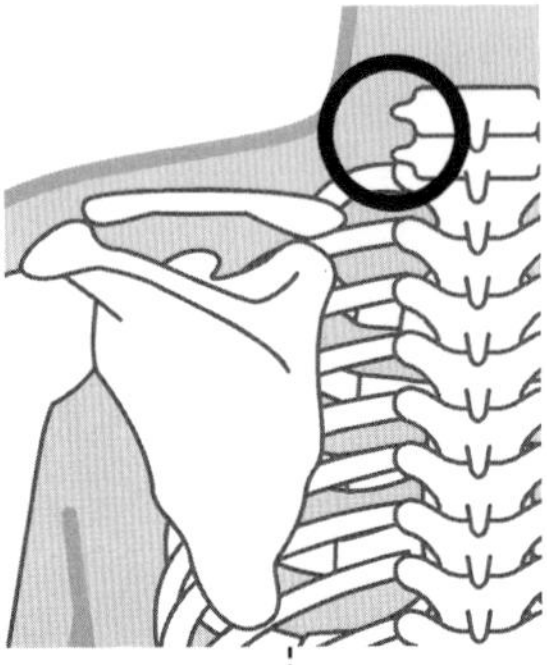

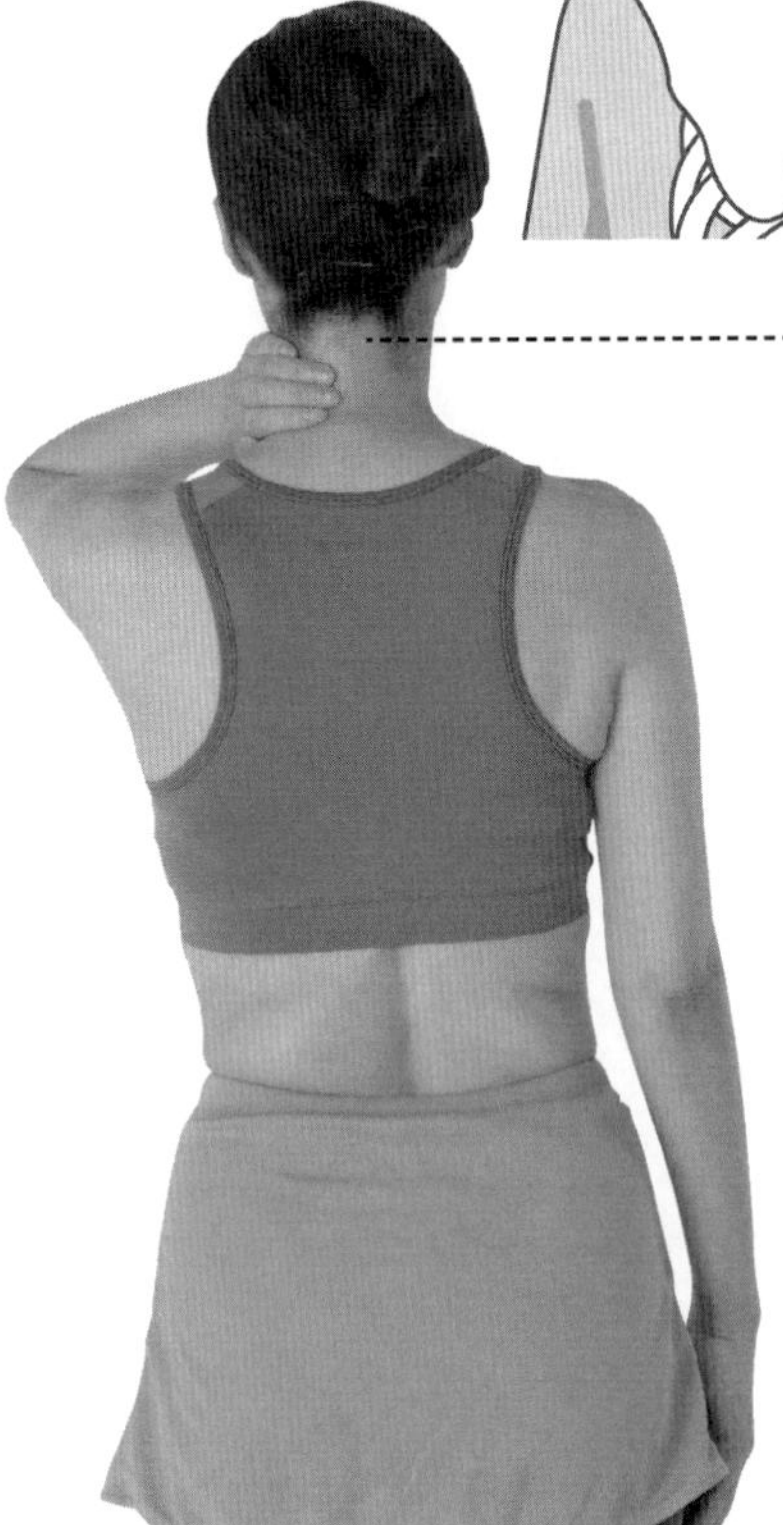

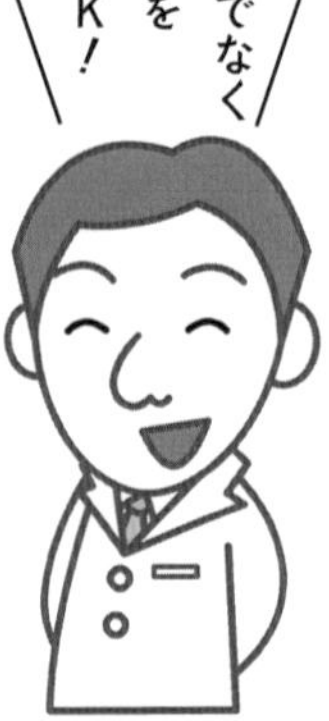

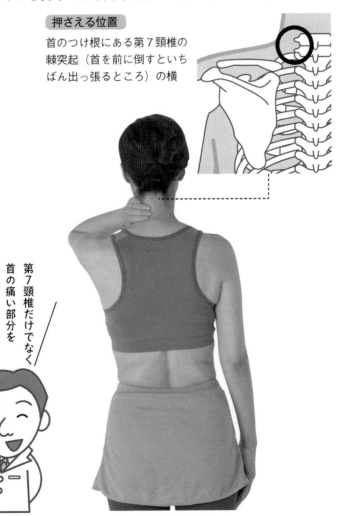

第７頸椎だけでなく
首の痛い部分を
押さえてもＯＫ！

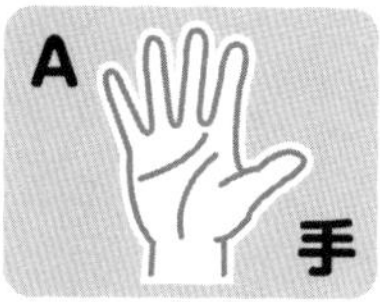

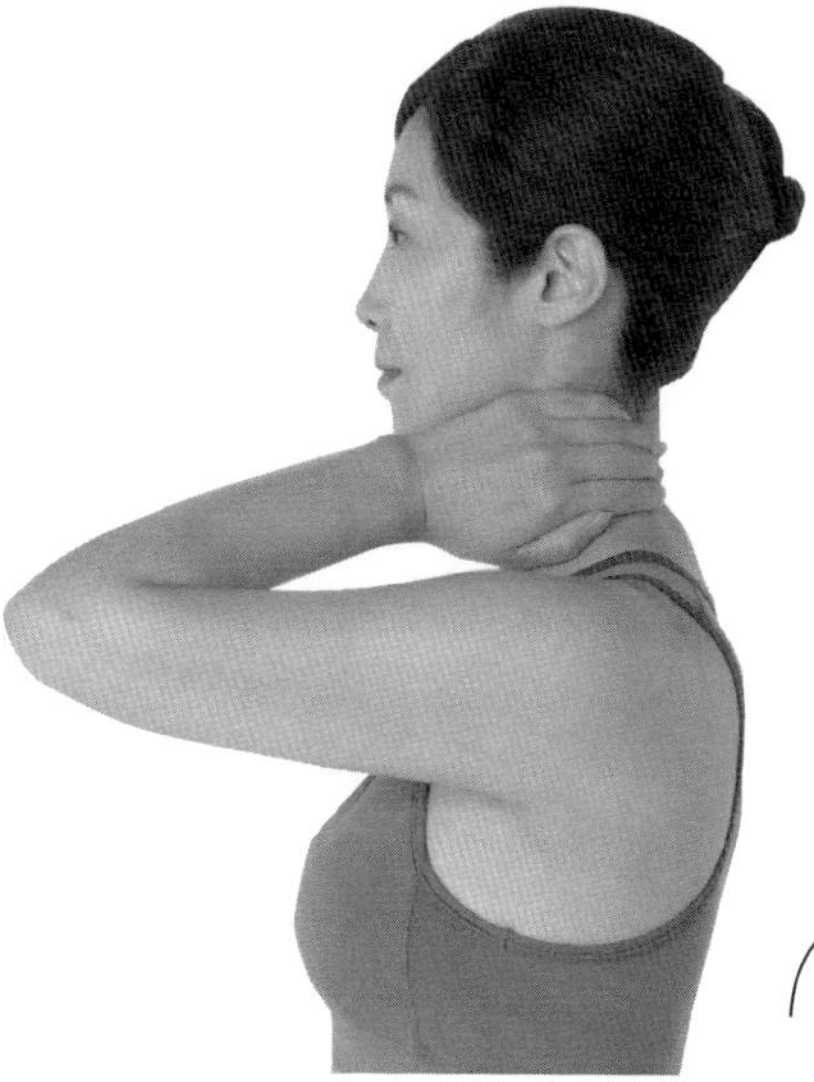

1
背すじを伸ばしてあごを少し引いた基本の姿勢から、左右どちらかやりやすいほうの手で、第７頸椎の棘突起の横を押さえ、あごを後ろに引く

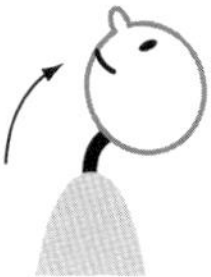

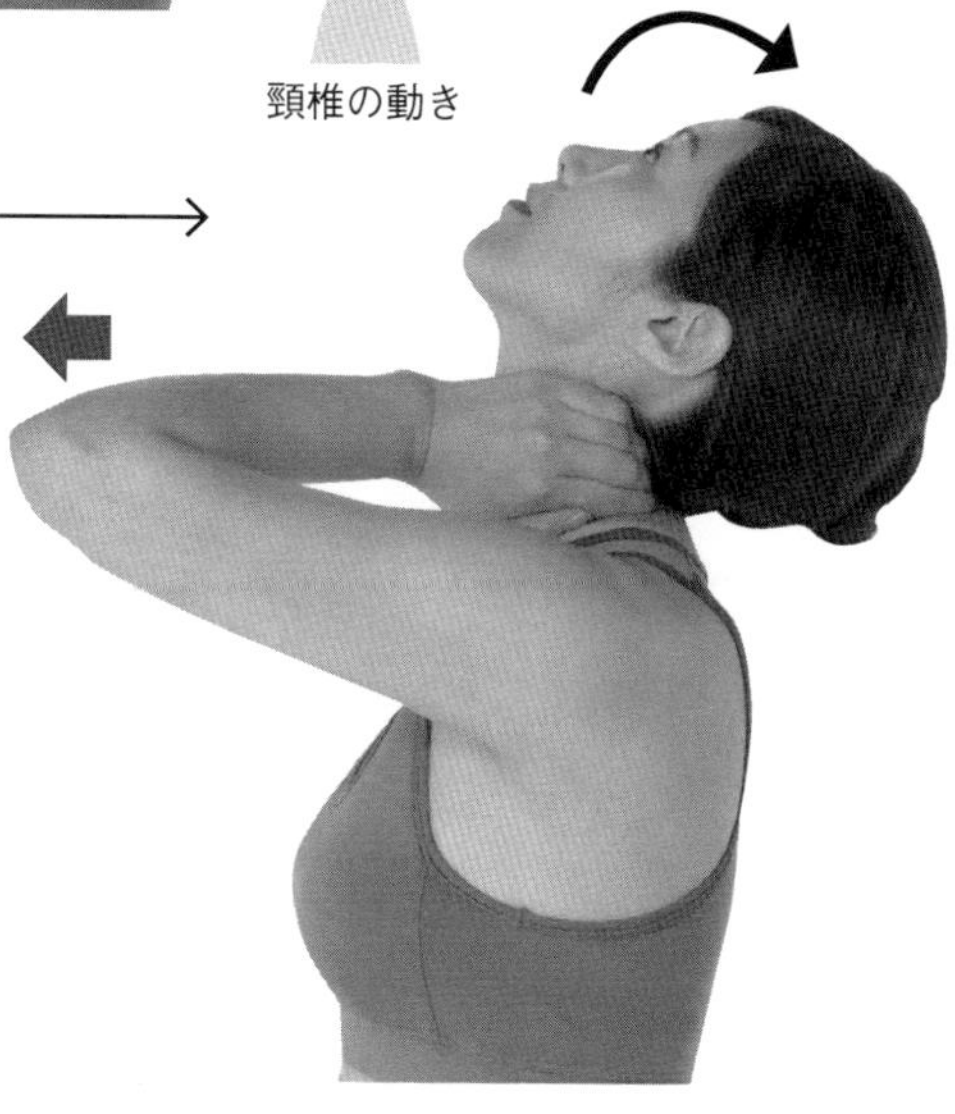

2
あごを少し引いたまま、ゆっくり上を向く。このとき、あごをつき出さないように気をつける

3
ゆっくりと首を戻していき、あごを少し引いた基本の姿勢に戻す

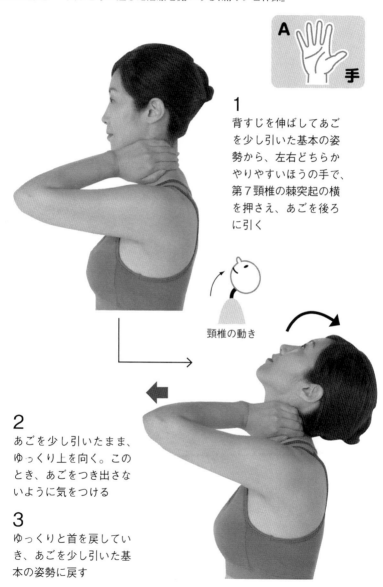

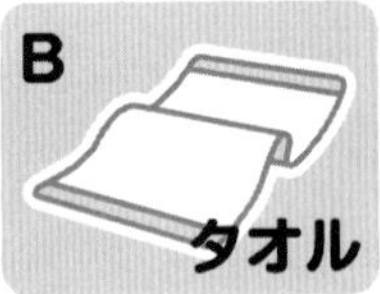

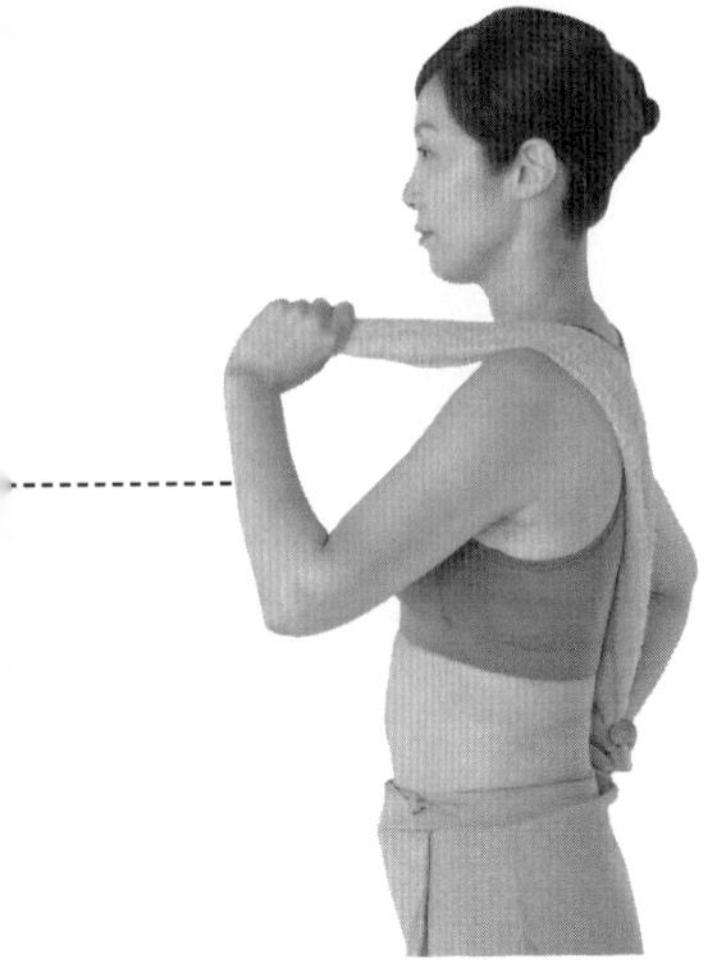

1

背すじを伸ばしてあごを少し引いた基本の姿勢から、タオルの片方を肩と水平に、もう一方を腰の位置で持つ

2

1の姿勢をキープしたまま、ゆっくり上を向く。このとき、タオルは前方に引くように力を込める

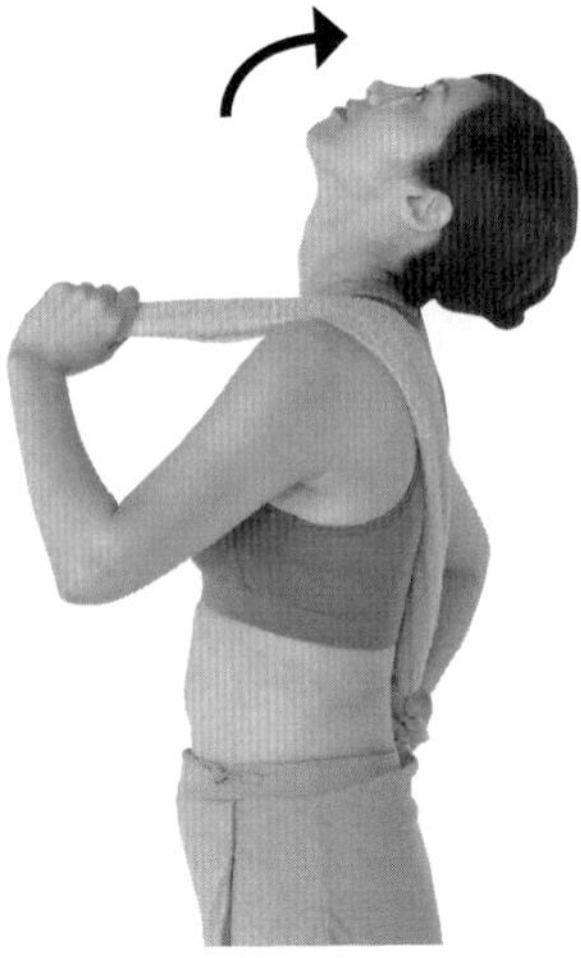

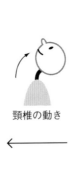

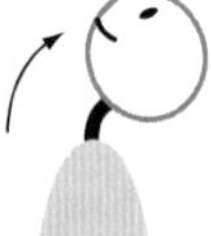

頸椎の動き

3

ゆっくりと首を戻していき、あごを少し引いた基本の姿勢に戻す

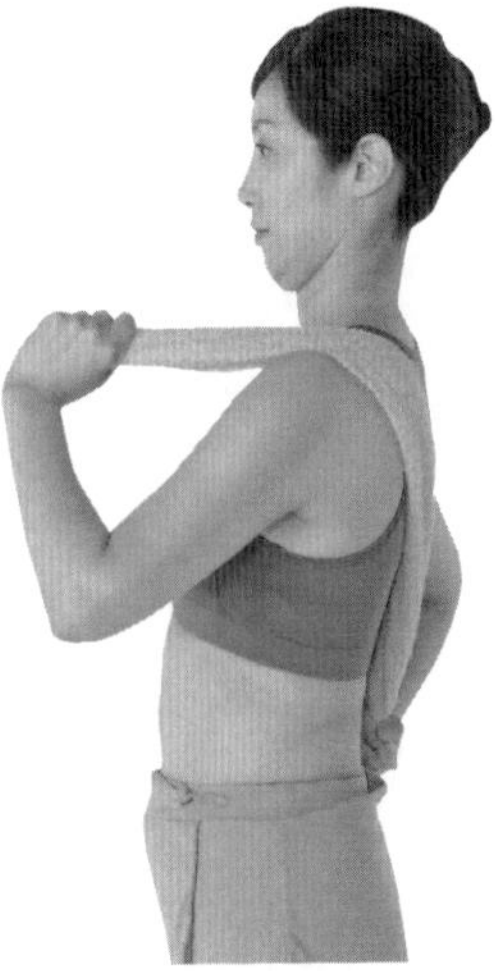

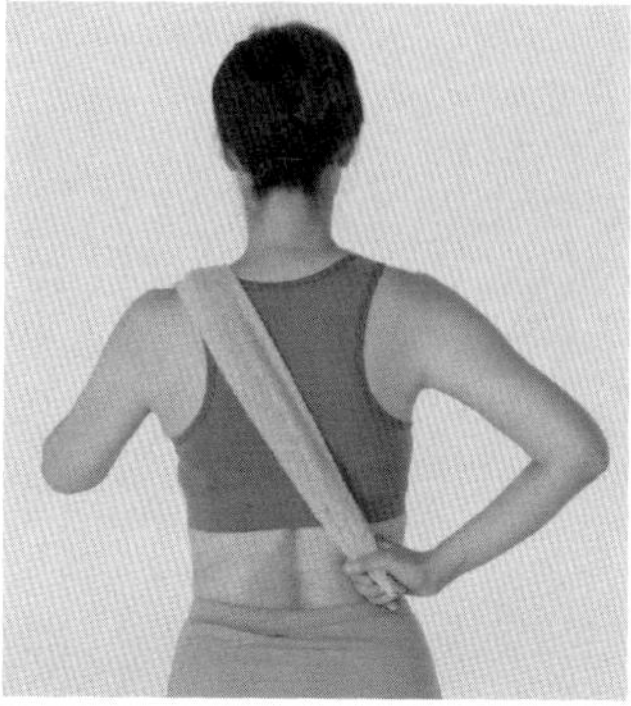

タオルをたすきがけにし、
両端をしっかりつかむ

POINT

●肩が痛くて上がらない！

肩が痛くて腕が上がらないときは、長めのフェイスタオルやバスタオルを使いましょう。さほど肩を曲げなくても、ラクに背骨を固定できます。

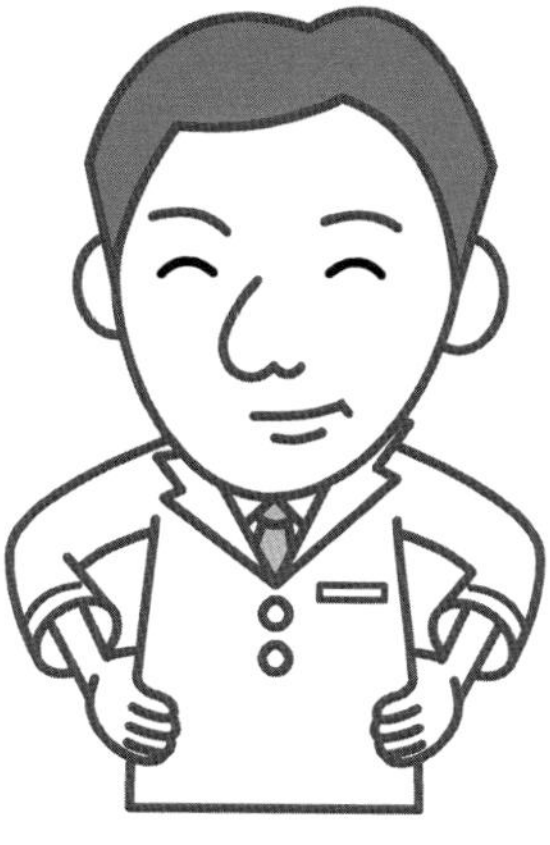

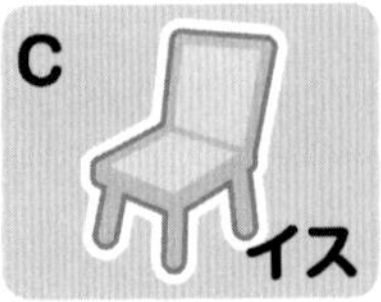

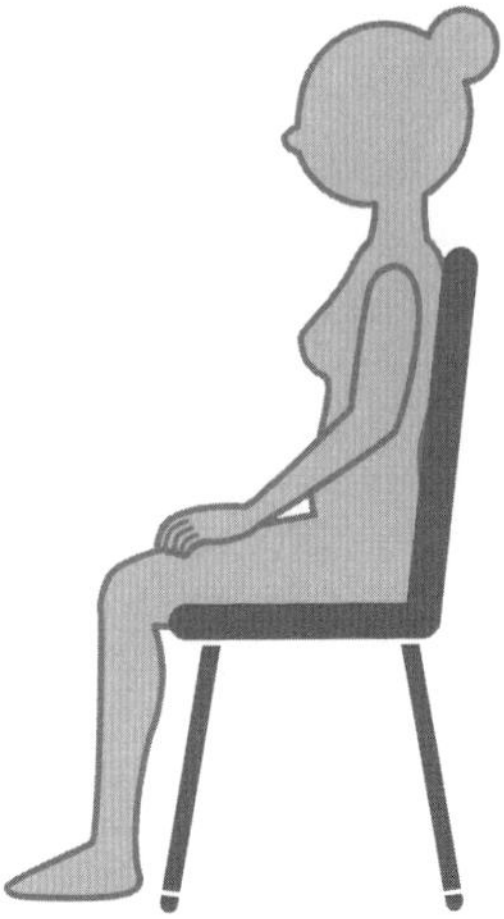

1

イスに深く腰かけ、背すじを伸ばして背もたれにつける。このとき、顔を上げたり下げたりせず、視線はまっすぐ前へ！

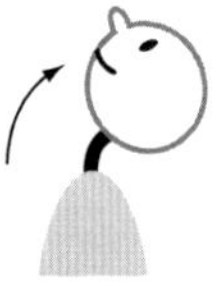

頸椎の動き

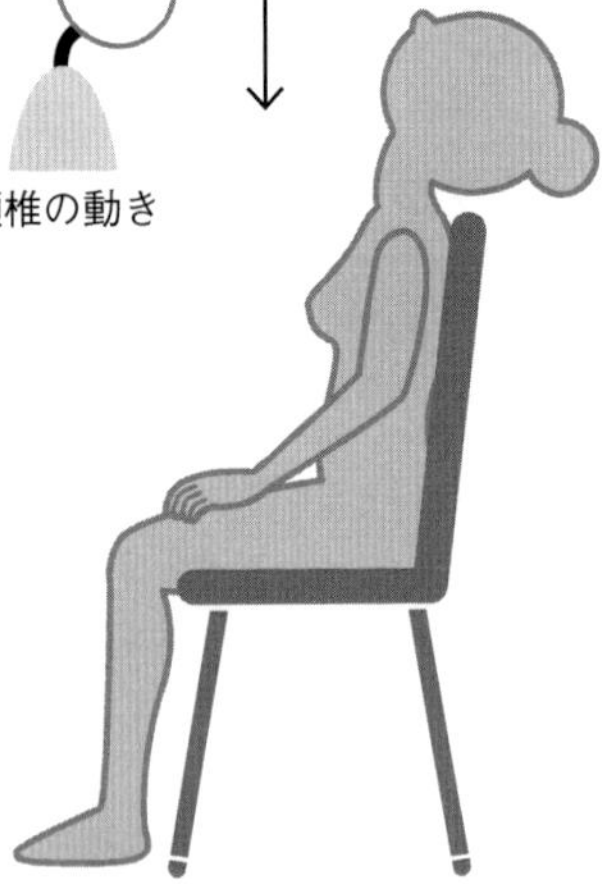

2

背もたれに体をあずけ、あごを少し引いた姿勢をキープしたまま、ゆっくり上を向く。イスの背もたれで胸椎を固定しているので、体が傾く心配がない

3

ゆっくりと首を戻していき、あごを少し引いた基本の姿勢に戻す

※首そらし体操はＡからＣのうち、いずれかやりやすい体操を10回１セット（３分程度）として、痛みの強い場合は１日10セット（１～２時間おき）行ってください。首の痛みがそれほど強くなければ１日５セット（３～４時間おき）でもかまいません。毎日、痛みの範囲・強さ・動きやすさによって、首そらし体操が首の痛みを改善させているかを確認してください。改善している間は、体操を続けます。首の痛みが解消されたら、再発予防の体操138ページを追加します。

NG!!

首そらし体操は正確にやらないと、効果が感じられなかったり、かえって痛みが強くなることがあります。２つの失敗例から成功のコツを学びましょう！

●背中が倒れている

胸椎が後ろに倒れているため、十分な頸椎の上向き運動ができていない。タオルを使うかイスを利用する首そらし体操を試してみよう

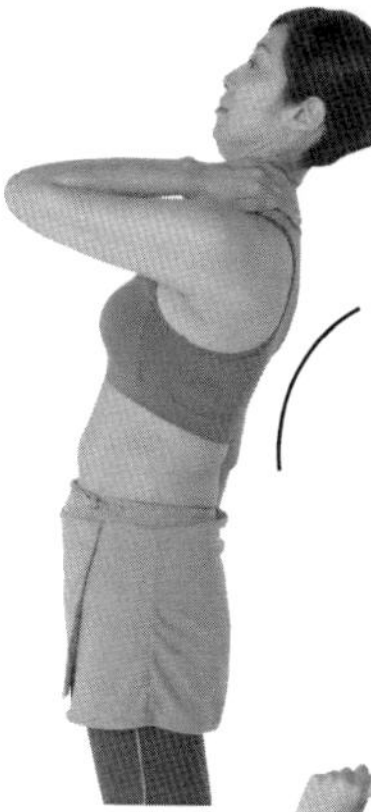

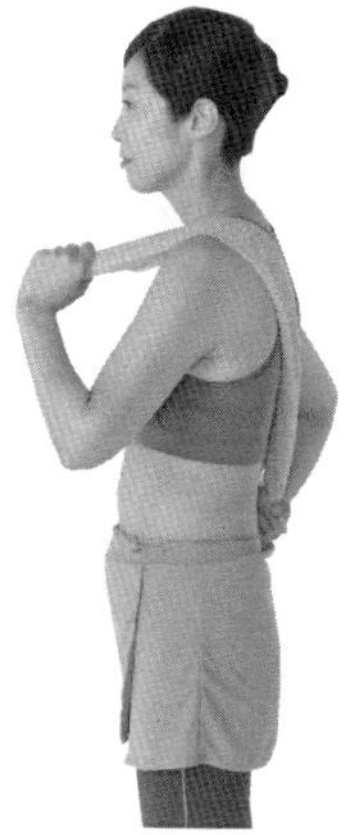

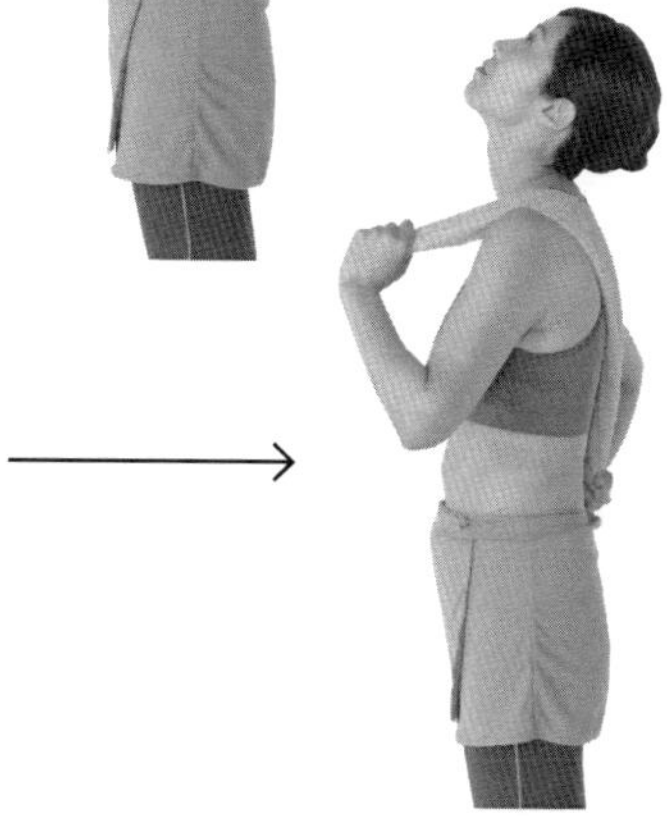

●あごが出た姿勢！

背中が曲がった姿勢ではあごが前に出てしまう。最初に背すじを伸ばしてあごを少し引いた基本の姿勢をきちんととることが大切

●あごを引かずに上を向く！

あごを引かない姿勢のまま上を向くと、頸椎の下のほうがそらずに、頸椎の上のほうだけがそってしまい、かえって痛みが強くなったりすることがある

と思われます

頸椎症の中では少数派で、約15%がこのタイプにあてはまります。

うつむきタイプ／うつむき体操

C タオルを利用

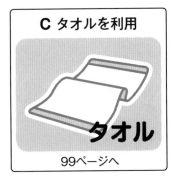

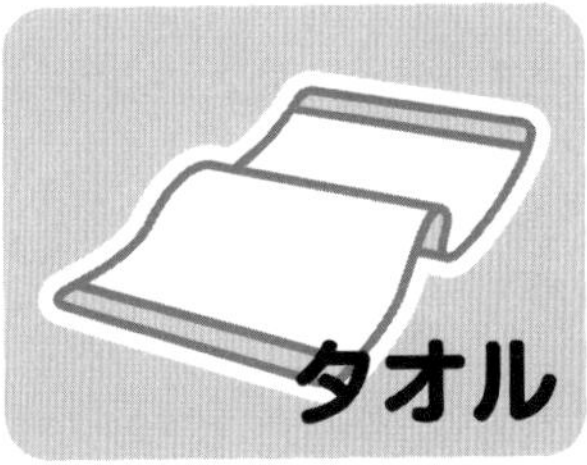

99ページへ

A B 手を使って

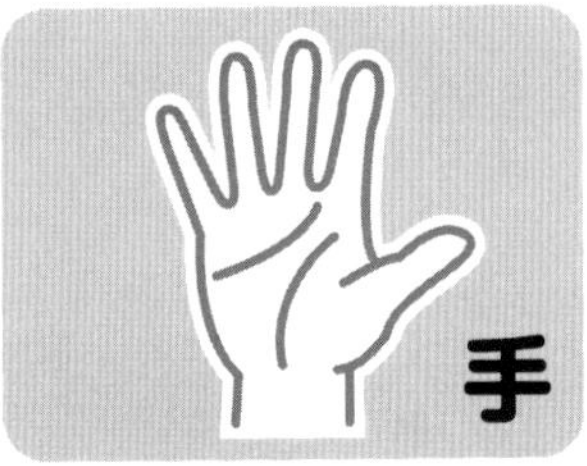

96、98ページへ

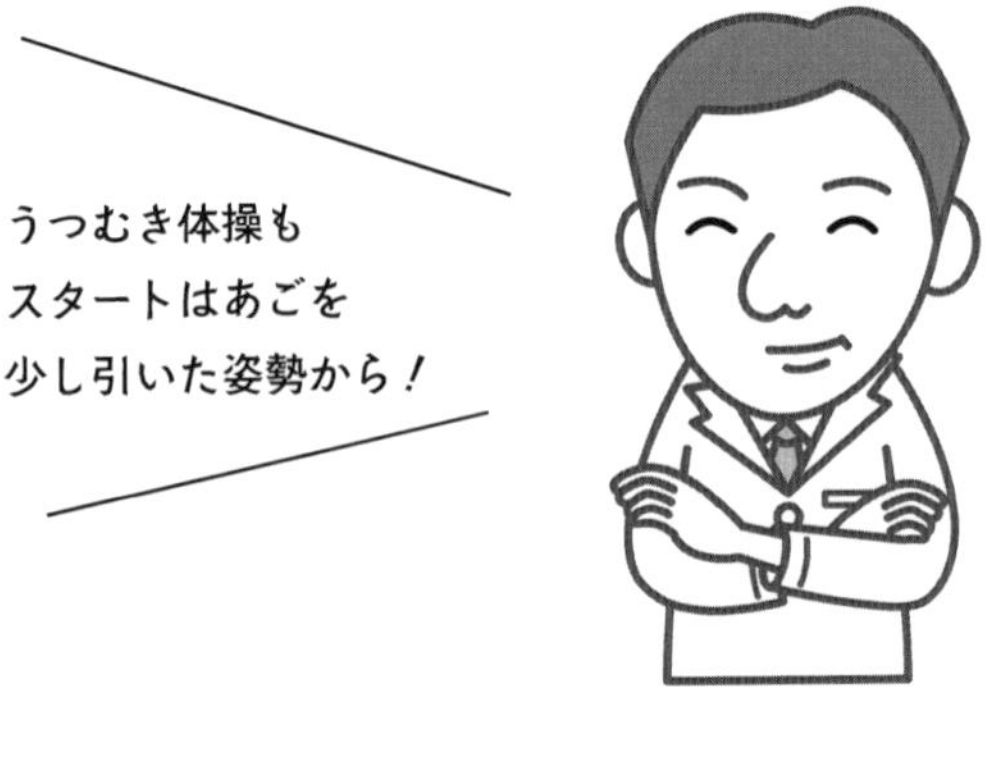
うつむき体操も
スタートはあごを
少し引いた姿勢から！

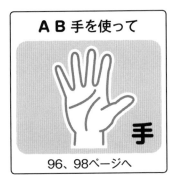

あなたは 前方改善型

あご出しタイプ／あご出し体操

A 手ぶらでOK！

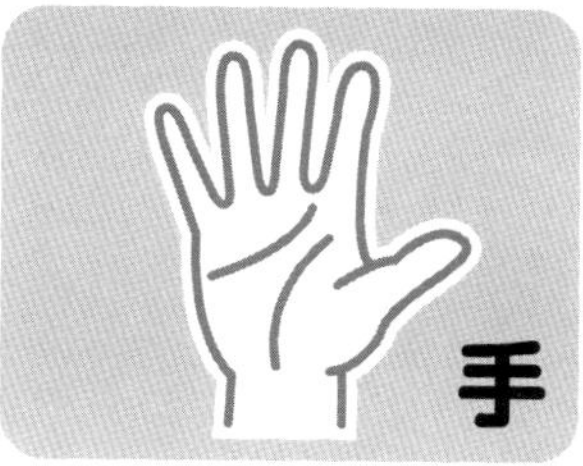

102ページへ

POINT

●その姿勢、首痛くない!?

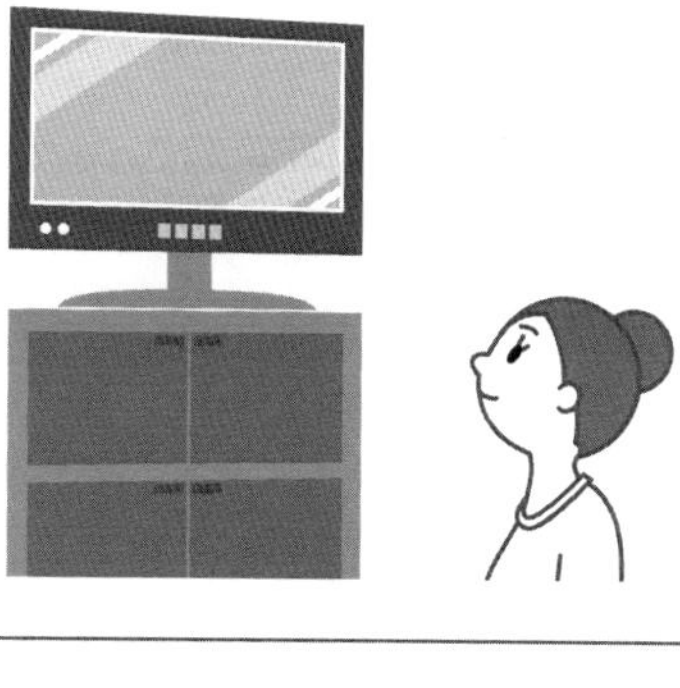

後方改善型と比べると少数ですが、たとえば、棚の上にあるテレビを見上げていたり、うつぶせで本を読むクセがついていたケースも。あごが前に出た姿勢だけでなく、そりすぎた姿勢も頸椎に負担をかける〝NG姿勢〟なのです。

うつむきタイプ／うつむき体操

頭を下げる動作で、頸椎の上部を曲げるのがポイントです。

押さえる位置

頭の真ん中で、てっぺんの部分

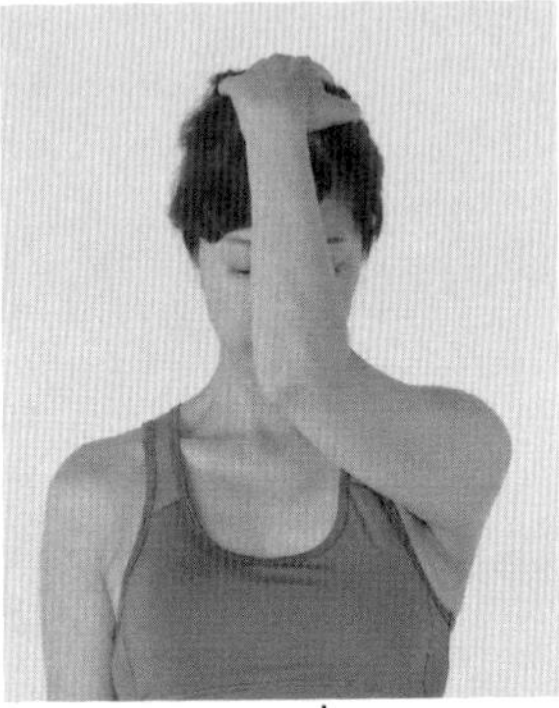

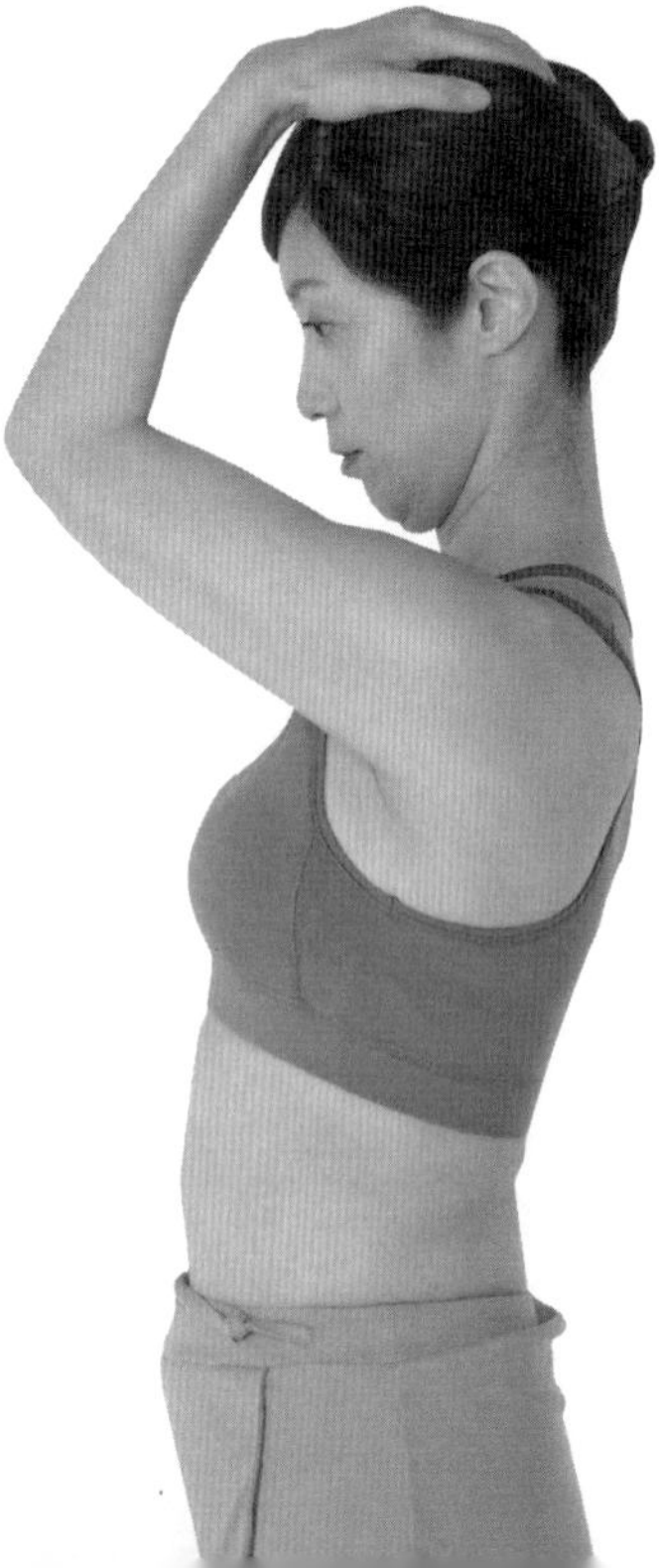

1

背すじを伸ばしてあごを少し引いた基本の姿勢で、左右どちらかやりやすいほうの手を、頭のてっぺんに置き、ひじも真ん中にする

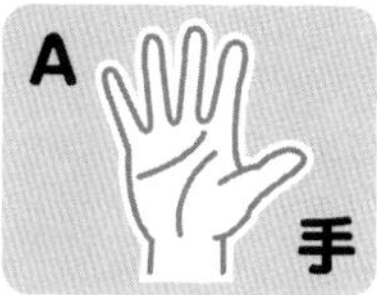

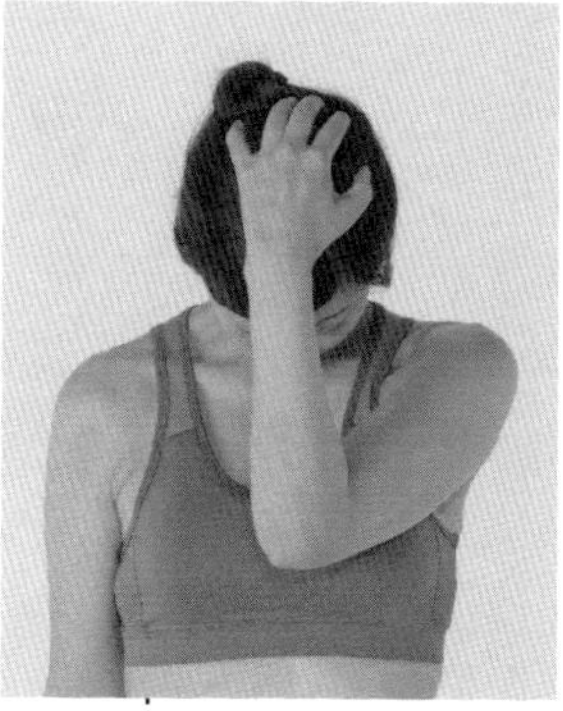

あごを少し引いた基本の姿勢から、頸椎の上部を曲げるイメージ

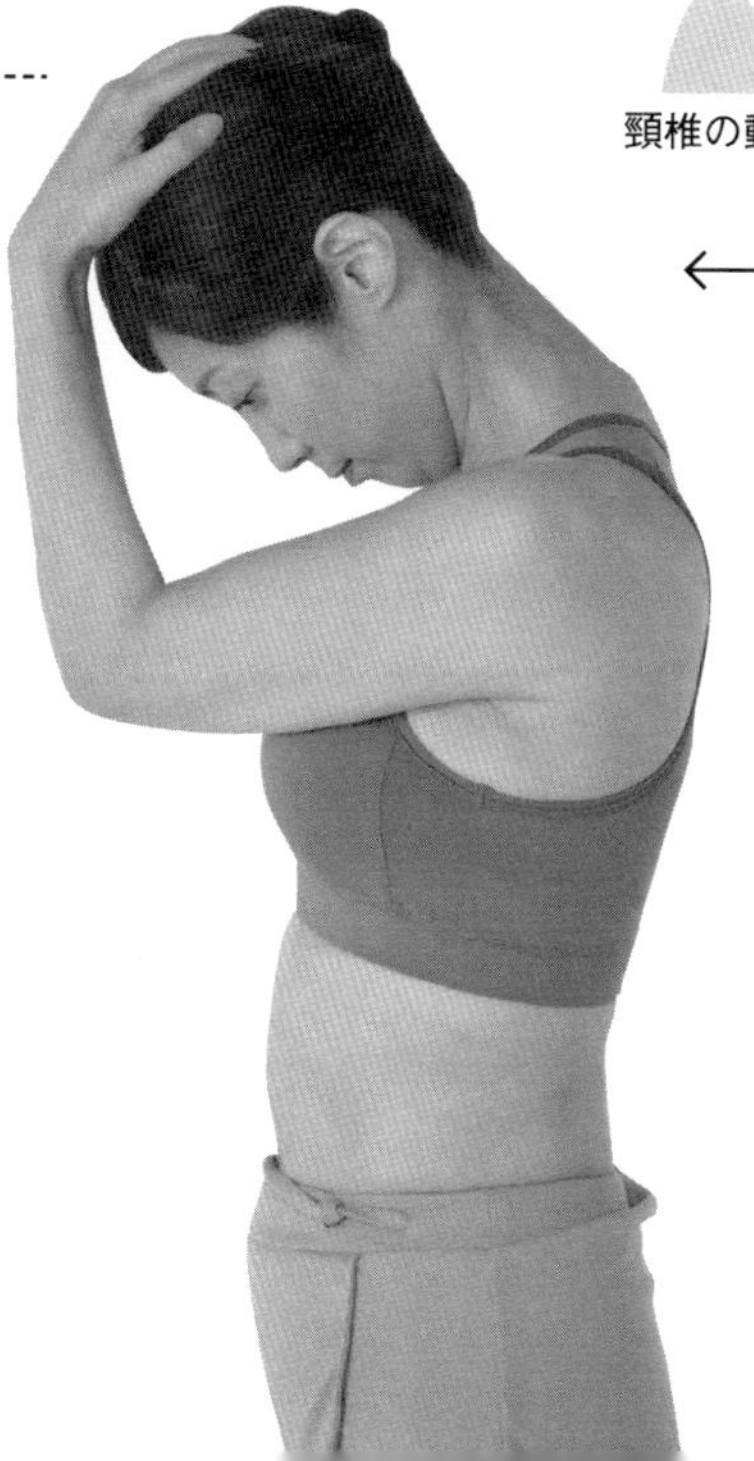

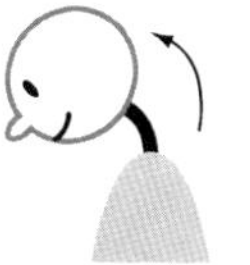

頸椎の動き

押さえる位置が
違う体操もあり！

2

あごをのどから胸に押しつけるように、ゆっくりと頭を下げてうつむく

3

下げきったら、ゆっくりと基本の姿勢に戻す

1
背すじを伸ばしてあごを少し引いた基本の姿勢で、痛みのある高さの棘突起の横を手で押さえる

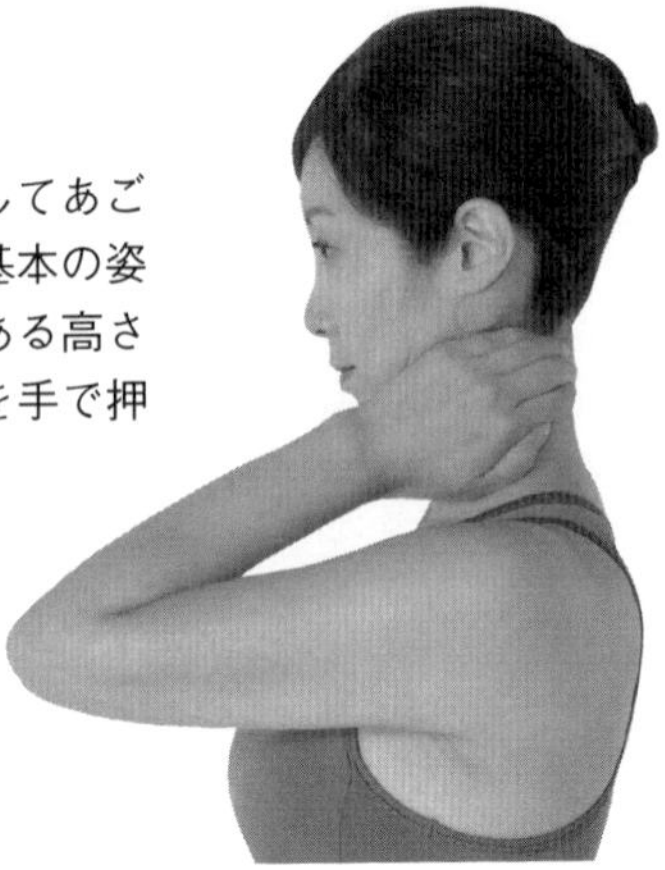

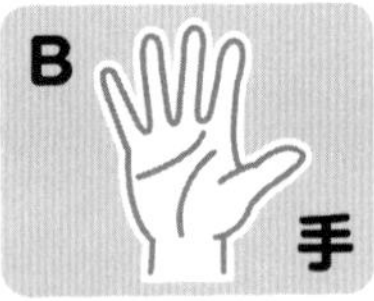

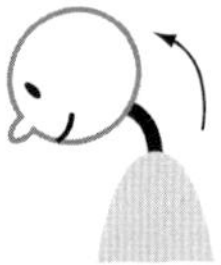
頸椎の動き

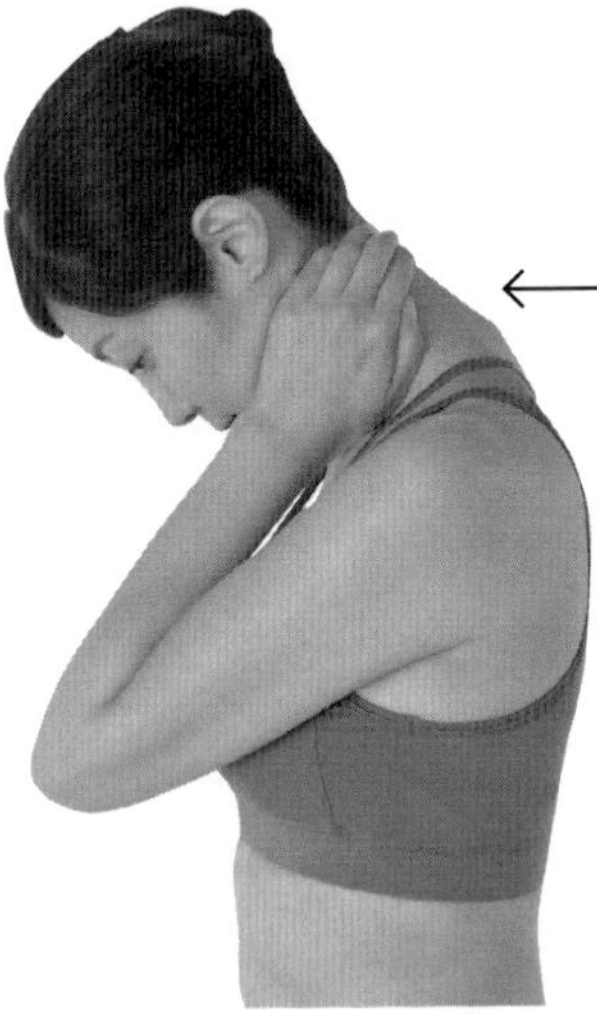

2
1の姿勢から、手で痛いところを押しながら、あごをのどから胸に押しつけるように、ゆっくりと頭を下げてうつむく

3
下げきったら、手で痛いところを押したまま、ゆっくりと基本の姿勢に戻す

※うつむき体操はAからCのうち、いずれかやりやすい体操を10回1セット（3分程度）として、痛みの強い場合は1日10セット（1～2時間おき）行ってください。首の痛みがそれほど強くなければ1日5セット（3～4時間おき）でもかまいません。毎日、痛みの範囲・強さ・動きやすさによって、うつむき体操が首の痛みを改善させているかを確認してください。改善している間は、体操を続けます。首の痛みが解消されたら、再発予防の体操139ページを追加します。

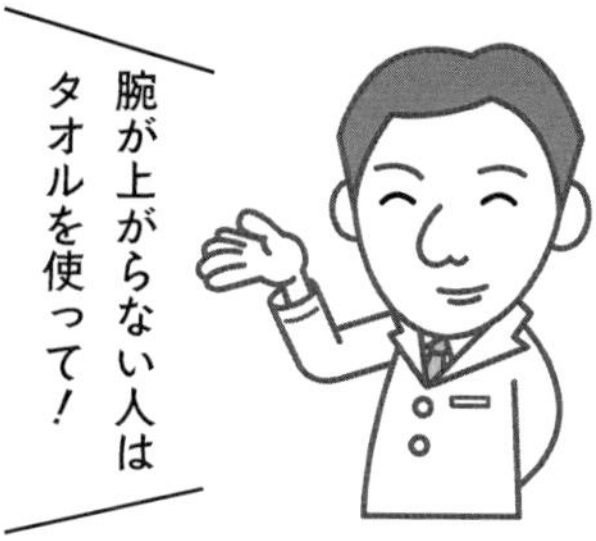
腕が上がらない人は
タオルを使って！

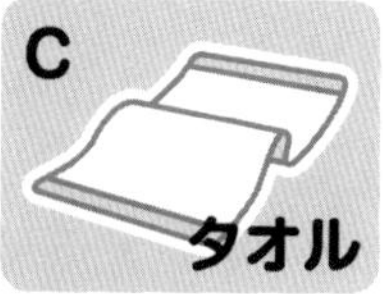
C
タオル

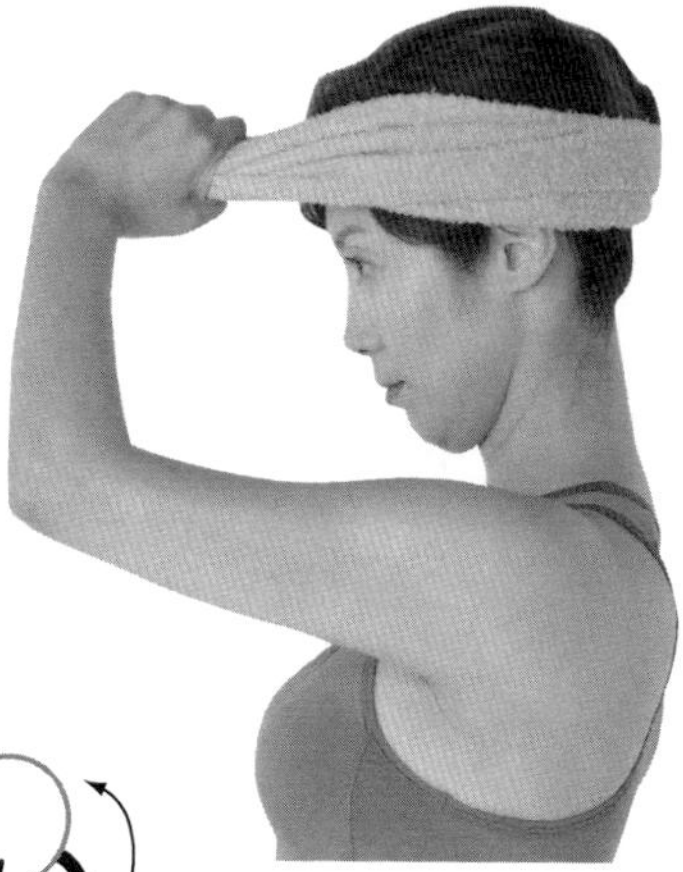

1
背すじを伸ばしてあごを少し引いた基本の姿勢で、タオルを頭に1周させ、両端を両手でつかむ

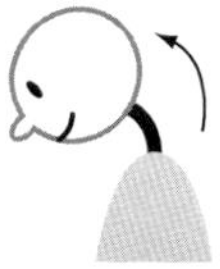
頸椎の動き

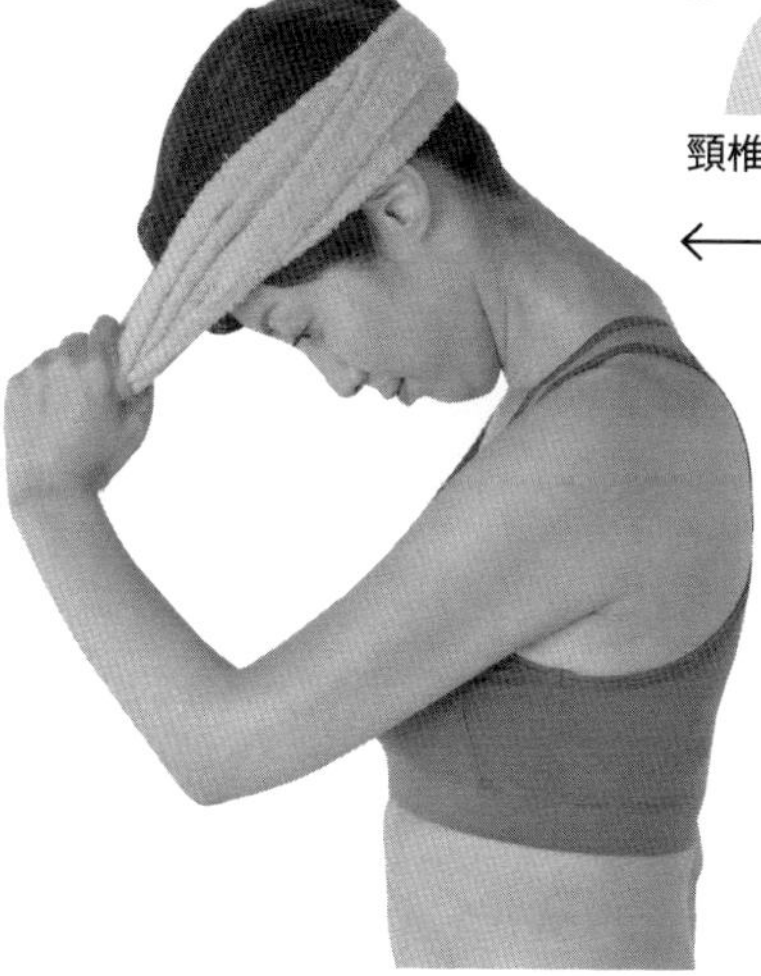

2
1の姿勢から、タオルを引っぱり下げ、あごをのどから胸に押しつけるように、ゆっくりと頭を下げていく

3
下げきったら、ゆっくりと基本の姿勢に戻す

NG!!

●あごが前に出ている！
あごが前に出た姿勢からスタートしていると、頸椎の上部がそったまま！

●背中が丸まっている！
このまま頭を下げると、頸椎の上部が曲がらずに、下部だけ曲がってしまう

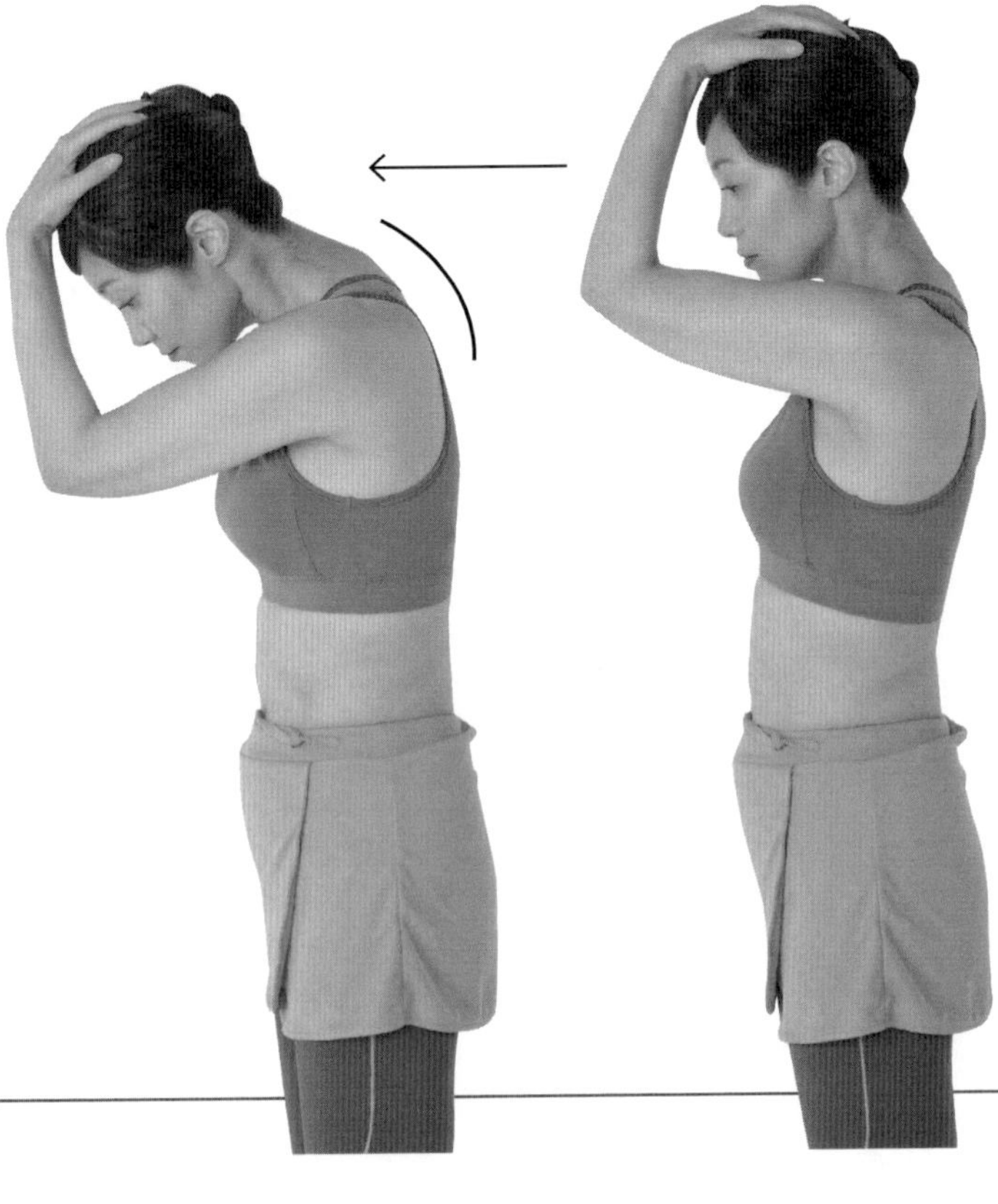

POINT

“NG姿勢”で体操すると症状が悪化する!?

悪い姿勢で体操をしても、動かしたい頸椎の上部がうまく曲げられないので、首の痛み改善は望めません。それだけでなく、動かしたくない頸椎の下部が曲がってしまうと、かえって症状が悪化してしまうケースもあります。

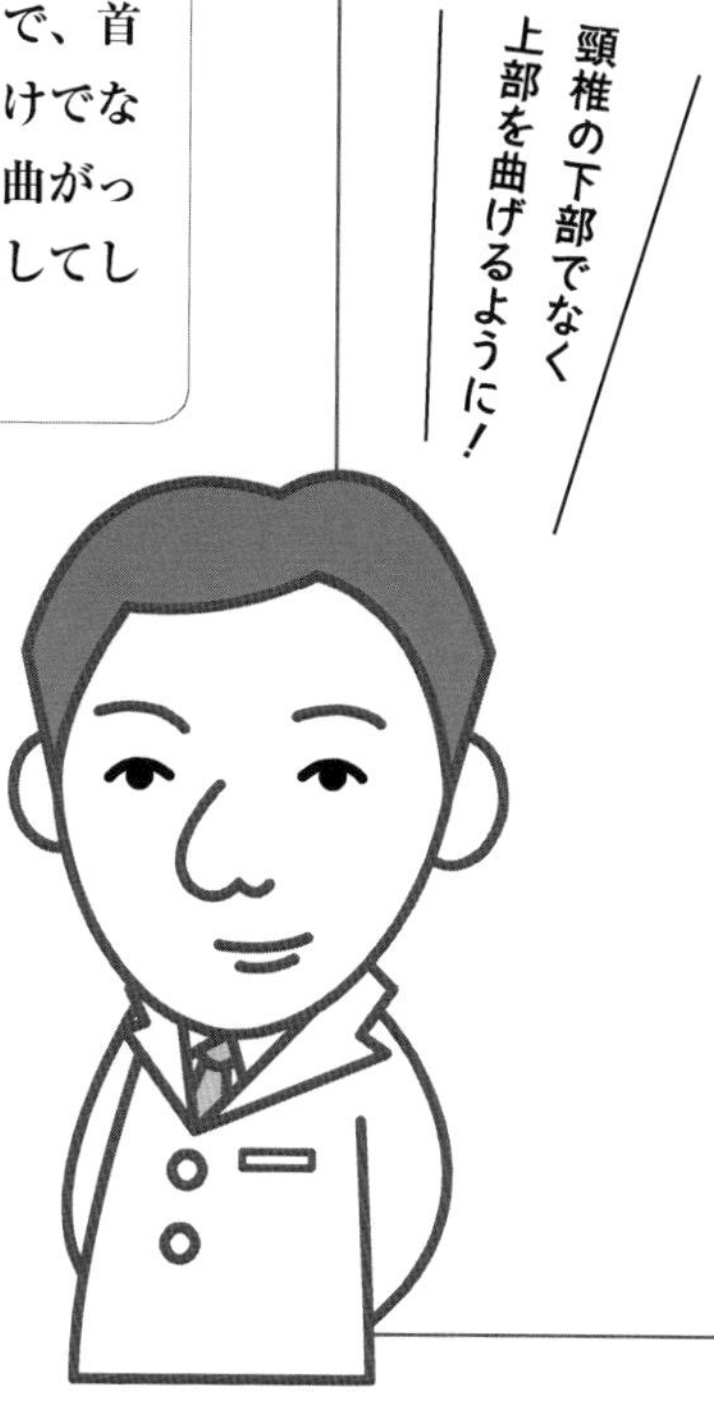
頸椎の下部でなく上部を曲げるように！

あご出しタイプ／あご出し体操

頸椎症の中でも非常にまれなタイプです。手ぶら体操ですが、手を使う体操に分類しています。

1

背すじを伸ばしてあごを少し引いた基本の姿勢で、視線はまっすぐ前へ

2

1の姿勢から、ゆっくりとあごを前に出す。胸椎が前に曲がらないように要注意！

3

あごを前に出しきったら、ゆっくりと基本の姿勢に戻す

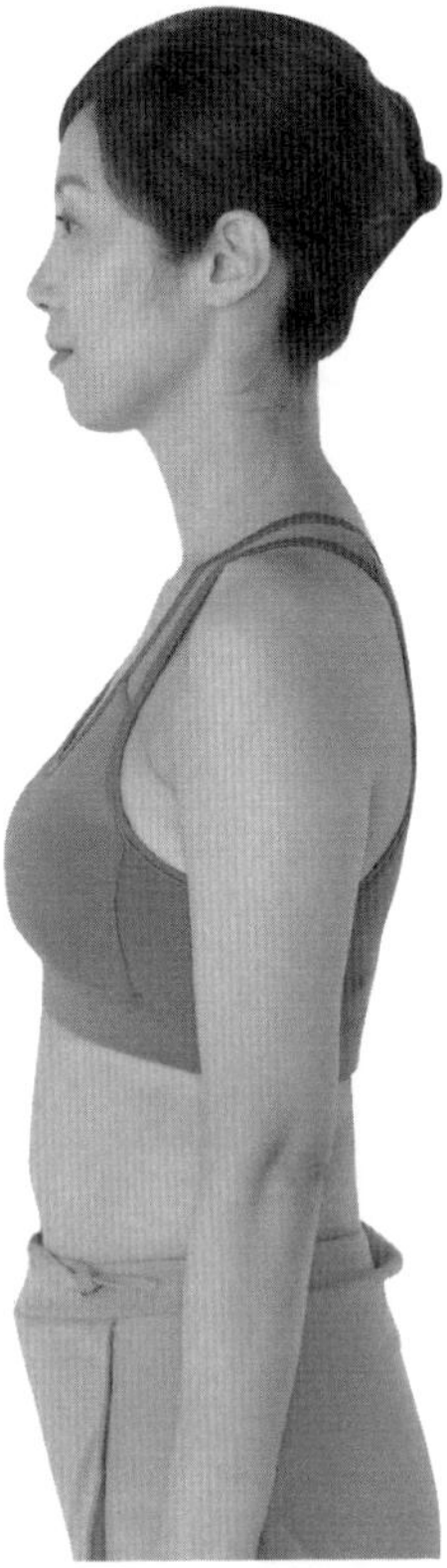

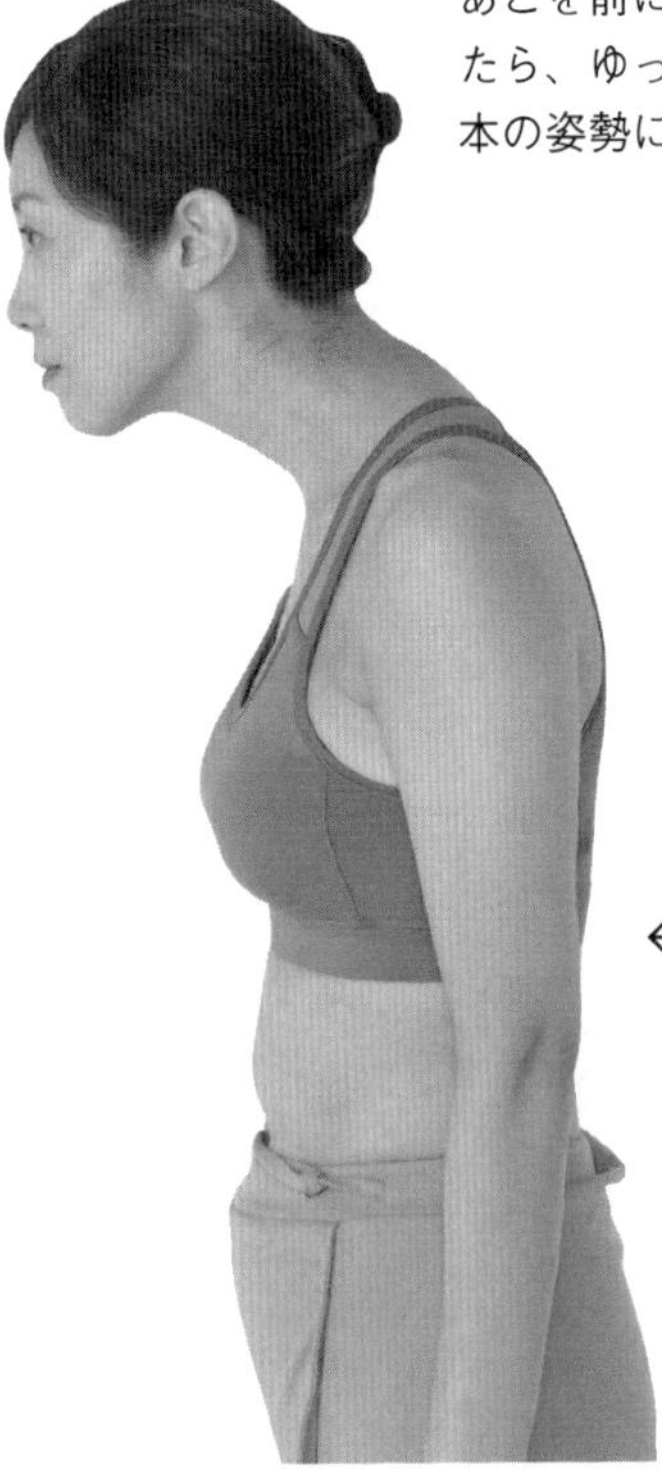

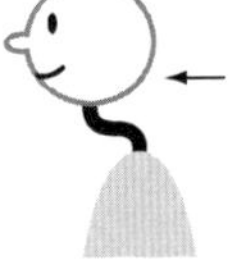

頸椎の動き

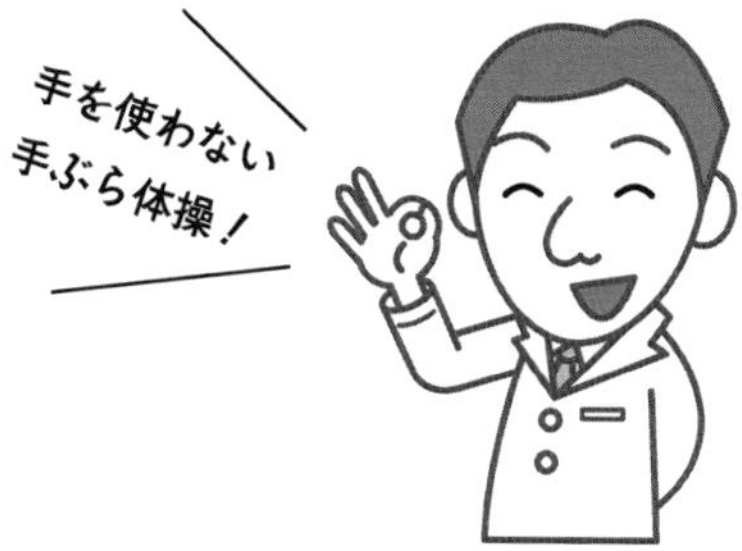
手を使わない
手ぶら体操！

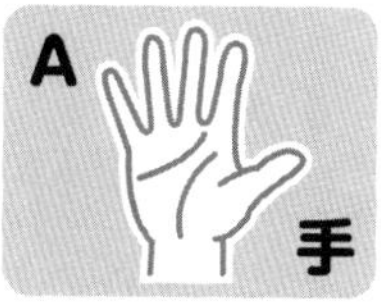
A
手

POINT

意外と難しい!?
首を〝ニョキッ〟と出すコツ

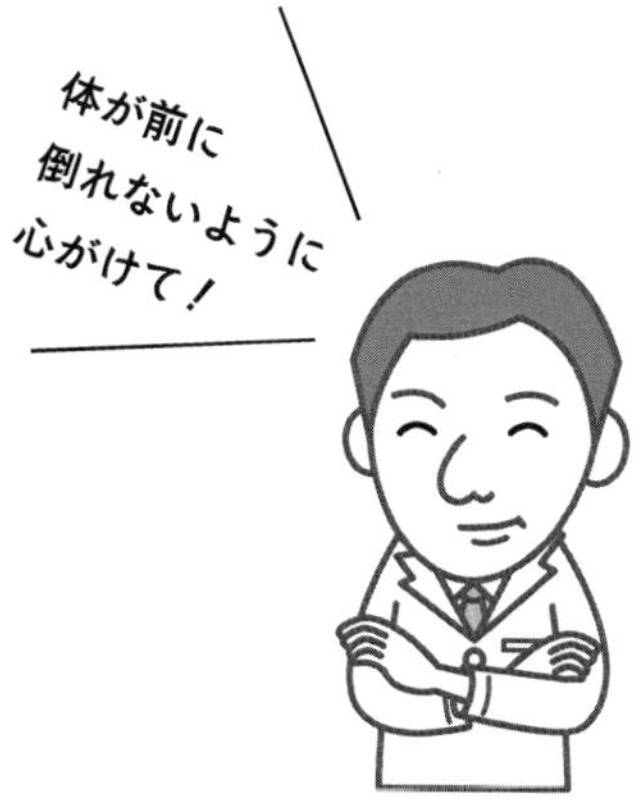
体が前に
倒れないように
心がけて！

あご出し体操は、あごを前に出すとき、胸椎が曲がらないようにギュッと力を込めるのがポイント。カメが甲羅から首を出すところをイメージしながら実践してみましょう。

※あご出し体操はＡを10回１セット（３分程度）として、痛みの強い場合は１日10セット（１〜２時間おき）行ってください。首の痛みがそれほど強くなければ１日５セット（３〜４時間おき）でもかまいません。毎日、痛みの範囲・強さ・動きやすさによって、あご出し体操が首の痛みを改善させているかを確認してください。改善している間は、体操を続けます。首の痛みが解消されたら、再発予防の体操139ページを追加します。

と思われます

頸椎症の中ではもっとも少なく、約５％がこのタイプにあたりますが、側方の体操は再発予防として重要です。

左倒しタイプ **左倒し体操**	右倒しタイプ **右倒し体操**
A B 左手を使って	**A B** 右手を使って
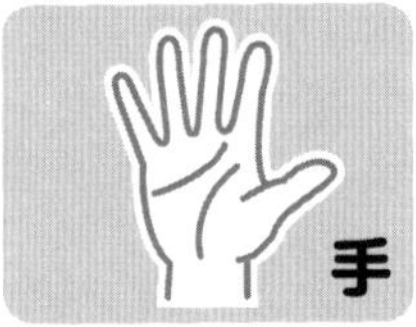手	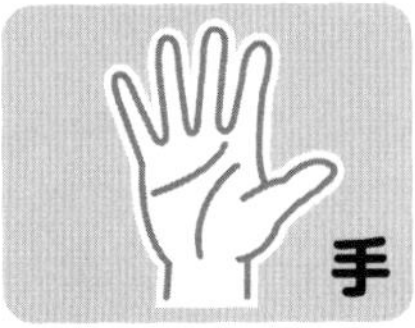手
110ページへ	106、108ページへ
C タオルを利用	**C** タオルを利用
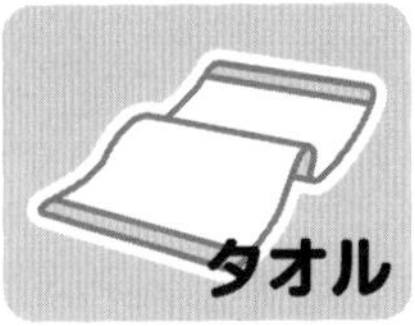タオル	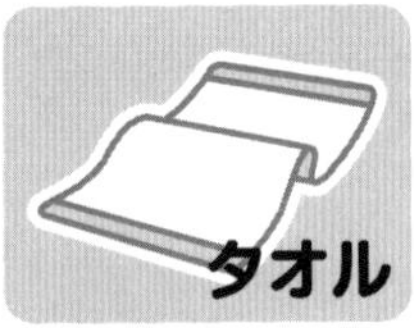タオル
112ページへ	109ページへ

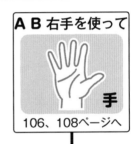

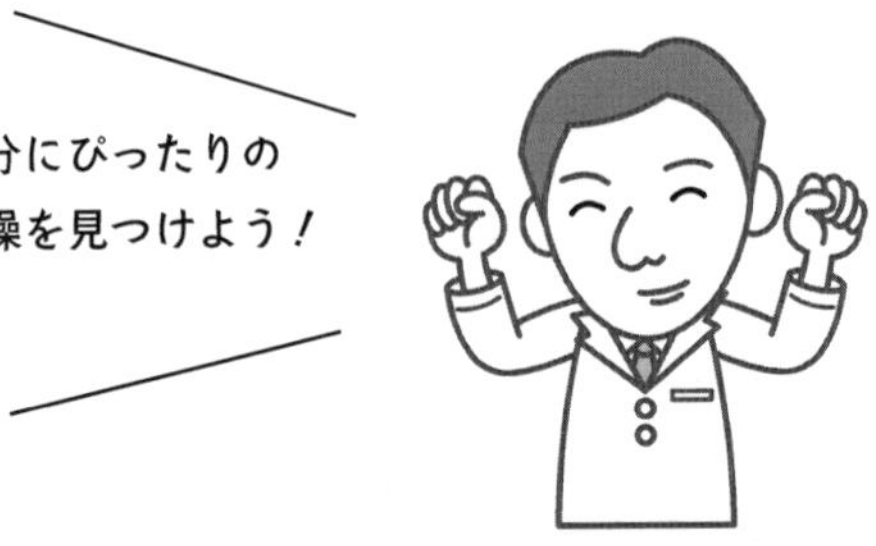
自分にぴったりの
体操を見つけよう！

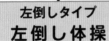

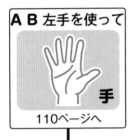

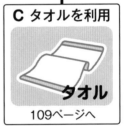

あなたは 側方改善型

左向きタイプ 左ふり向き体操

A B 手を使って

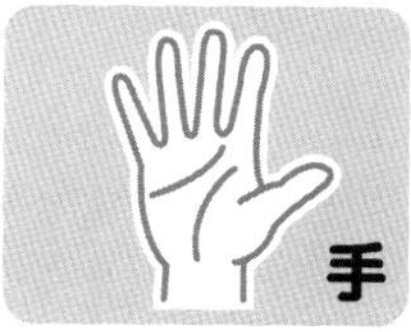

120、122ページへ

C タオルを利用

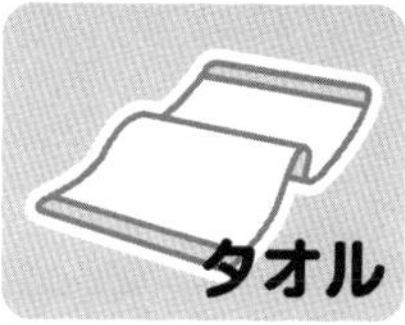

124ページへ

D 床に寝そべって

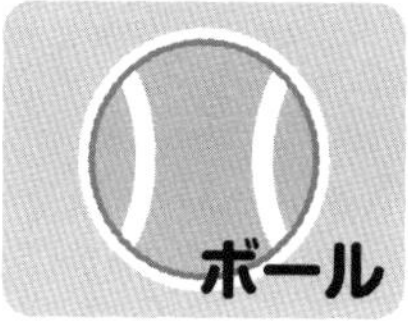

126ページへ

右向きタイプ 右ふり向き体操

A B 手を使って

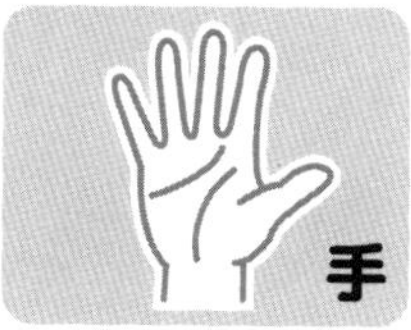

114ページへ

C タオルを利用

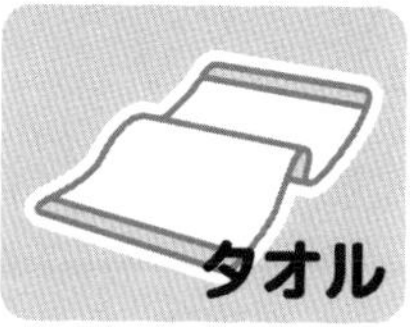

116ページへ

D 床に寝そべって

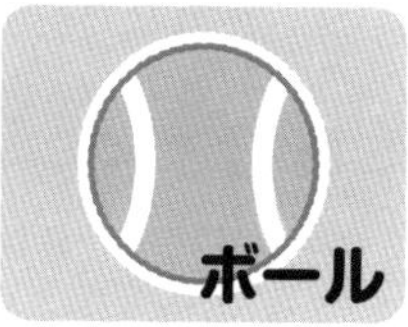

118ページへ

右倒しタイプ／右倒し体操

右手を使って、頭を右に倒します。

1
背すじを伸ばしてあごを少し引いた基本の姿勢で、右手を左耳の上あたりに置く

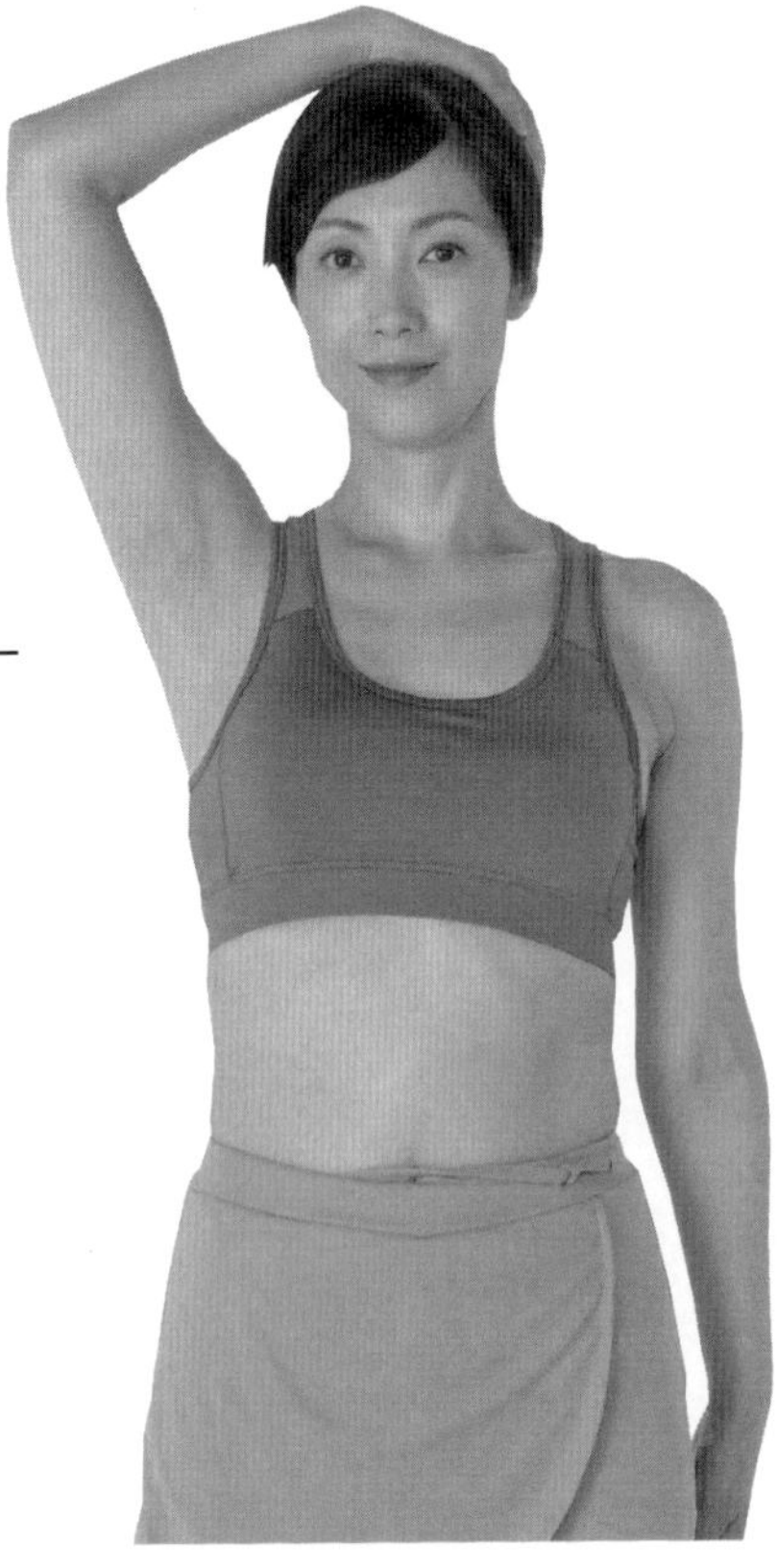

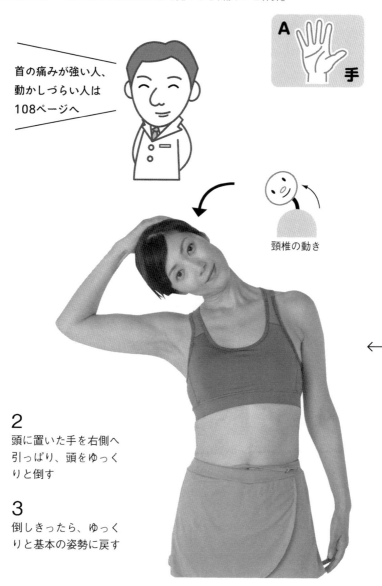

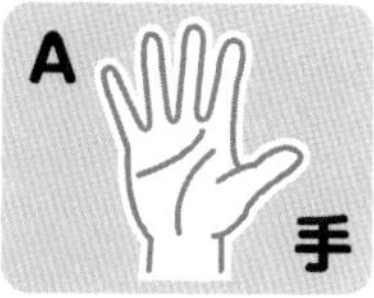

首の痛みが強い人、
動かしづらい人は
108ページへ

頸椎の動き

2
頭に置いた手を右側へ引っぱり、頭をゆっくりと倒す

3
倒しきったら、ゆっくりと基本の姿勢に戻す

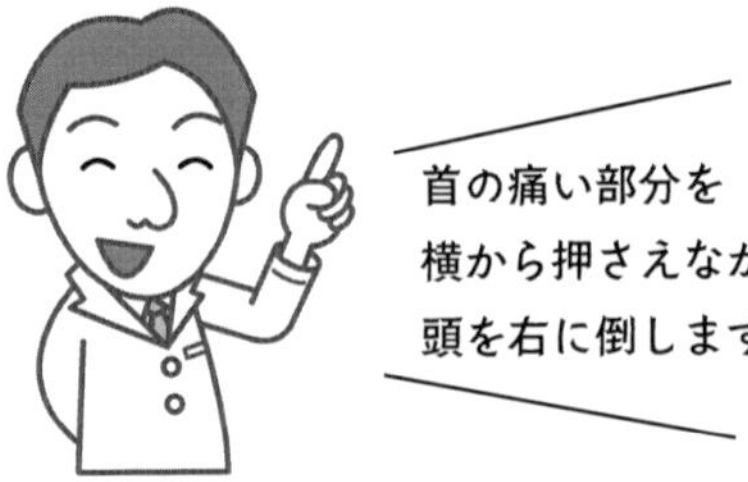
首の痛い部分を
横から押さえながら、
頭を右に倒します！

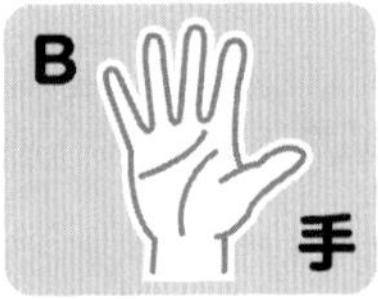
B
手

1
背すじを伸ばしてあごを少し引いた基本の姿勢で、痛みの強いところを右手で手刀のようにして横から押さえる

2
1の姿勢のまま、頭を右側へゆっくりと倒す。倒しきったら、ゆっくりと基本の姿勢に戻す

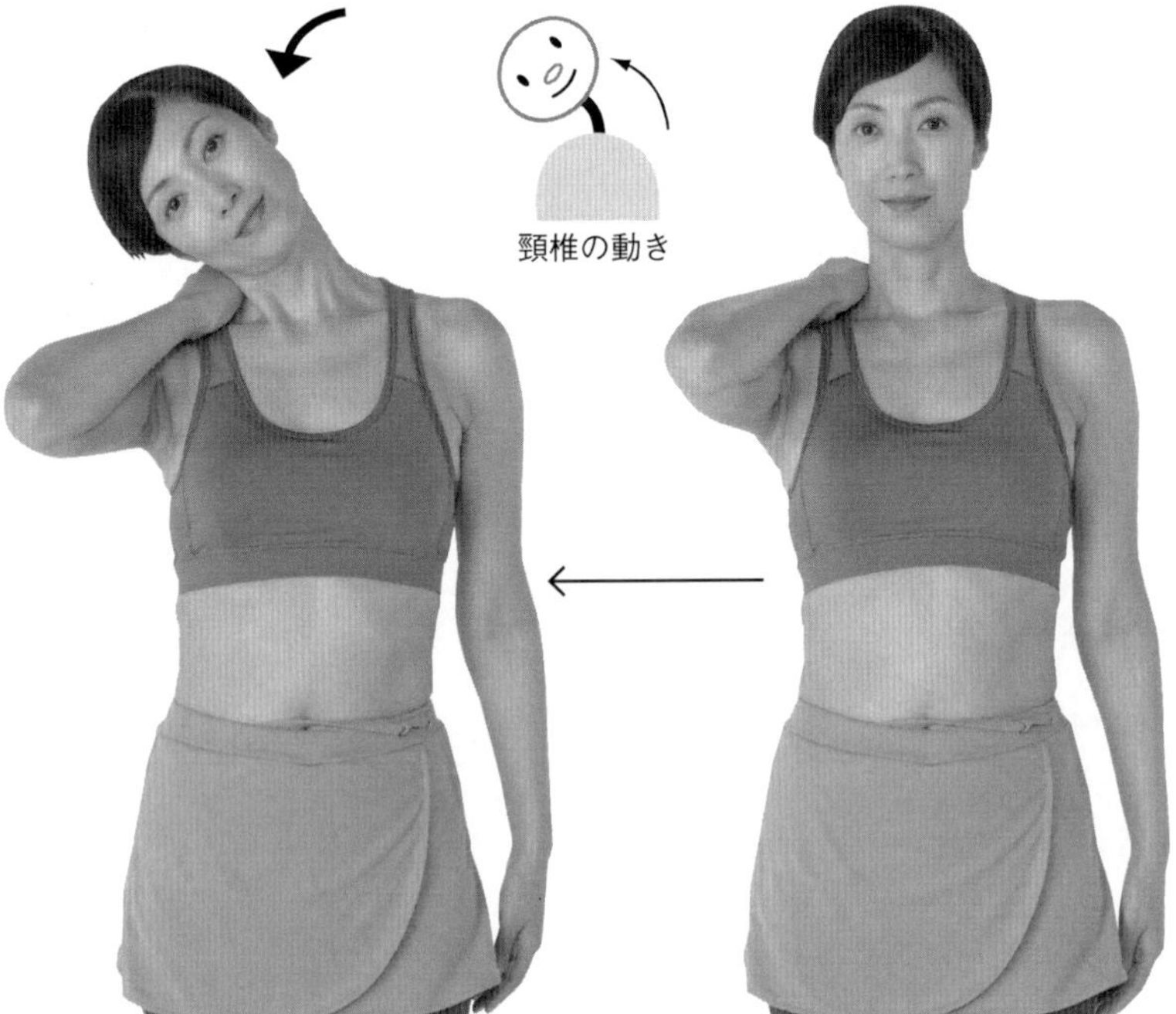
頸椎の動き

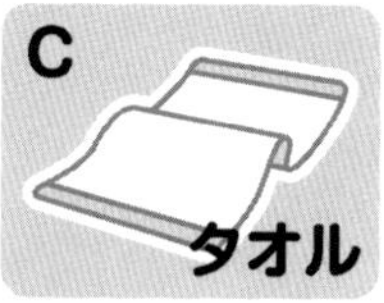

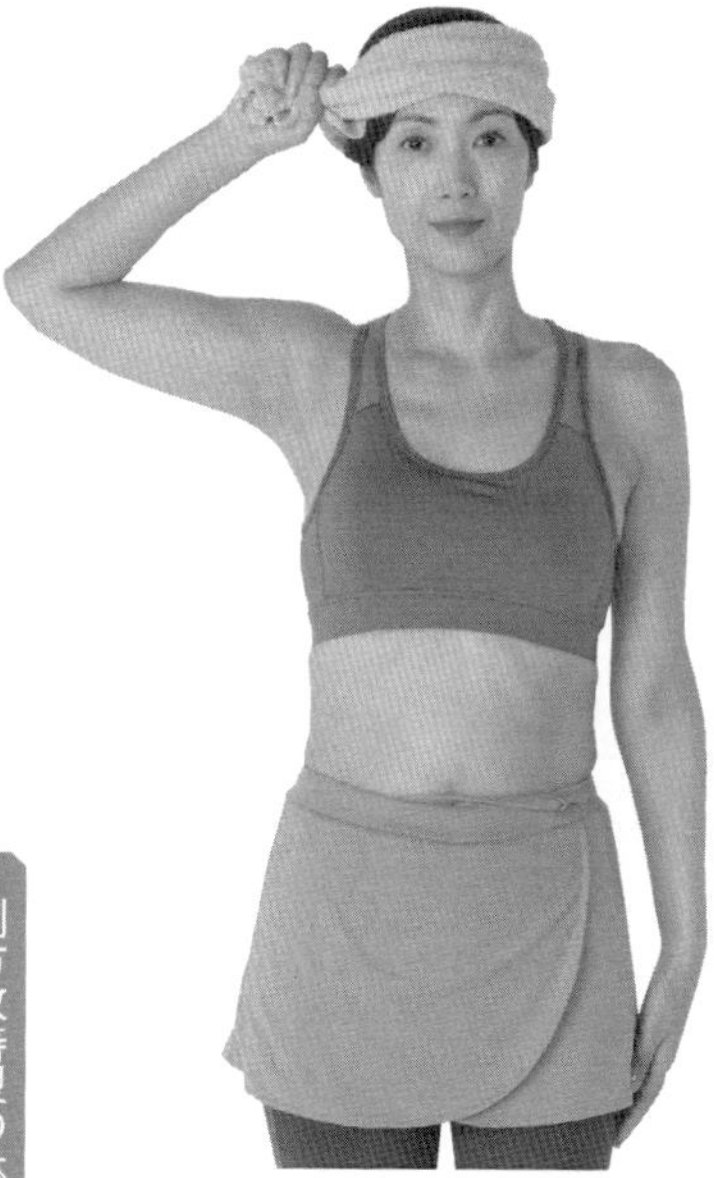

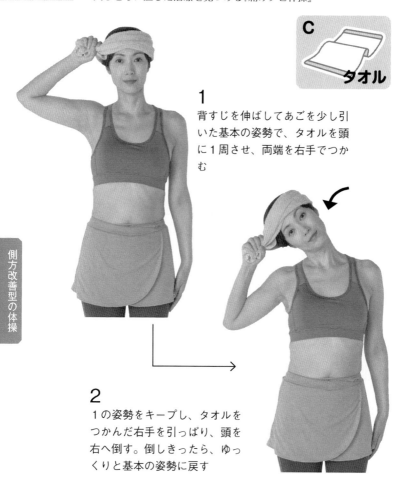

1

背すじを伸ばしてあごを少し引いた基本の姿勢で、タオルを頭に１周させ、両端を右手でつかむ

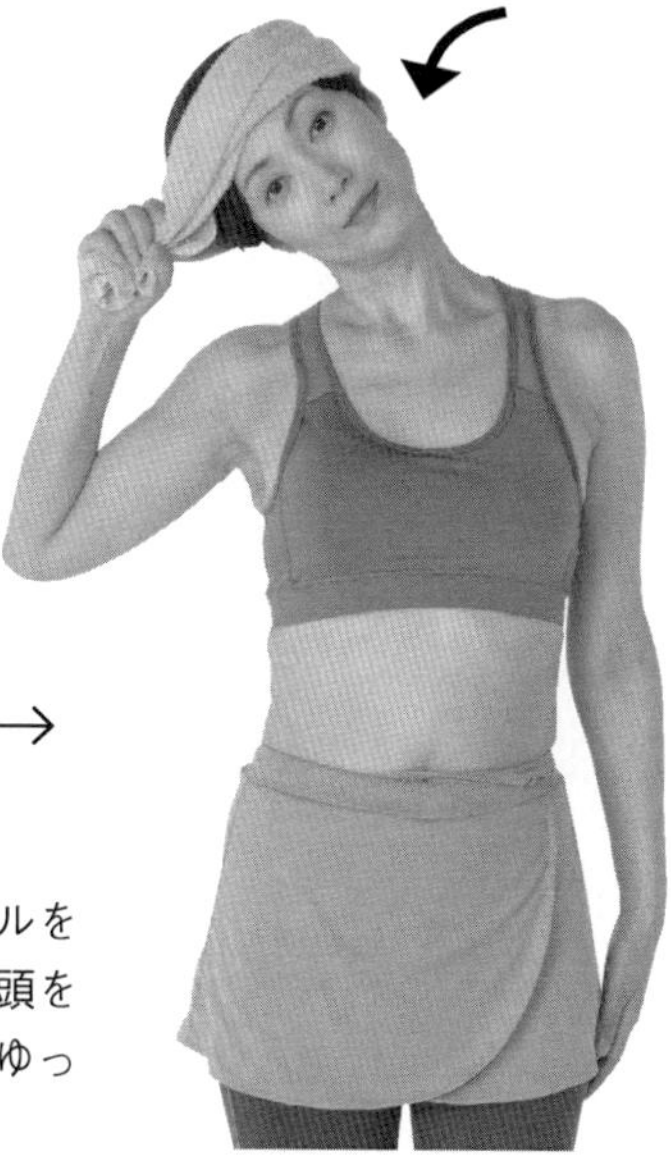

2

１の姿勢をキープし、タオルをつかんだ右手を引っぱり、頭を右へ倒す。倒しきったら、ゆっくりと基本の姿勢に戻す

※右倒し体操はＡからＣのうち、いずれかやりやすい体操を10回１セット（３分程度）として、痛みの強い場合は１日10セット（１～２時間おき）行ってください。首の痛みがそれほど強くなければ１日５セット（３～４時間おき）でもかまいません。毎日、痛みの範囲・強さ・動きやすさによって、右倒し体操が首の痛みを改善させているかを確認してください。改善している間は、体操を続けます。首の痛みが解消されたら、再発予防の体操140ページを追加します。

左倒しタイプ／左倒し体操

左手を使って、頭を左に倒します。

1
背すじを伸ばしてあごを少し引いた基本の姿勢で、左手を右耳の上あたりに置く

2
頭に置いた手を左側に引っぱり、頭をゆっくりと倒す

3
倒しきったら、ゆっくりと基本の姿勢に戻す

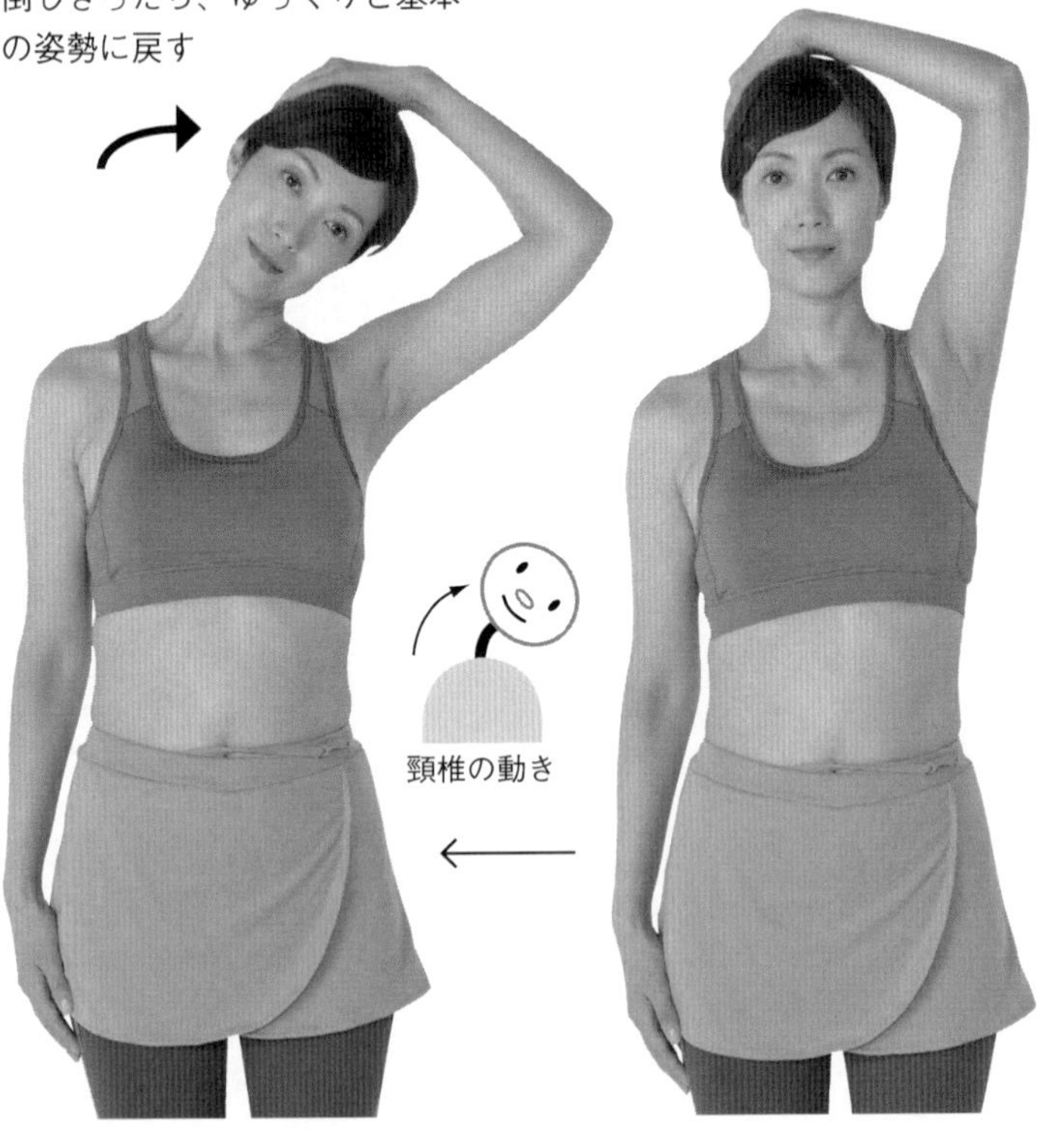

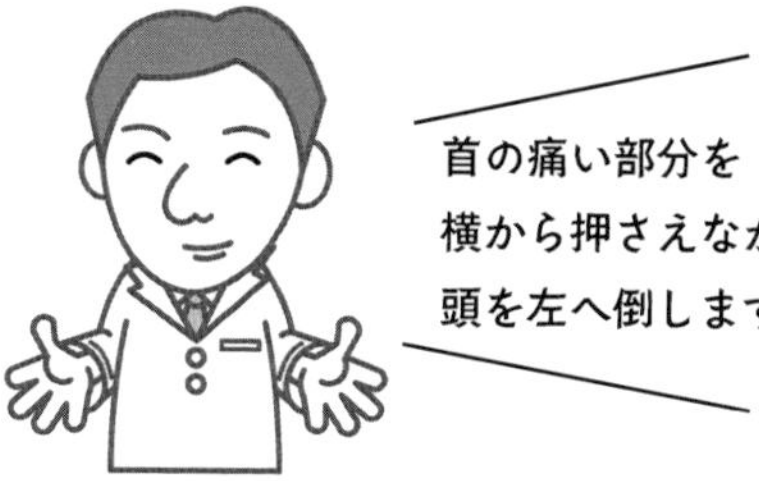
首の痛い部分を
横から押さえながら、
頭を左へ倒します！

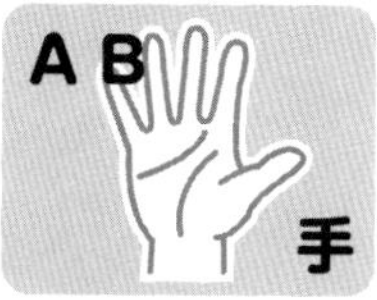
A B
手

1

背すじを伸ばしてあごを少し引いた基本の姿勢で、痛みの強いところを手刀のようにして横から押さえる

2

1の姿勢のまま、頭を左側へゆっくりと倒す。倒しきったら、ゆっくりと基本の姿勢に戻す

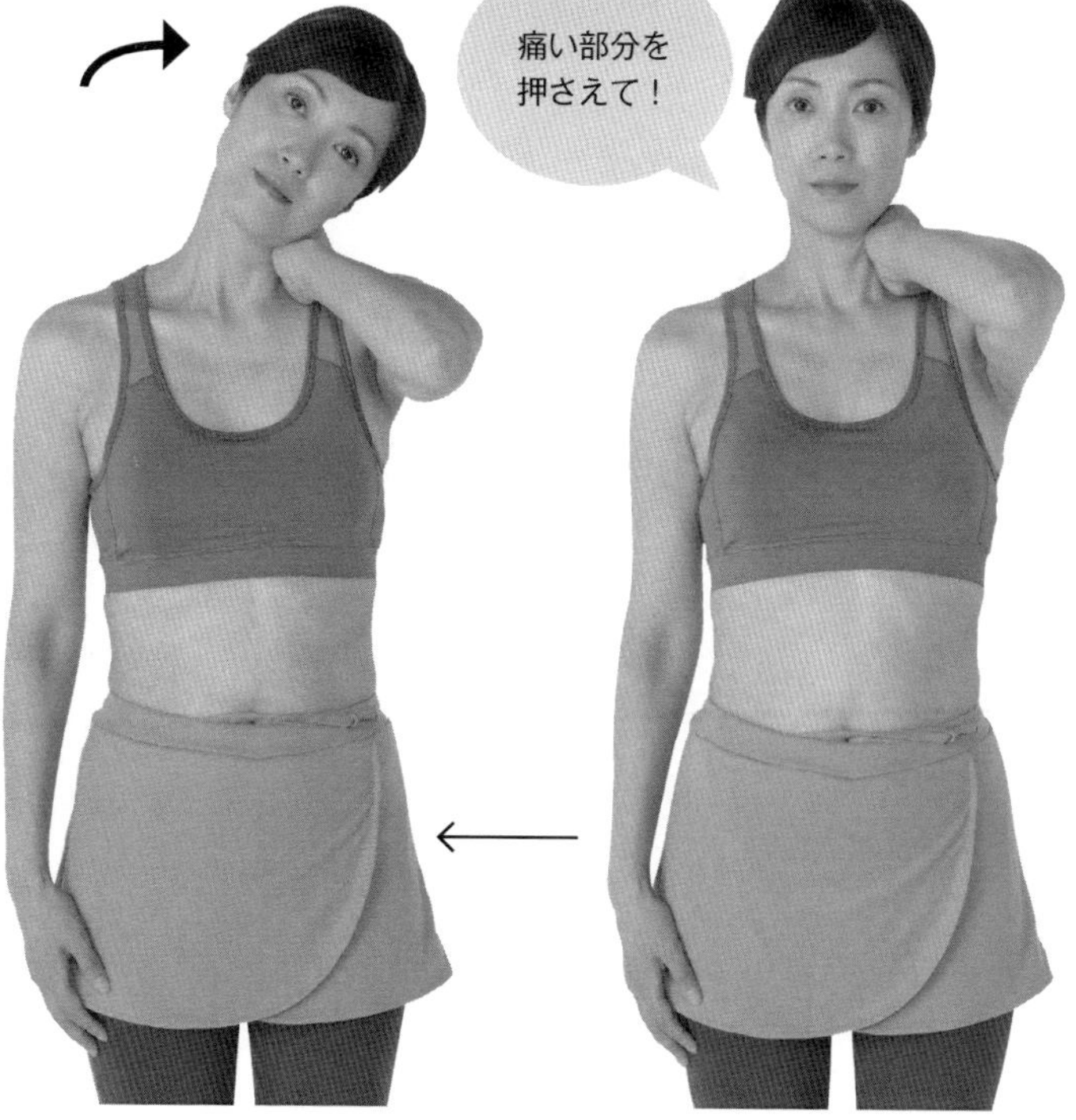
痛い部分を
押さえて！

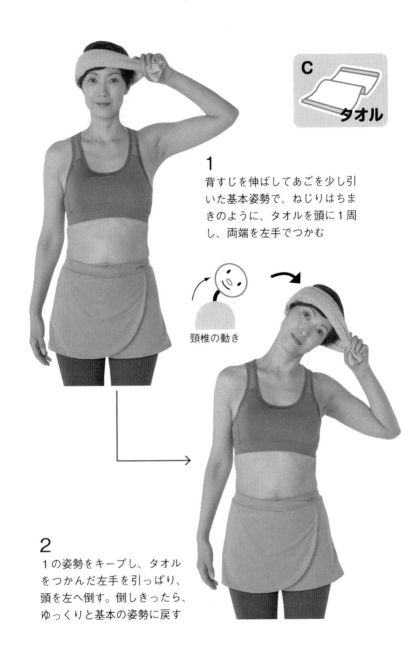

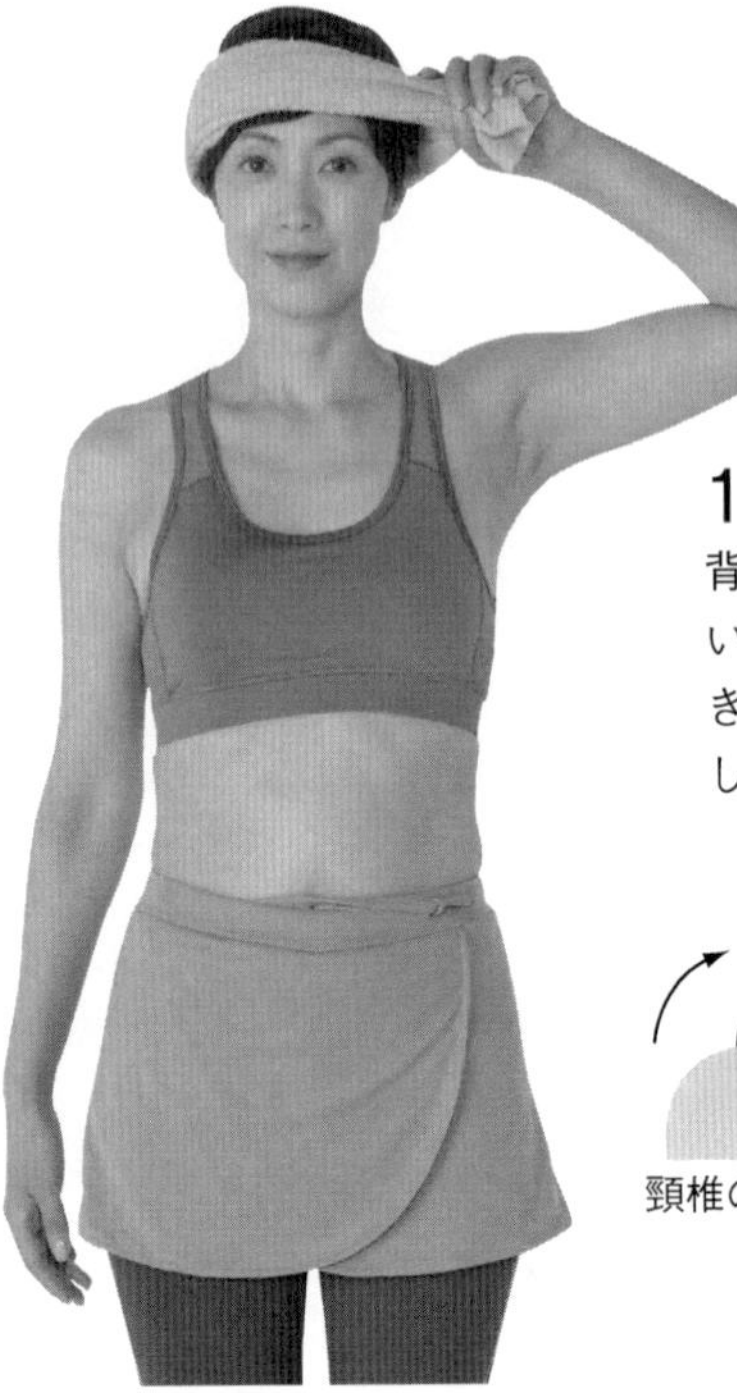

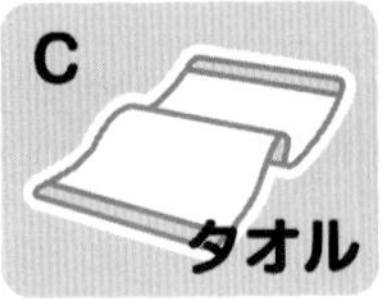

1
背すじを伸ばしてあごを少し引いた基本姿勢で、ねじりはちまきのように、タオルを頭に1周し、両端を左手でつかむ

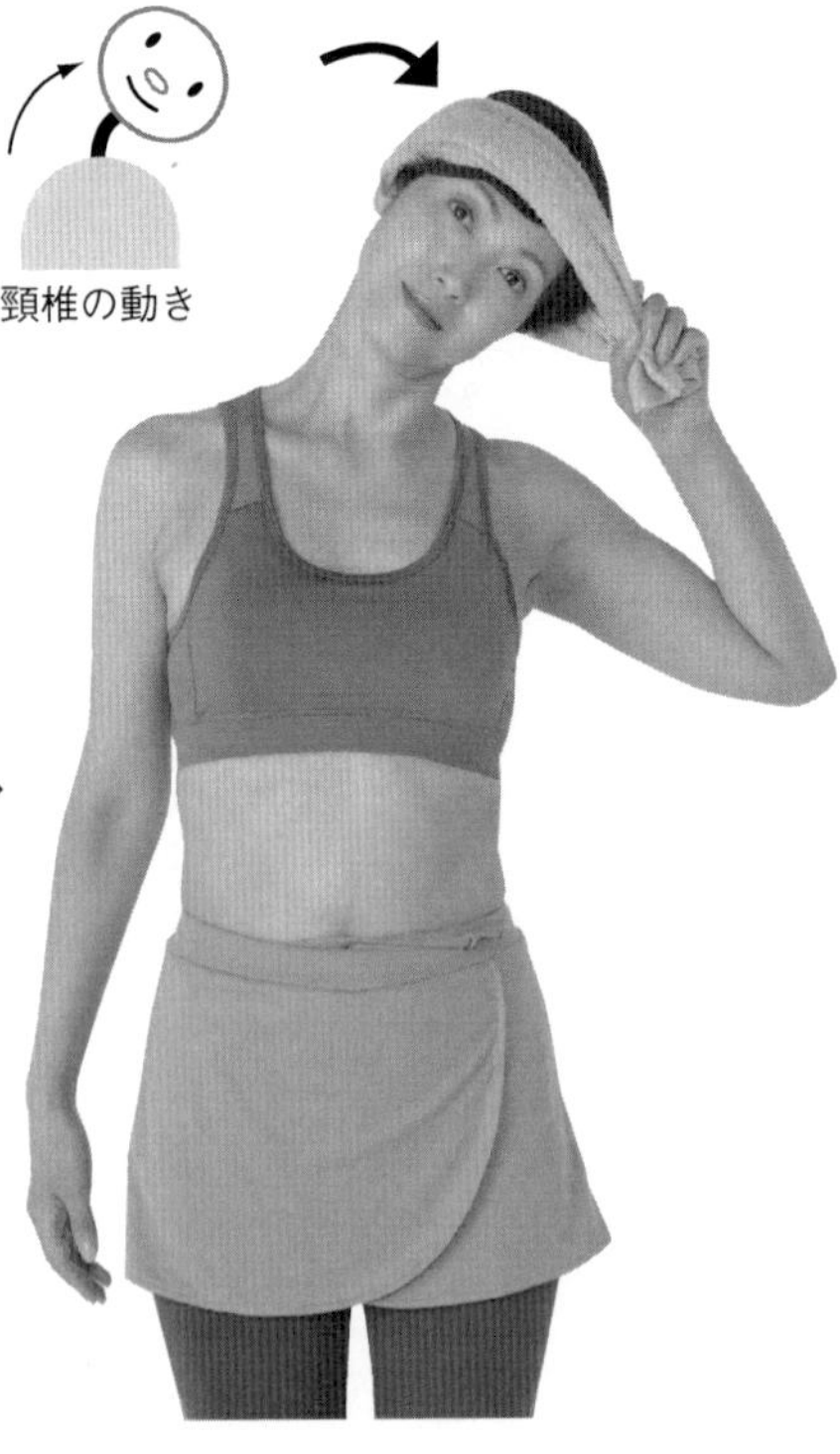

2
1の姿勢をキープし、タオルをつかんだ左手を引っぱり、頭を左へ倒す。倒しきったら、ゆっくりと基本の姿勢に戻す

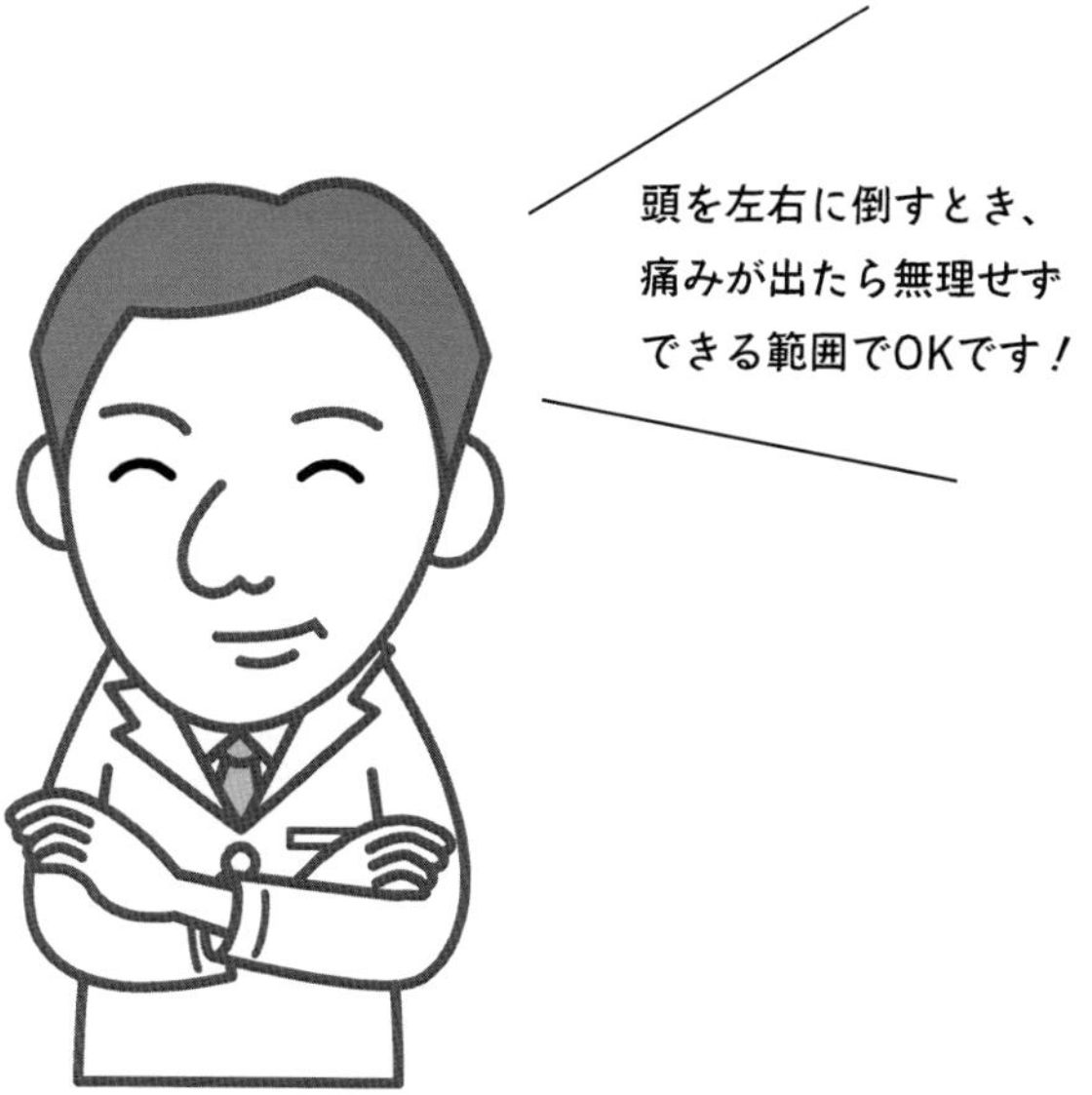
頭を左右に倒すとき、
痛みが出たら無理せず
できる範囲でOKです！

※左倒し体操はAからCのうち、いずれかやりやすい体操を10回1セット（3分程度）として、痛みの強い場合は1日10セット（1～2時間おき）行ってください。首の痛みがそれほど強くなければ1日5セット（3～4時間おき）でもかまいません。毎日、痛みの範囲・強さ・動きやすさによって、左倒し体操が首の痛みを改善させているかを確認してください。改善している間は、体操を続けます。首の痛みが解消されたら、再発予防の体操141ページを追加します。

右向きタイプ／右ふり向き体操

手を使って、頭を右に回す体操です。

1

背すじを伸ばしてあごを少し引いた基本の姿勢で、右手で左頬を押さえる

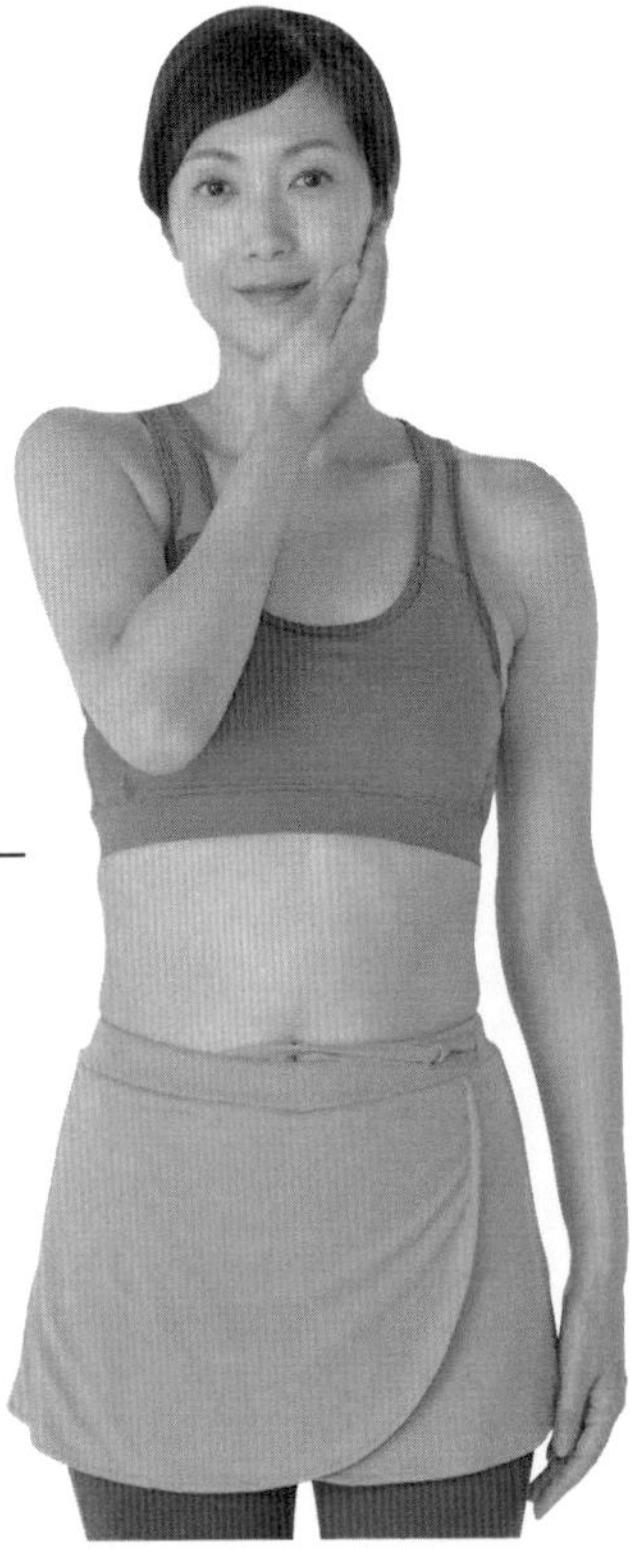

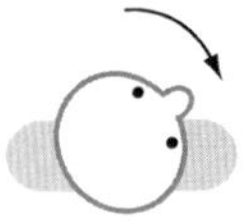

頸椎の動き

2

1の姿勢をキープ、頭を右に向ける。首が回りきったら基本の姿勢に戻す

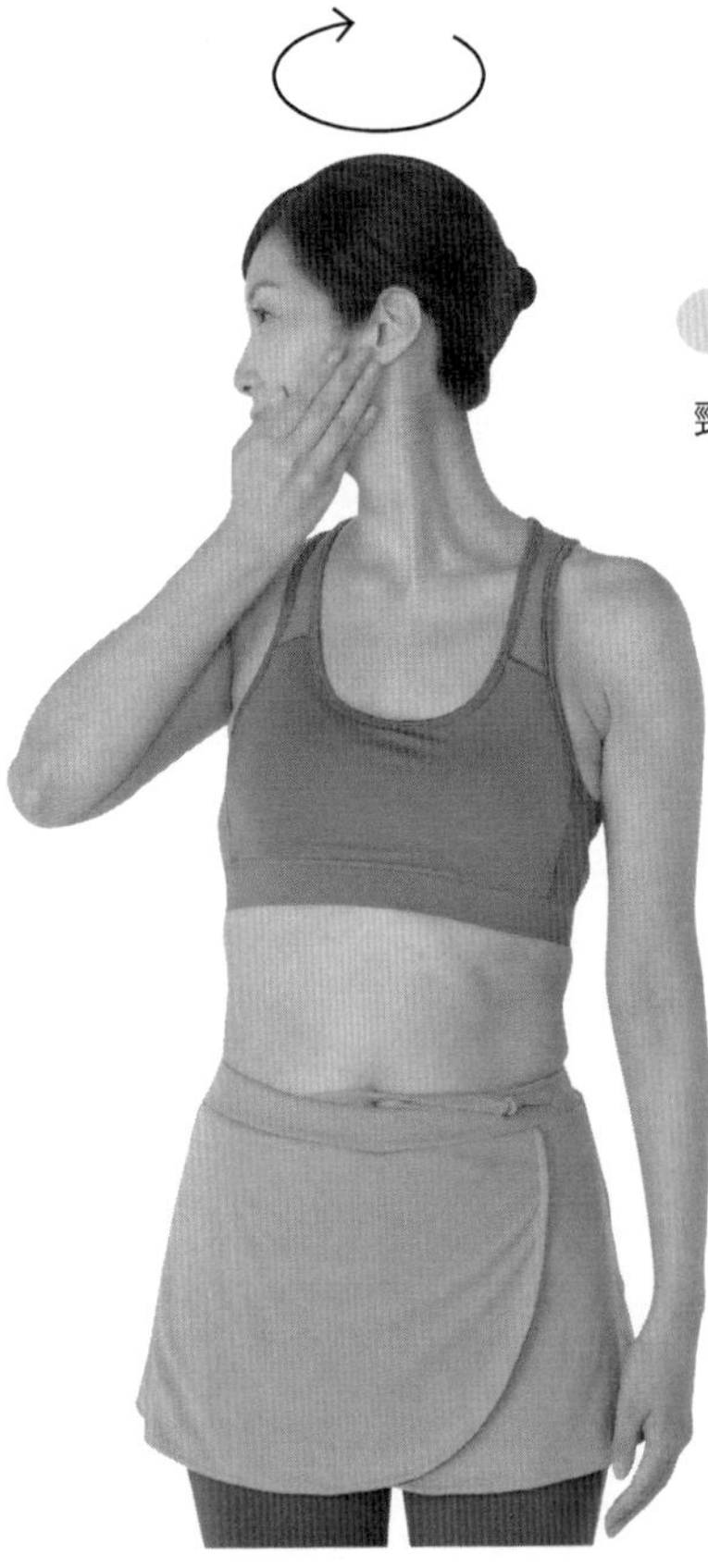

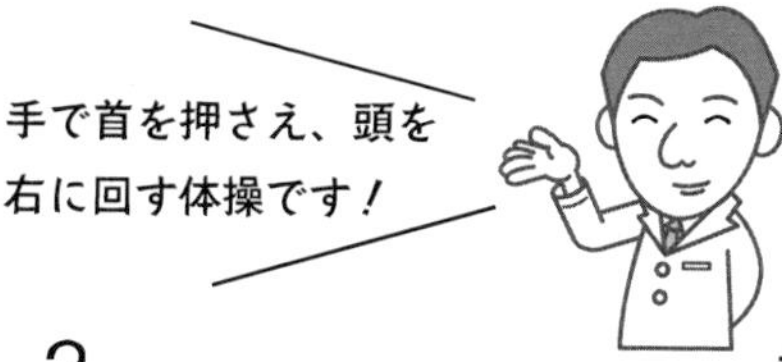
手で首を押さえ、頭を
右に回す体操です！

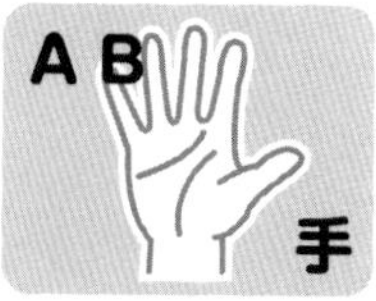
A B
手

1

背すじを伸ばしてあごを少し引いた基本の姿勢で、左手で痛みのある高さの棘突起の横を押さえる

2

1の姿勢をキープし、首をゆっくり右へ回し、回りきったら基本の姿勢に戻す

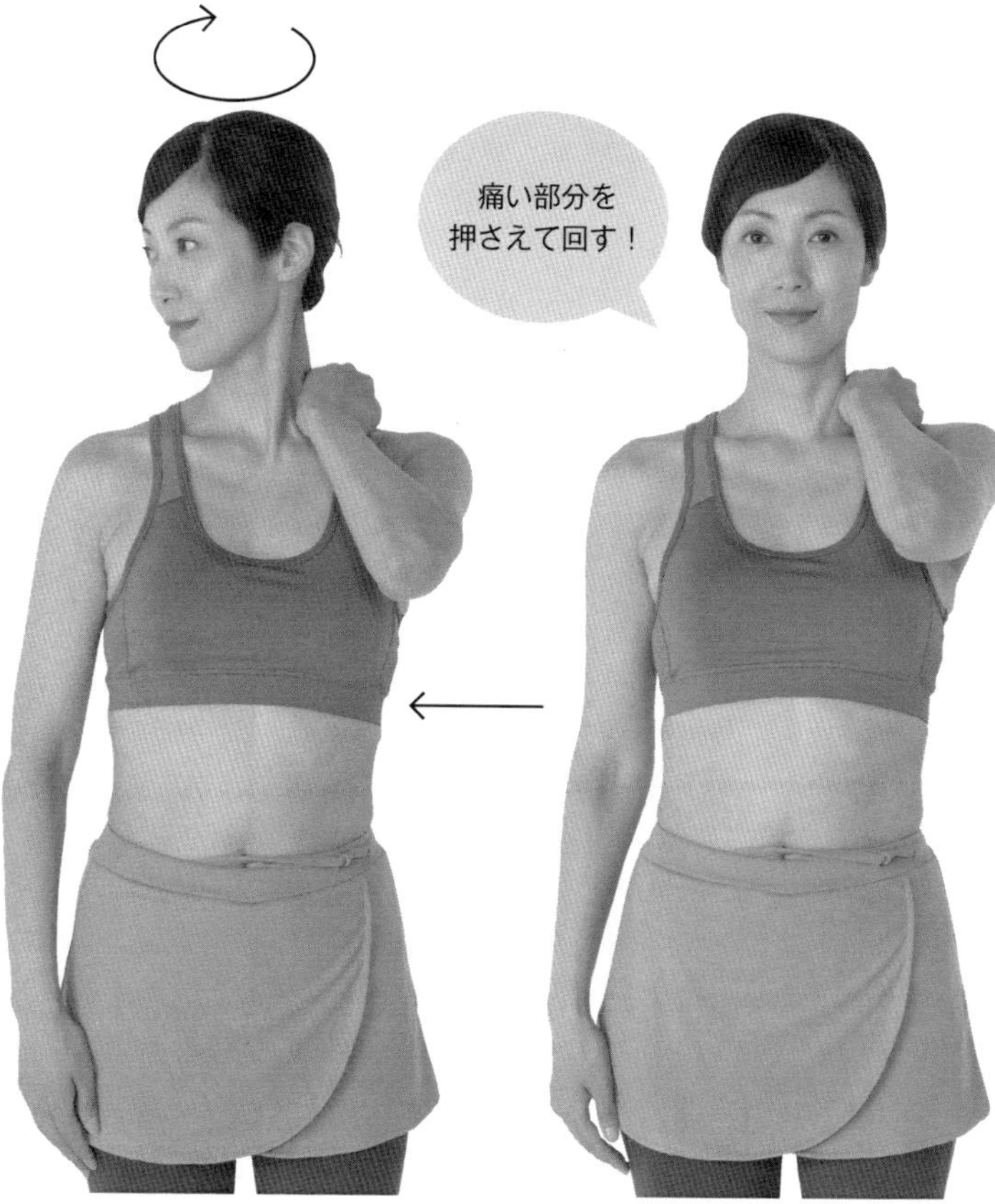
痛い部分を
押さえて回す！

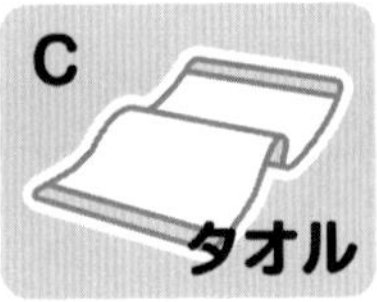

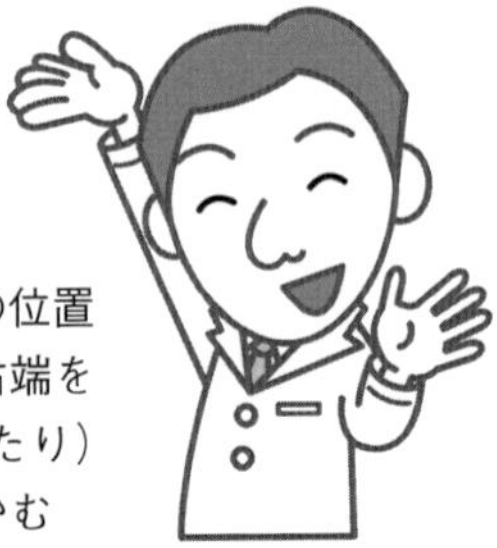

タオルの左端は腰の位置で左手でつかみ、右端を顔の下（あごのあたり）を通って右手でつかむ

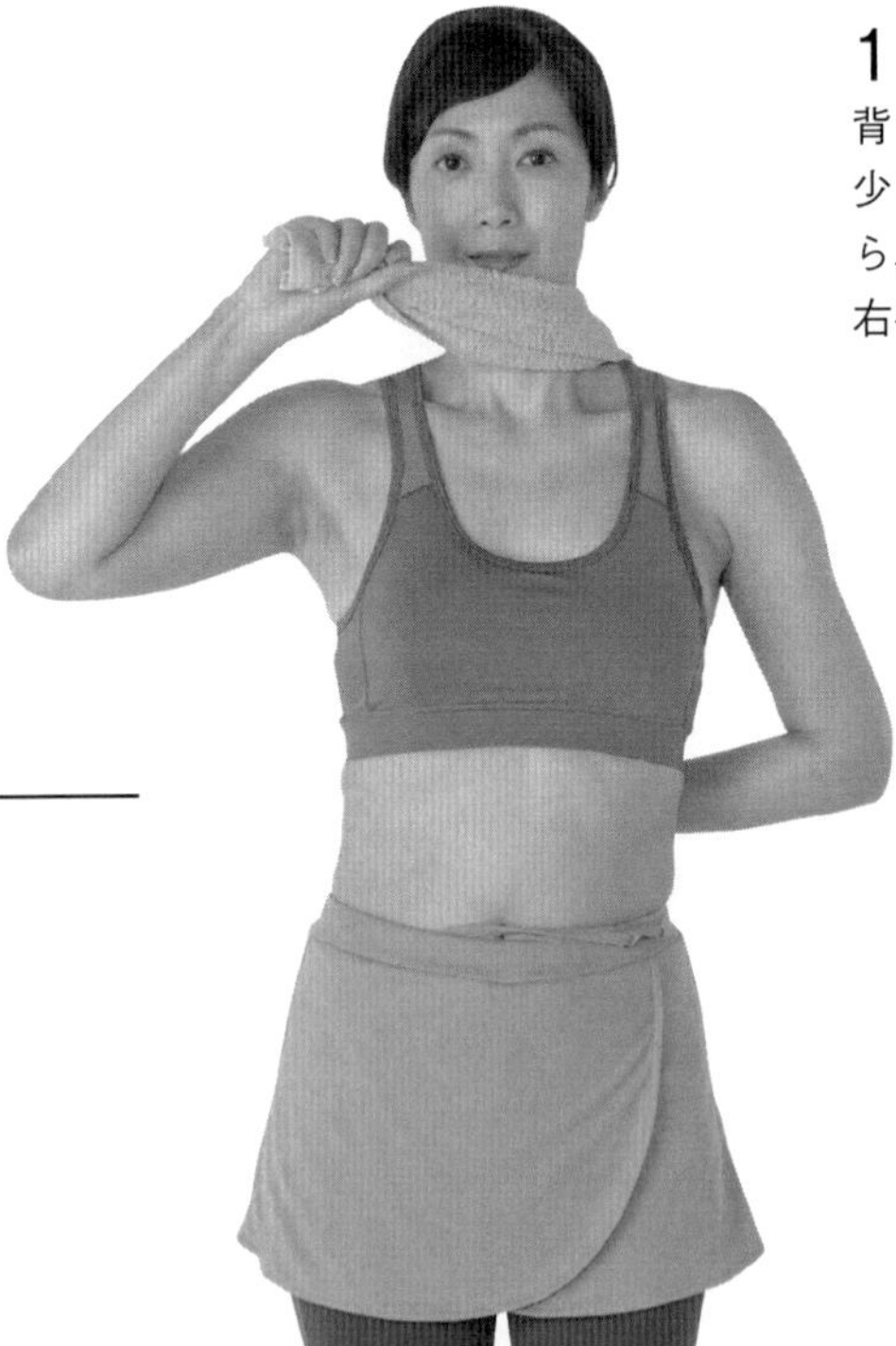

1
背すじを伸ばしてあごを少し引いた基本の姿勢から、タオルを背中に通し、右手でつかむ

NG!!

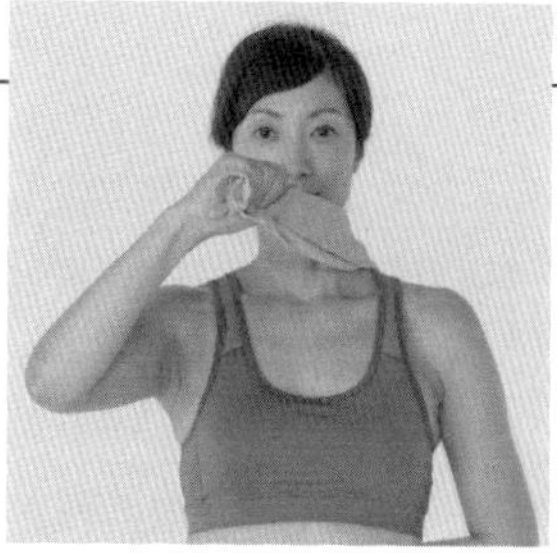

●首が回っていない！
タオルを横方向ではなく、上に引き上げているため、首が十分に回らない

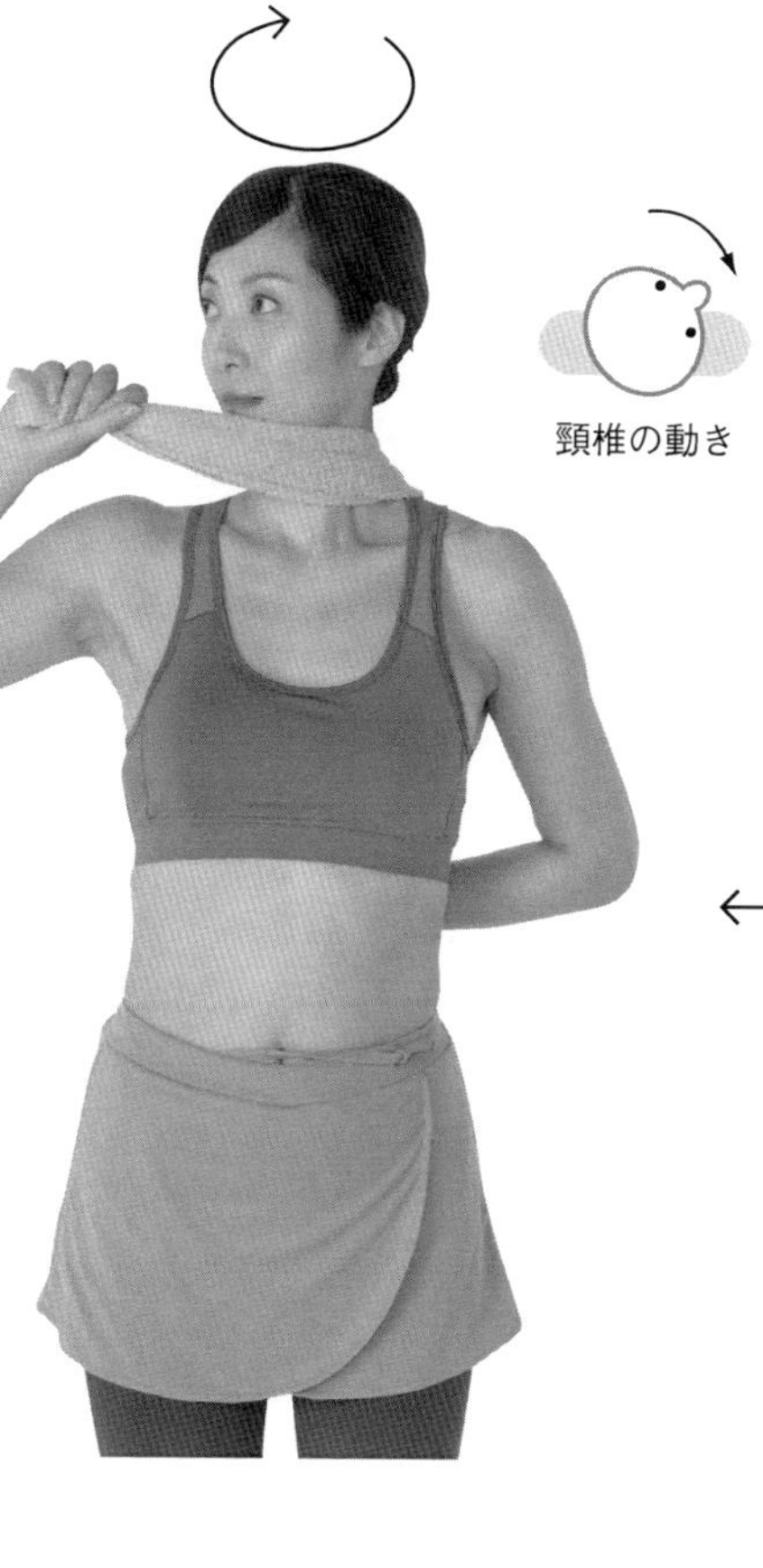
痛みのない
範囲でOK!
頸椎の動き

2
1の姿勢をキープ、タオルをつかんだ右手を右側に水平に引っぱり、首が回りきったら元の位置に戻す

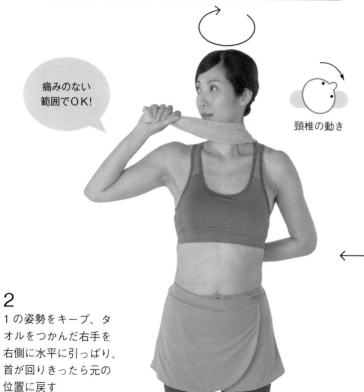

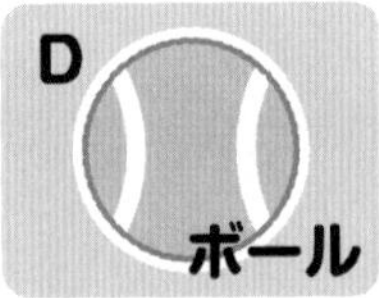

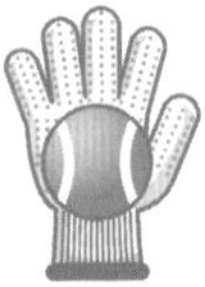

1
床にあおむけになり、ボール(硬式テニスボール) を首の右側に挟み込み、左手は頭の下に置いて、左手のひらで頭を支える

2
ボールを挟んだまま、首を右側へグーッと回し、回しきったら元に戻す

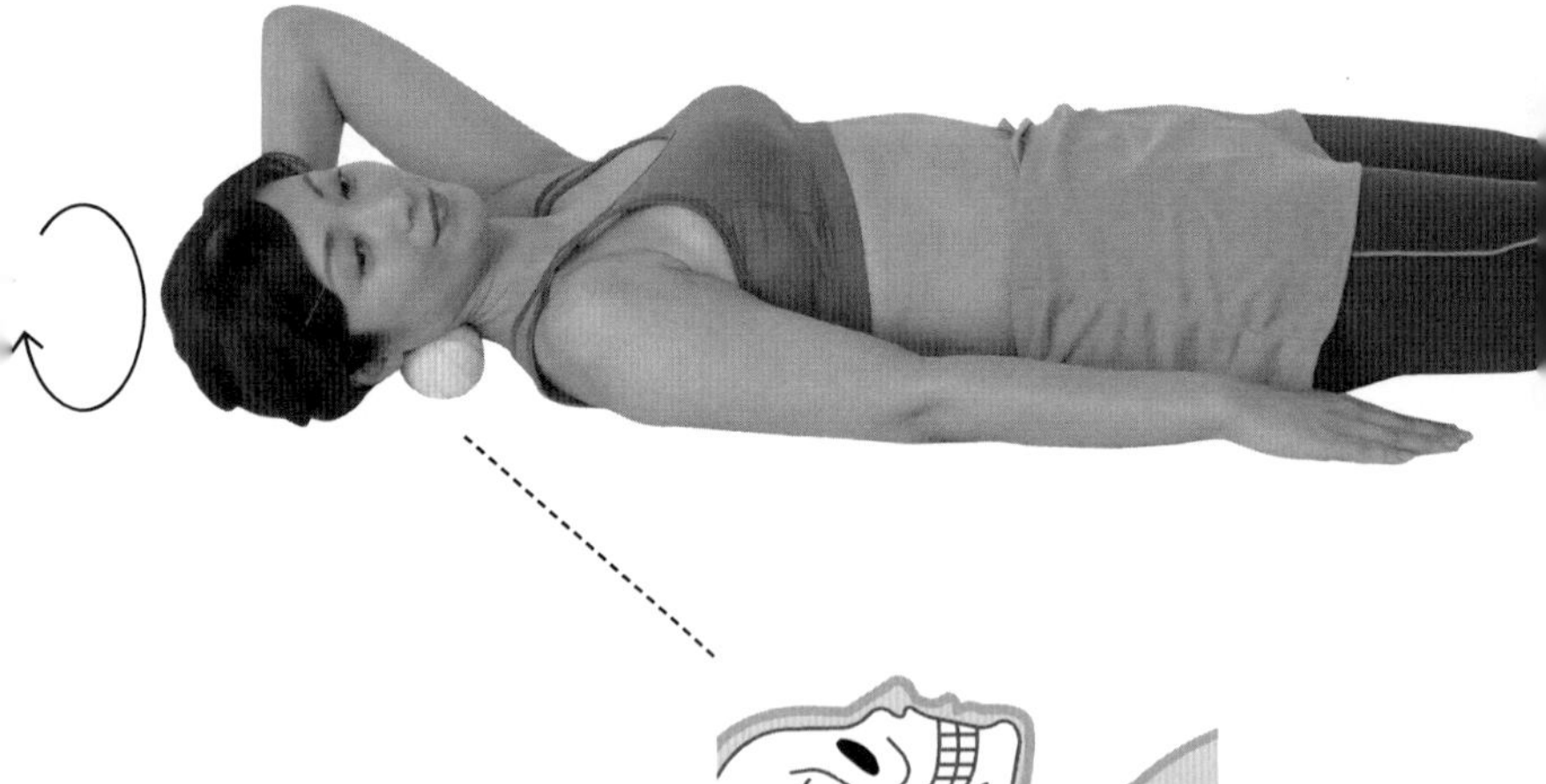

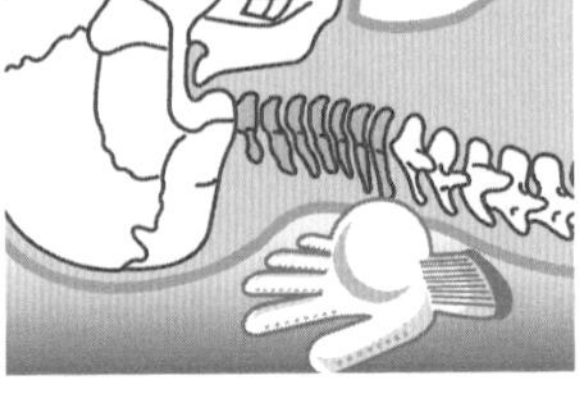

首のつけ根あたりにボールを挟んで、固定する。床が滑りやすいときは、軍手でボールを包むとよい

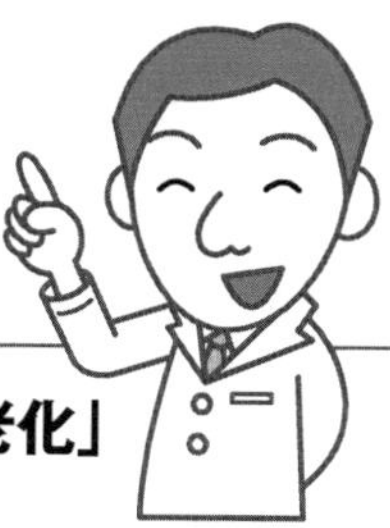

POINT

体の痛みの原因は「老化」その本当の意味は？

一般的に頸椎症で起こる変形は、「加齢」によるものとされていますが、本当にそうでしょうか？

若くても骨が変形している人もいれば、同じ人の頸椎でも変形している椎体と変形していない椎体が混在していて、とても加齢のひと言で片づけられるものではないと思っています。

私は加齢というよりは、椎間板や関節が長期間にわたって機能障害を起こした結果として、椎体や関節に変形が起こったものと考えています。むち打ちなどで頸椎に機能障害が起これば、若くても頸椎症性変形が起こりますし、特定の首の姿勢を続けていれば、その負担がかかる部分の椎体に変形が出現します。

病院で頸椎症といわれても、「加齢だからしょうがない」とあきらめずに、体操で根本治療していきましょう。

※右ふり向き体操はＡからＤのうち、いずれかやりやすい体操を10回１セット（３分程度）として、痛みの強い場合は１日10セット（１～２時間おき）行ってください。首の痛みがそれほど強くなければ１日５セット（３～４時間おき）でもかまいません。毎日、痛みの範囲・強さ・動きやすさによって、右ふり向き体操が首の痛みを改善させているかを確認してください。改善している間は、右ふり向き体操を続けます。首の痛みが解消されたら、再発予防の体操140ページを追加します。

左向きタイプ／左ふり向き体操

手を使って、頭を左に回す体操です。

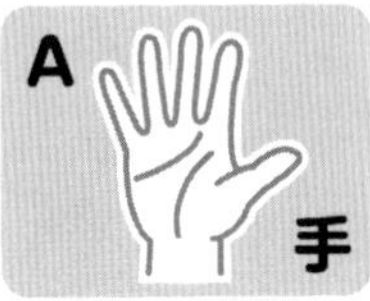

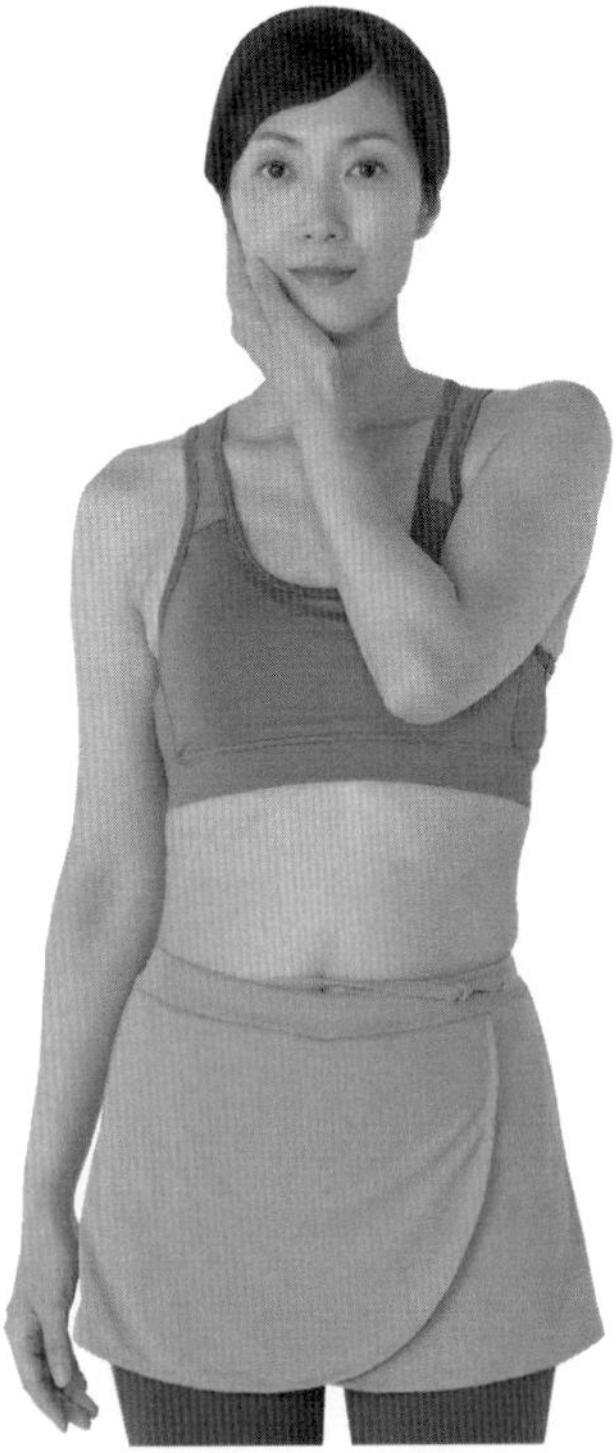

1
背すじを伸ばしてあごを少し引いた基本姿勢で、左手で右頬を押さえる

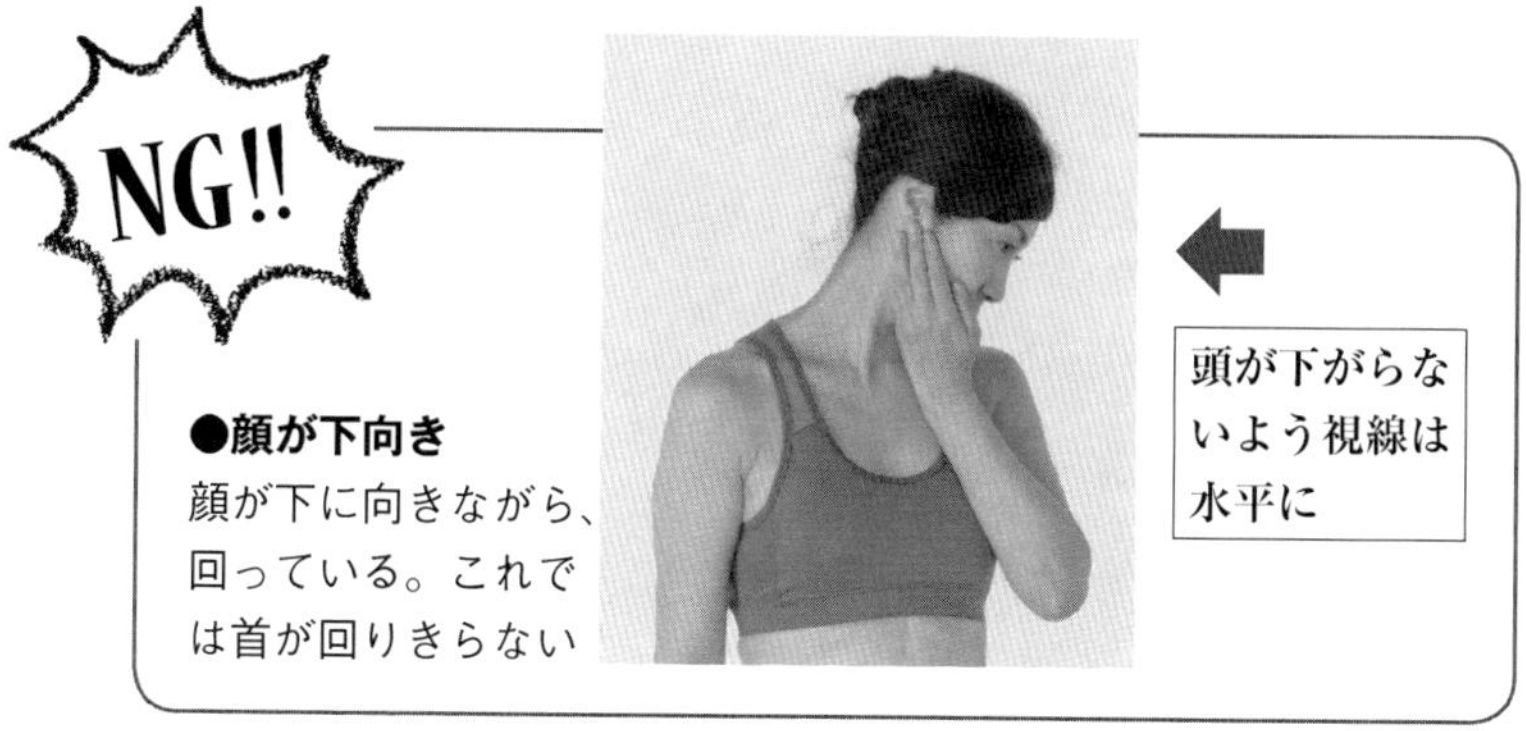
NG!!
頭が下がらないよう視線は水平に

●顔が下向き
顔が下に向きながら、回っている。これでは首が回りきらない

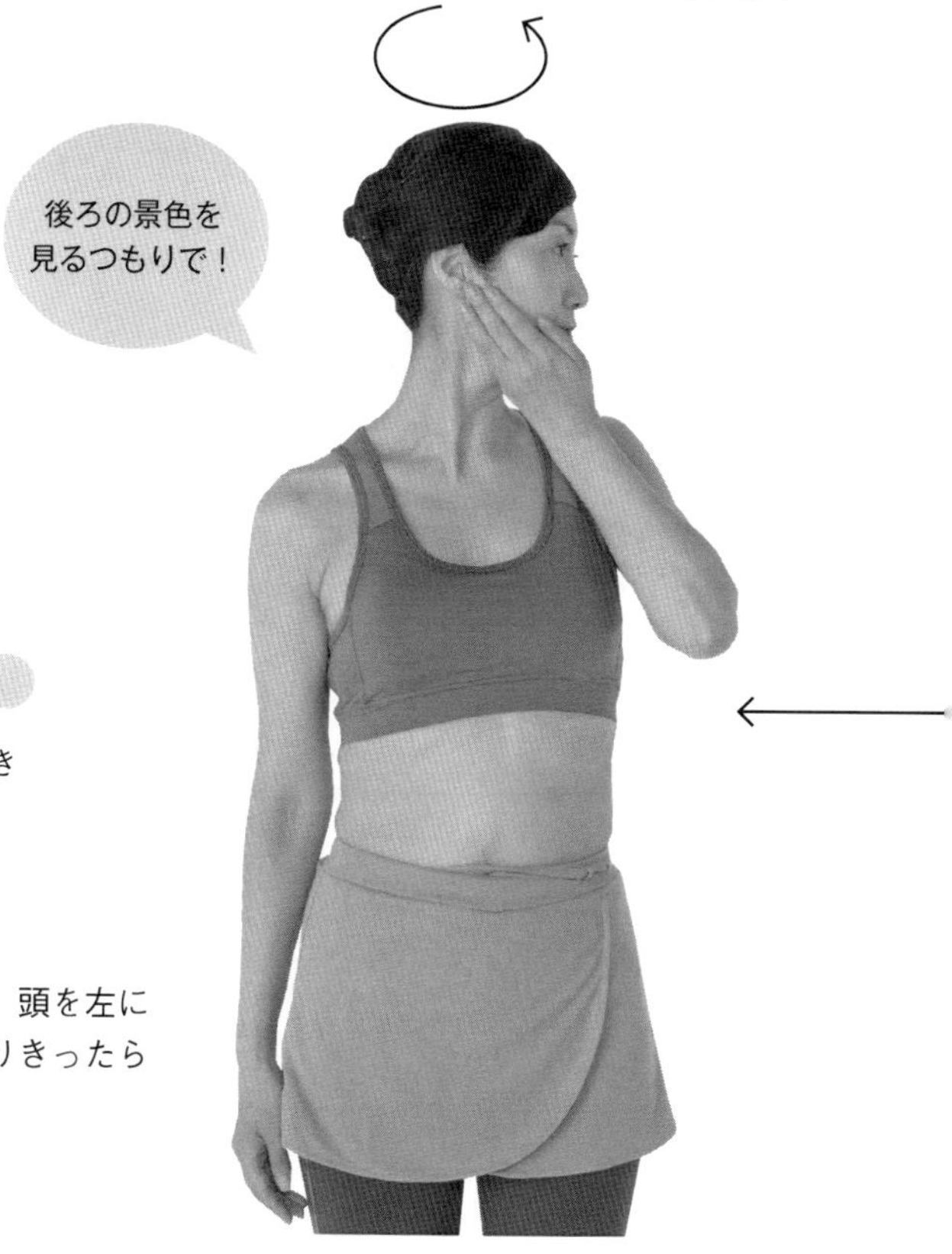
後ろの景色を見るつもりで！

頸椎の動き

2
1の姿勢のまま、頭を左に向ける。首が回りきったら元の姿勢に戻す

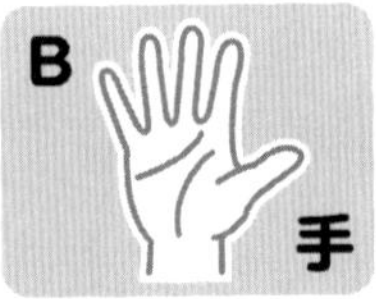

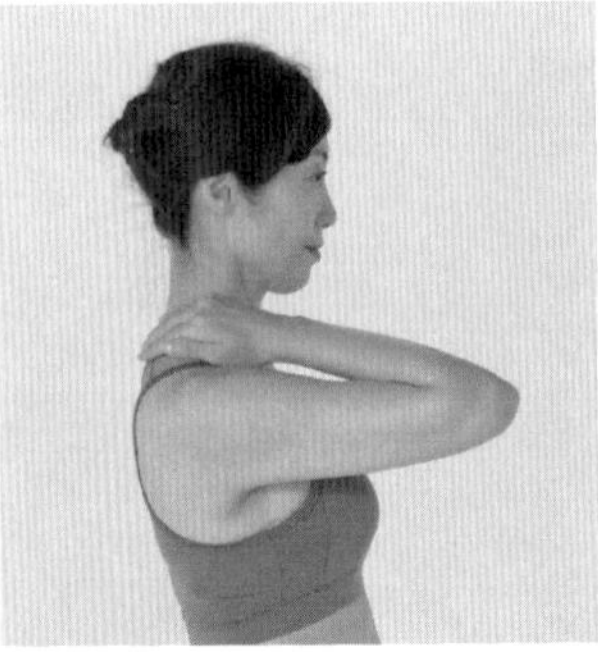

痛みのある高さの棘突起の右横を右手の指先で押さえる

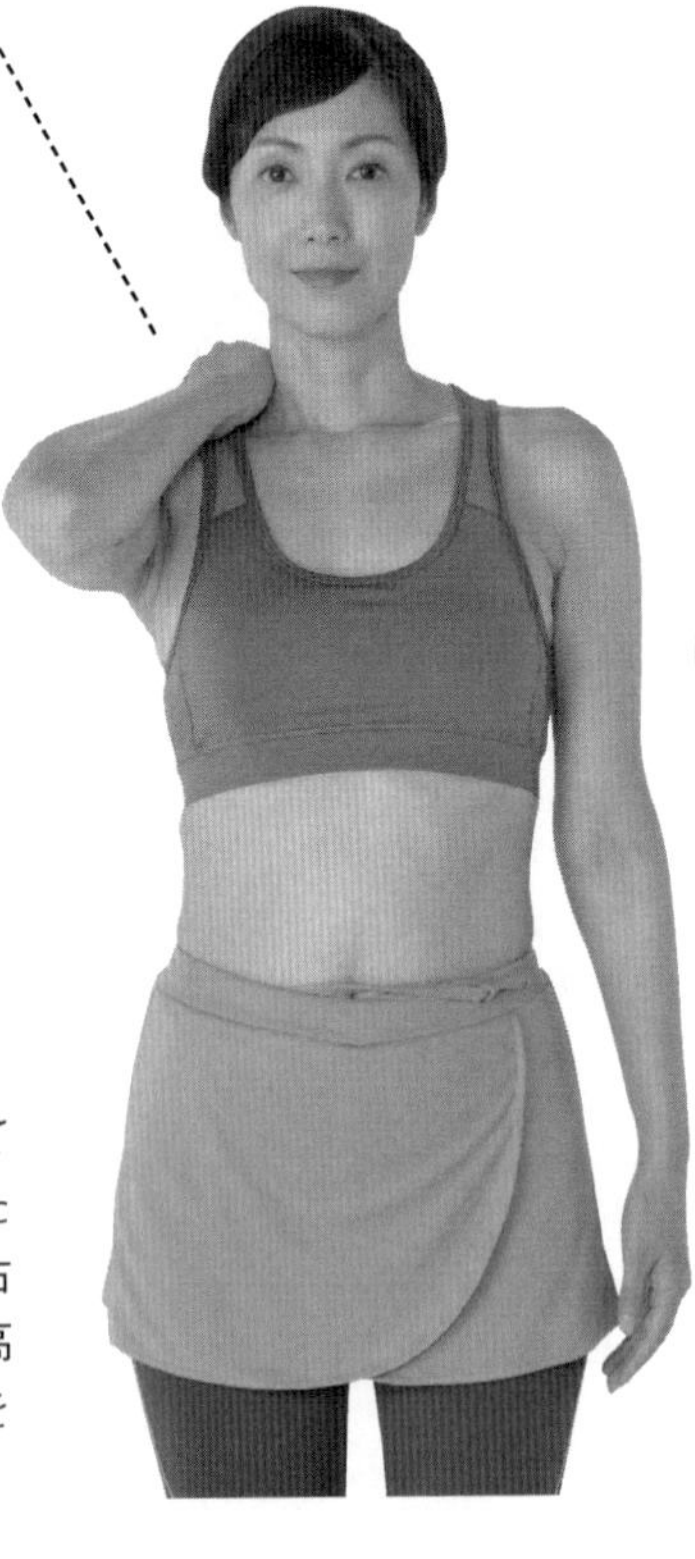

しっかりと痛いところを指先で押さえながら

1

背すじを伸ばしてあごを少し引いた基本の姿勢で、右手で痛みのある高さの棘突起の横を押さえる

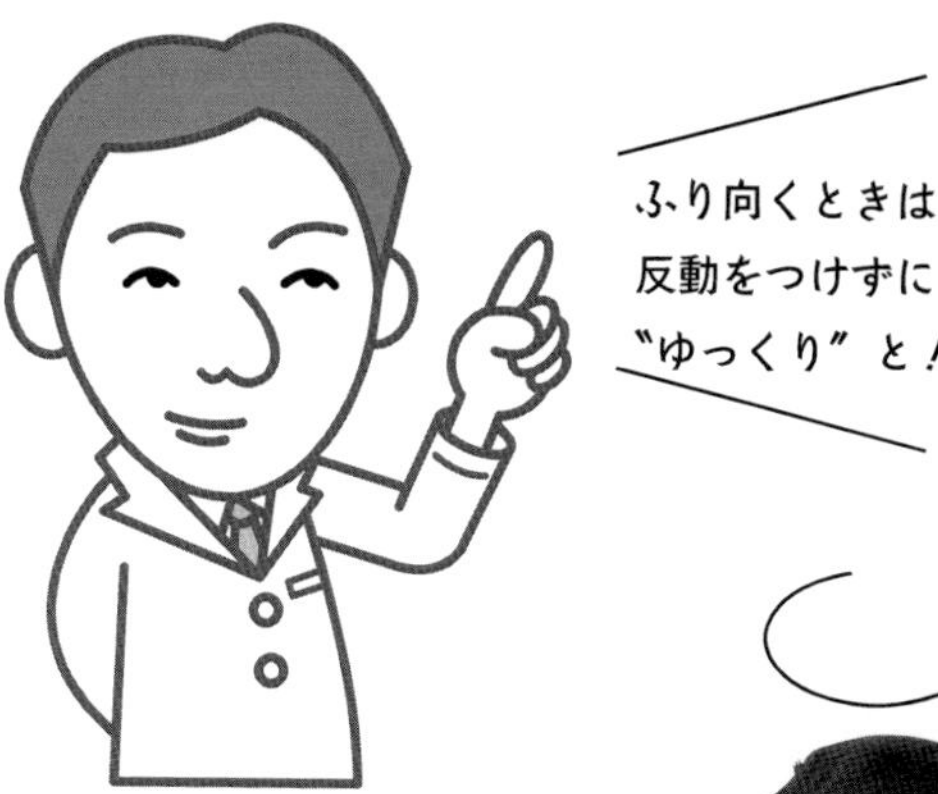
ふり向くときは
反動をつけずに
“ゆっくり”と！

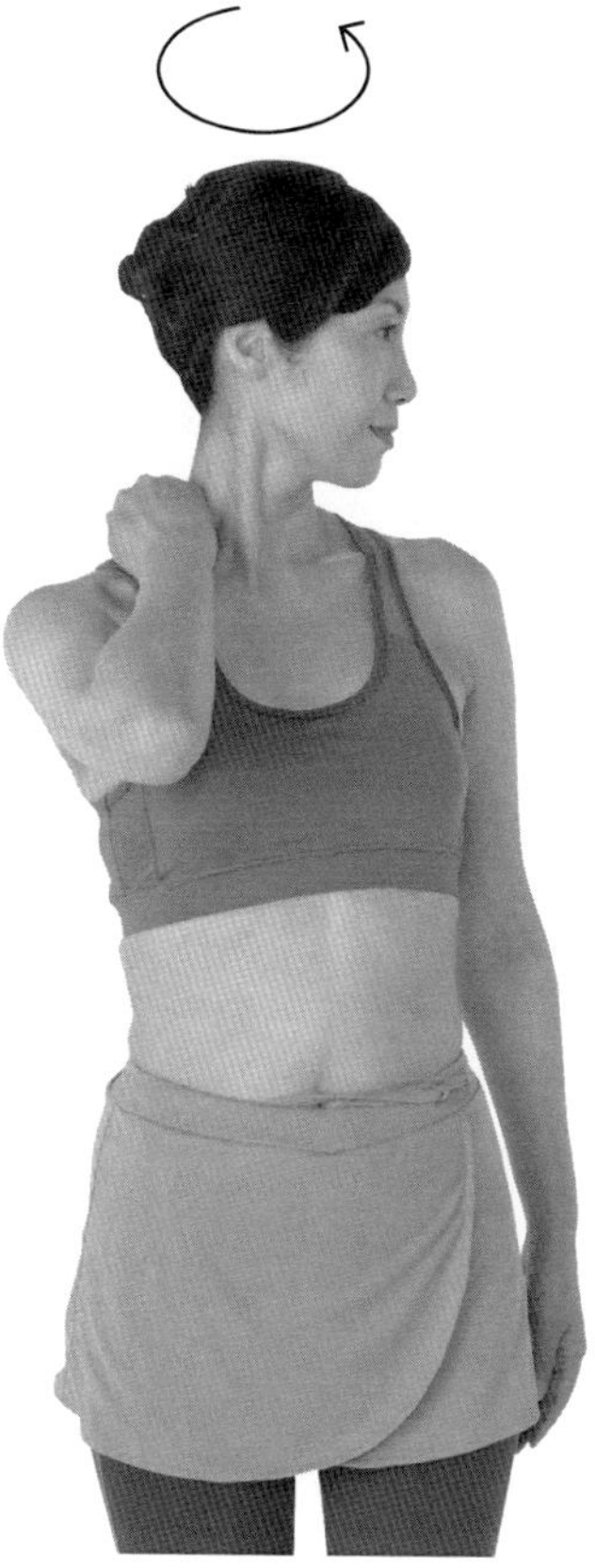

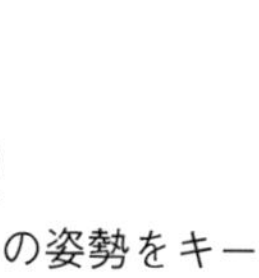

頸椎の動き

2

1の姿勢をキープし、首を左へ回し、回しきったら元の位置に戻す

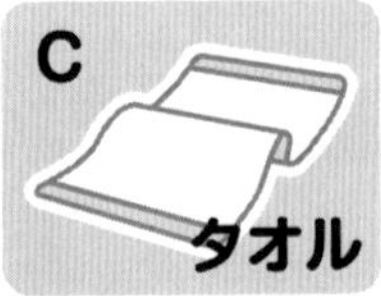

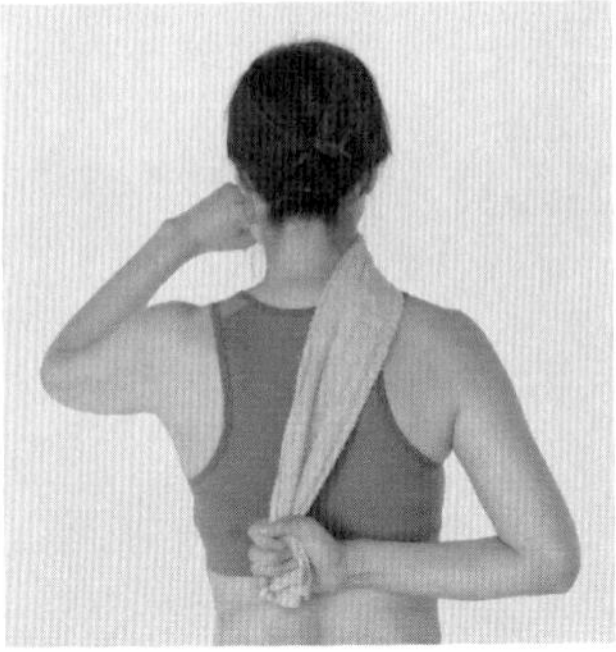

タオルの右端は腰の位置で右手でつかみ、左端は顔の下（あごのあたり）を通して左手でつかむ

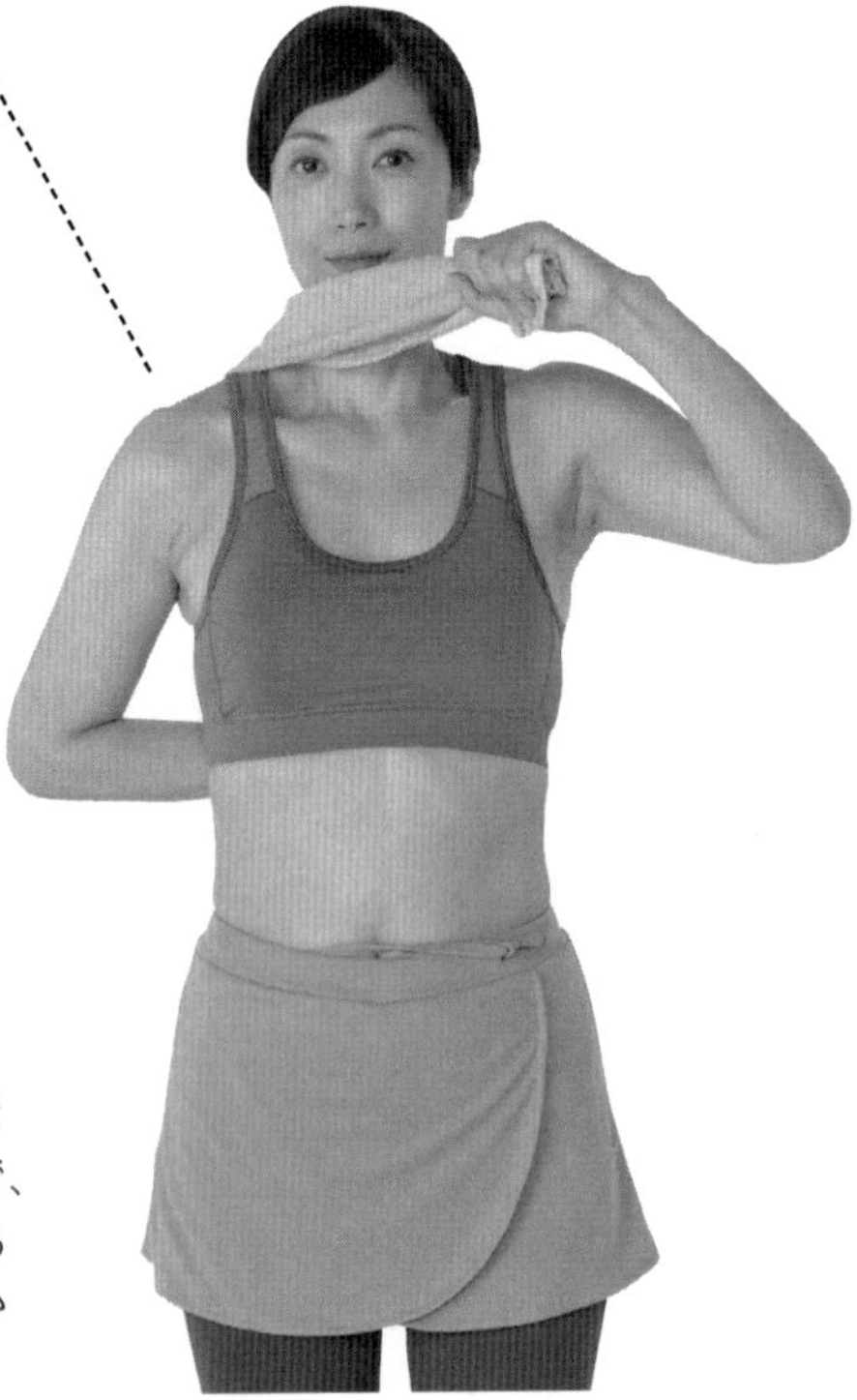

1
背すじを伸ばしてあごを少し引いた基本の姿勢で、タオルを背中に通し、あごをおおって左手でつかむ

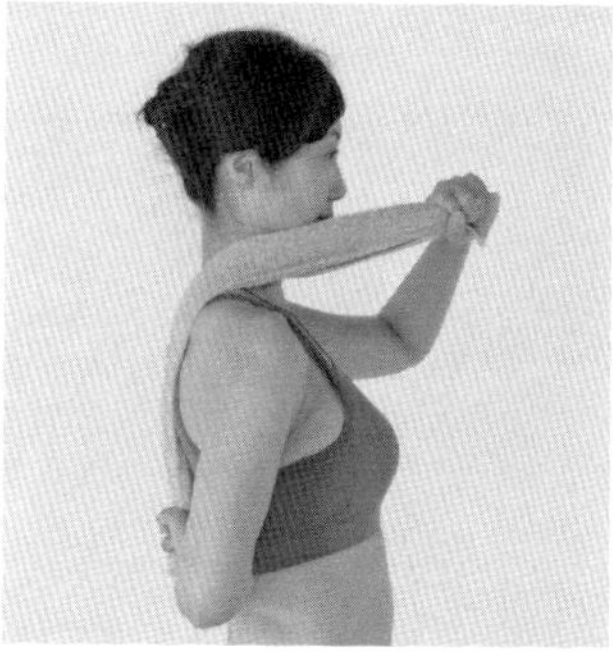

顔の前を通すタオルは、上に引っぱり上げないよう注意！

タオルを
使えばラクに
ふり向ける♪

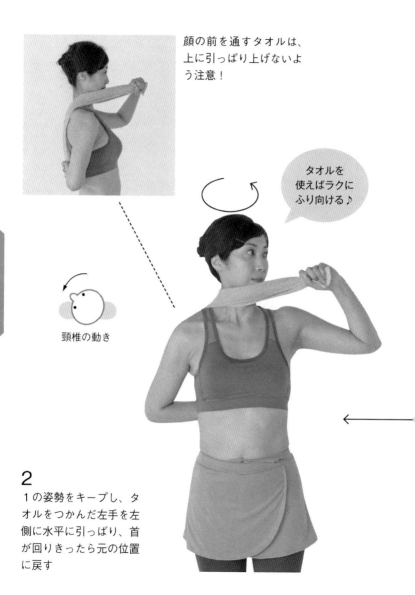

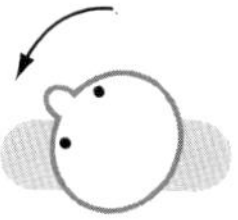

頸椎の動き

2

1の姿勢をキープし、タオルをつかんだ左手を左側に水平に引っぱり、首が回りきったら元の位置に戻す

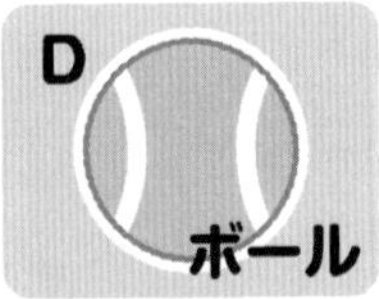

1

床にあおむけになり、ボール(硬式テニスボール) を首の左側に挟み込み、右手は頭の下において、右手のひらで頭を支える

2

ボールを挟んだまま、首を左側にグーッと回し、回しきったら元に戻す

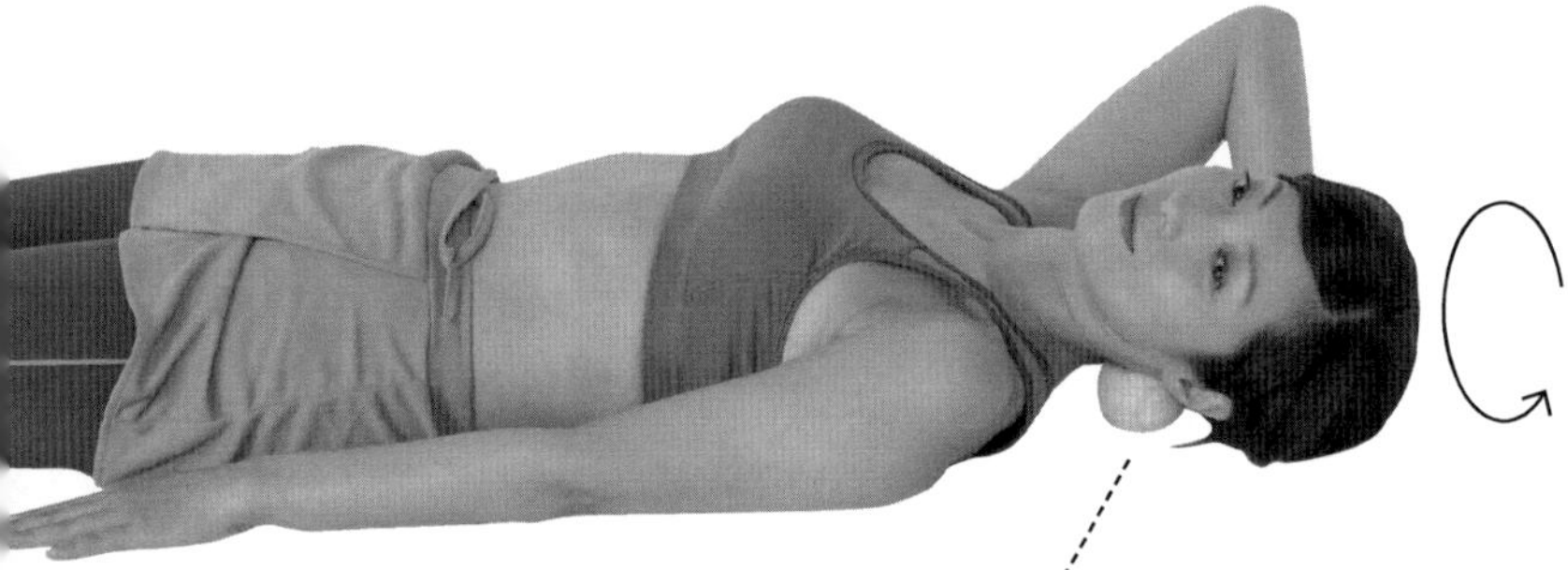

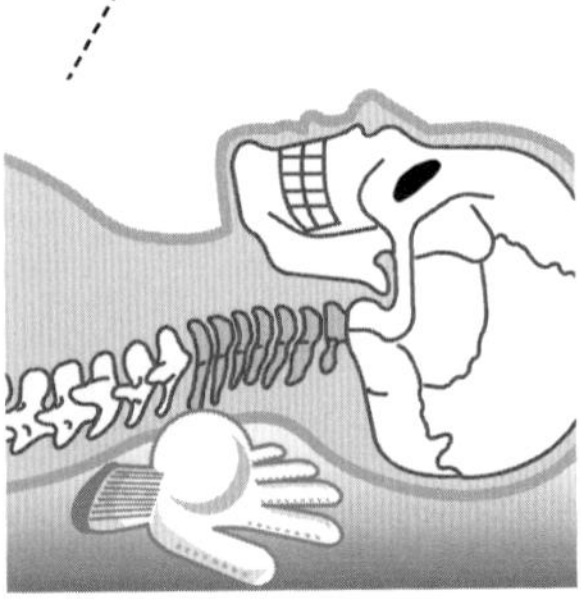

首のつけ根付近にボールを差し入れるように固定する。ボールの滑り防止には軍手を敷くとよい

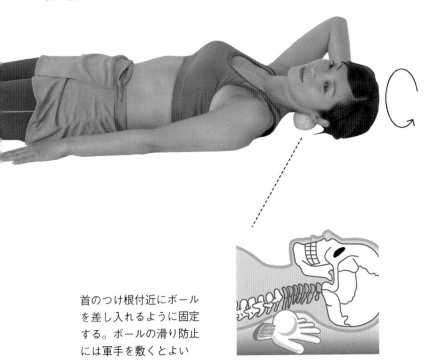

まとめ

痛みナビ体操を終えて

首の痛みは軽くなりましたか？
腕はラクに上がりますか？

痛みナビ体操は１回でも効果があらわれることがありますが、すぐに実感できない場合もあります。すぐに効果が出なくても１週間は続けてみてください。なかなか痛みが改善しないときは、130ページの『背中そらし体操』を追加し、痛みがおさまったら134ページの『再発予防体操』に進み、さらに、142ページからの正しい姿勢をマスターし、〝痛みの完治〟を目指しましょう！

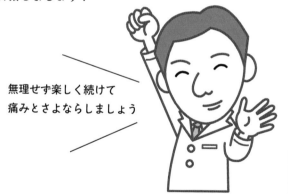

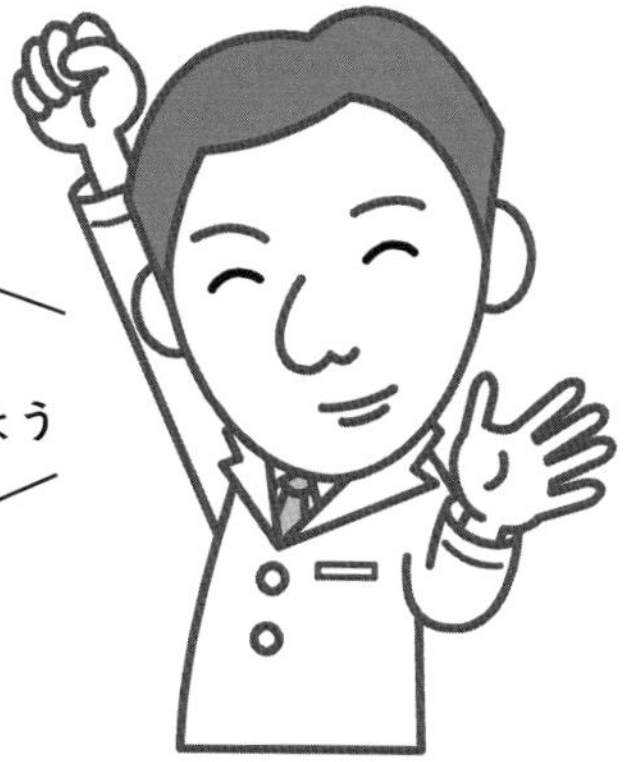
無理せず楽しく続けて
痛みとさよならしましょう

※左ふり向き体操はＡからＤのうち、いずれかやりやすい体操を10回１セット（３分程度）として、痛みの強い場合は１日10セット（１～２時間おき）行ってください。首の痛みがそれほど強くなければ１日５セット（３～４時間おき）でもかまいません。毎日、痛みの範囲・強さ・動きやすさによって、左ふり向き体操が首の痛みを改善させているかを確認してください。改善している間は、体操を続けます。首の痛みが解消されたら、再発予防の体操141ページを追加します。

●「なかなか効果が出ない」ときは胸椎に注目

頸椎と腰椎をつないでいる「胸椎」は、頸椎症を治すうえでカギとなる大事な部分です。胸椎は頸椎や腰椎と異なり、椎体に肋骨がついているので、あまり大きな動きは出せません。そのため、首や腰と比べて痛みが出にくいのです。

しかし、背骨の一部である胸椎は、首と腰の両方に直結しているので、直接影響を及ぼします。胸椎にズレやゆがみがあると、頸椎を治そうとしても、ゆがんだ土台の上に棒を立てるようなもので、がんばって首の体操をしても、いい結果が出ないのです。

130ページから、胸椎のズレを整える『背中そらし体操』を紹介しています。胸椎は、通常の体操ではなかなか動きにくいので、タオルやボール、あるいはイスなどを利用して動かす工夫が必要です。胸椎の動きがよくなれば、首の痛みだけでなく、腰痛の解消にも役立ちます。

胸椎のしくみ

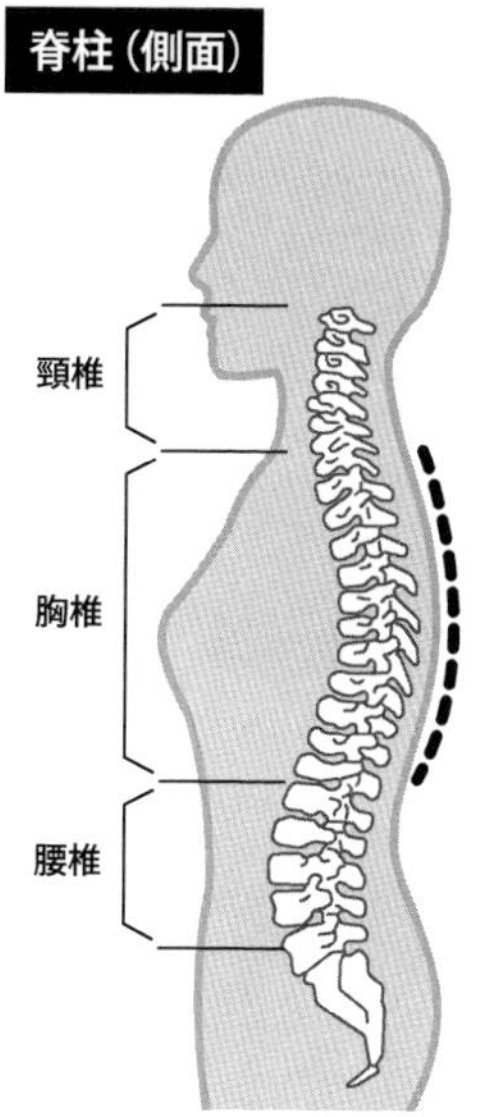
脊柱（側面）
頸椎
胸椎
腰椎

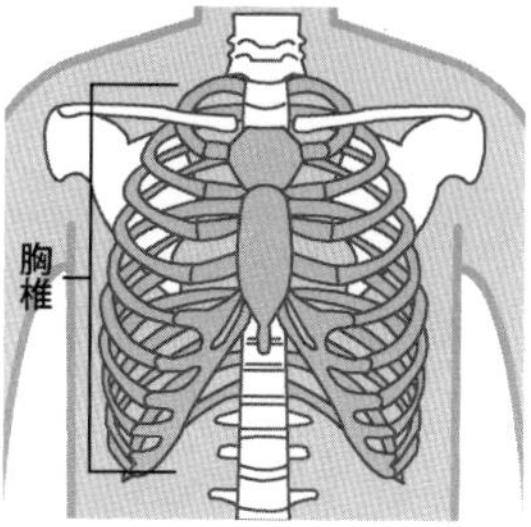
胸椎

頸椎や腰椎との大きな違いは、左右一対の「肋骨」が連結している点。肋骨は体の前部では「胸骨」と結合し、「胸郭」の枠組みとなっている。その役割は、脊髄の保護、上半身の支持、肋骨と連結して内臓を守るなど、幅広い

胸椎は背骨の一部であり、頸椎と腰椎の間にある12個の椎骨からなる

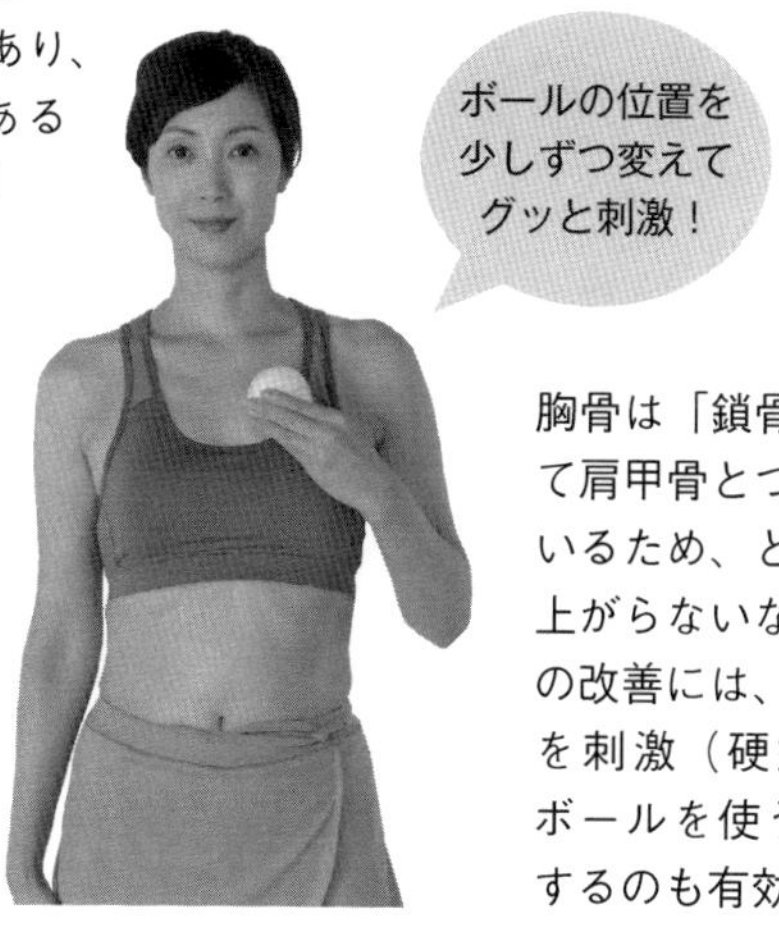
ボールの位置を
少しずつ変えて
グッと刺激！

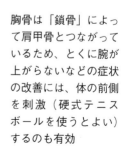

胸骨は「鎖骨」によって肩甲骨とつながっているため、とくに腕が上がらないなどの症状の改善には、体の前側を刺激（硬式テニスボールを使うとよい）するのも有効

背中そらし体操

動きにくい胸椎を、タオルを使ってそらします。

1
背すじを伸ばしてあごを少し引いた基本の姿勢で、背中からわきの下にタオルを通し両端をつかむ

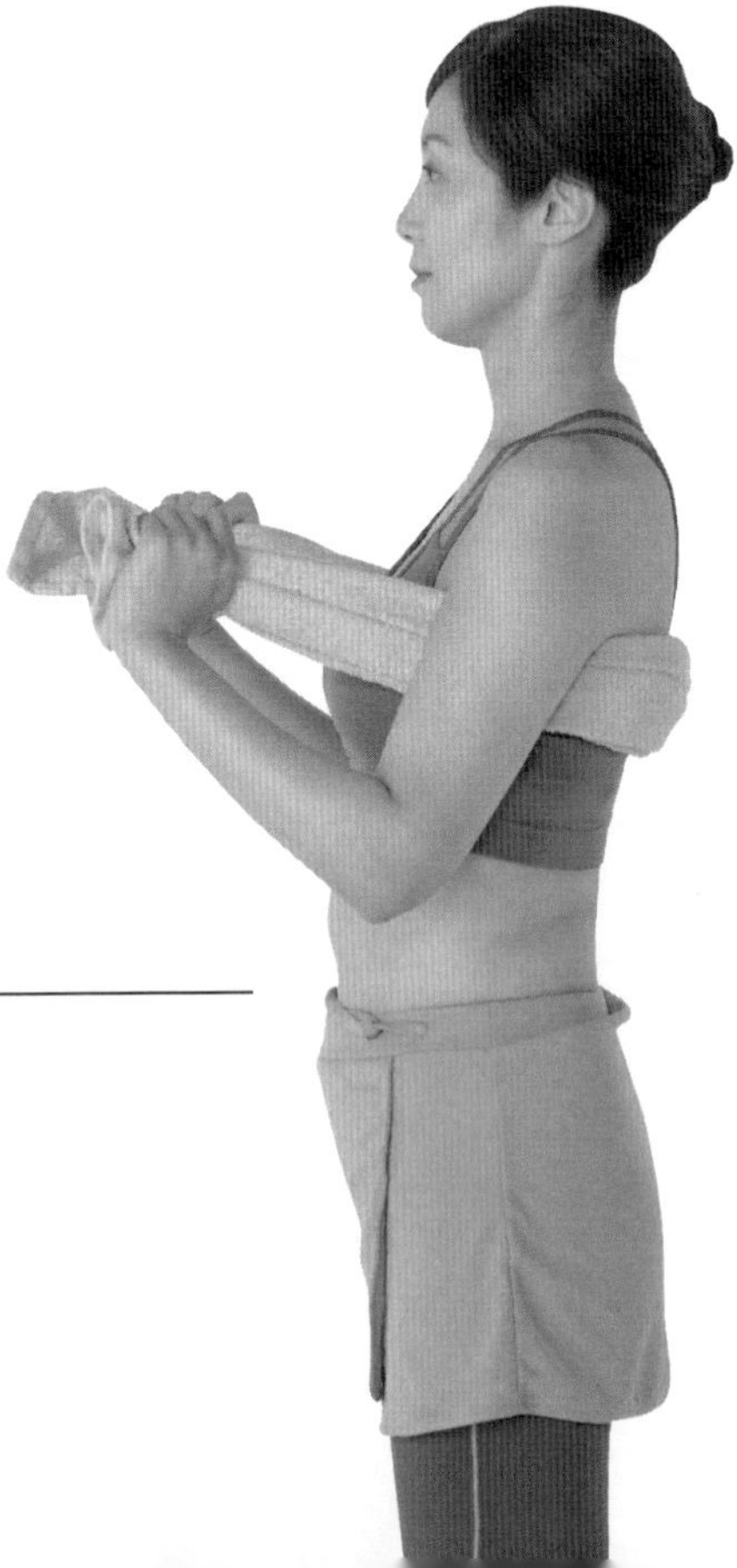

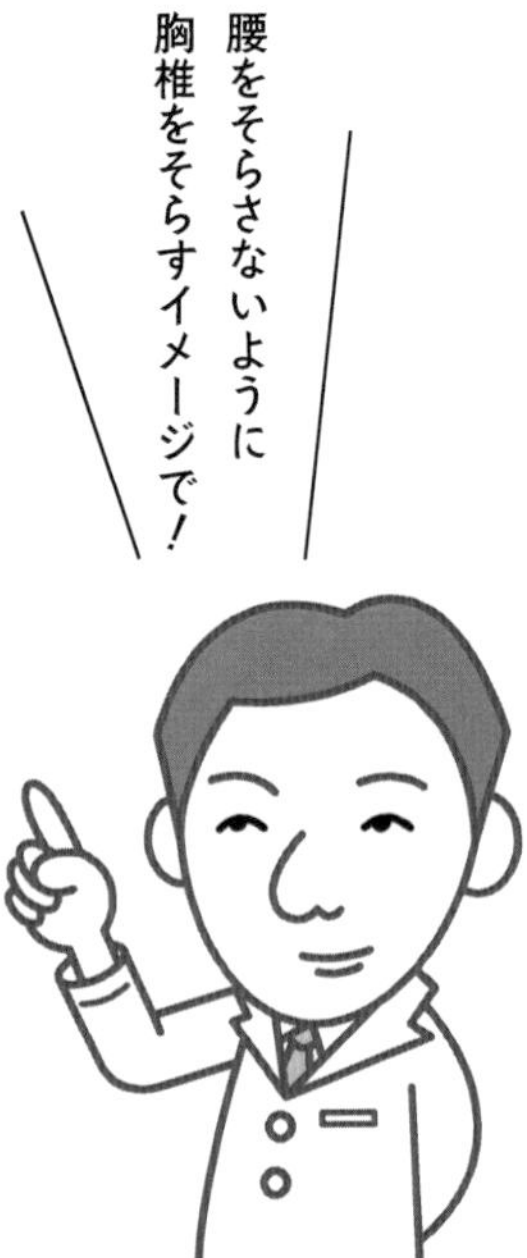
腰をそらさないように
胸椎をそらすイメージで！

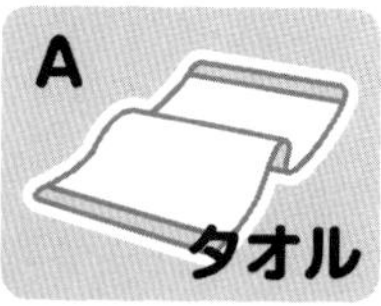

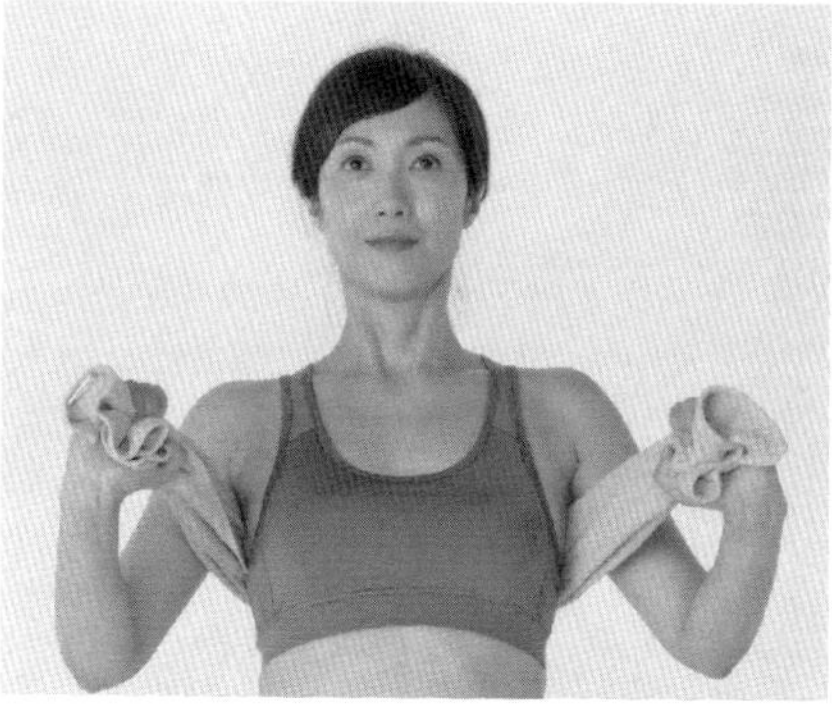

タオルを引っぱるときは、視線は
やや上のほうに向けるのがコツ

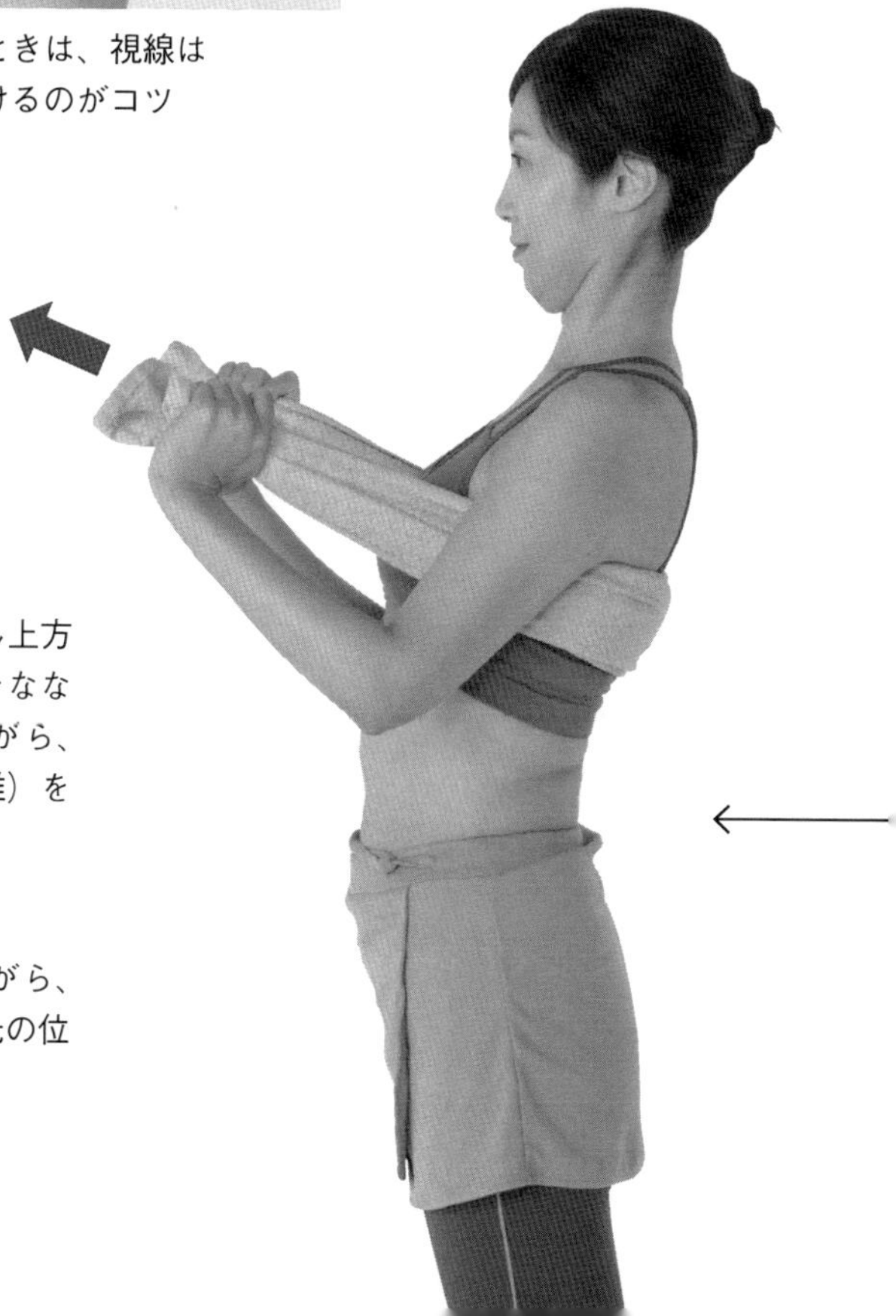

2
両手でタオルを少し上方向に引っぱり、胸をななめ上に引き上げながら、ゆっくりと胸（胸椎）をそらす

3
タオルをゆるめながら、ゆっくりと胸椎を元の位置に戻す

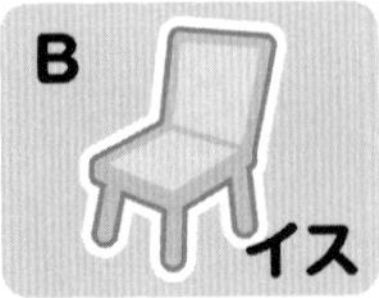

イスの背もたれを使い、胸椎と肋骨の間の肋椎関節の動きをよくする効果も期待できます。

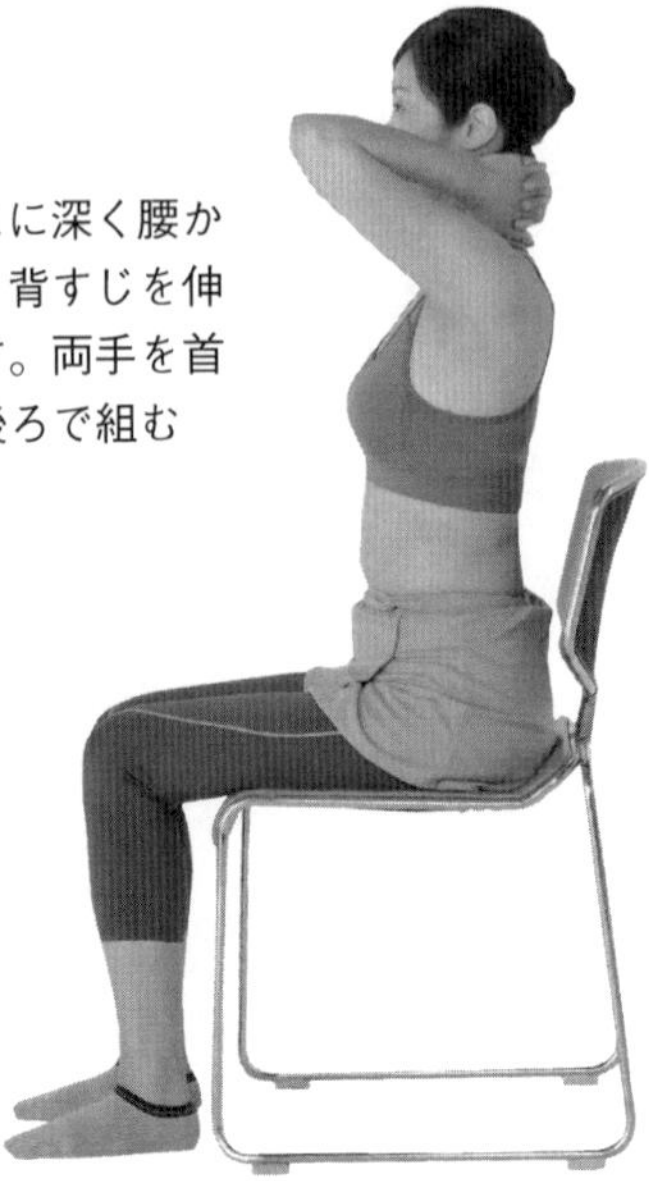

1
イスに深く腰かけ、背すじを伸ばす。両手を首の後ろで組む

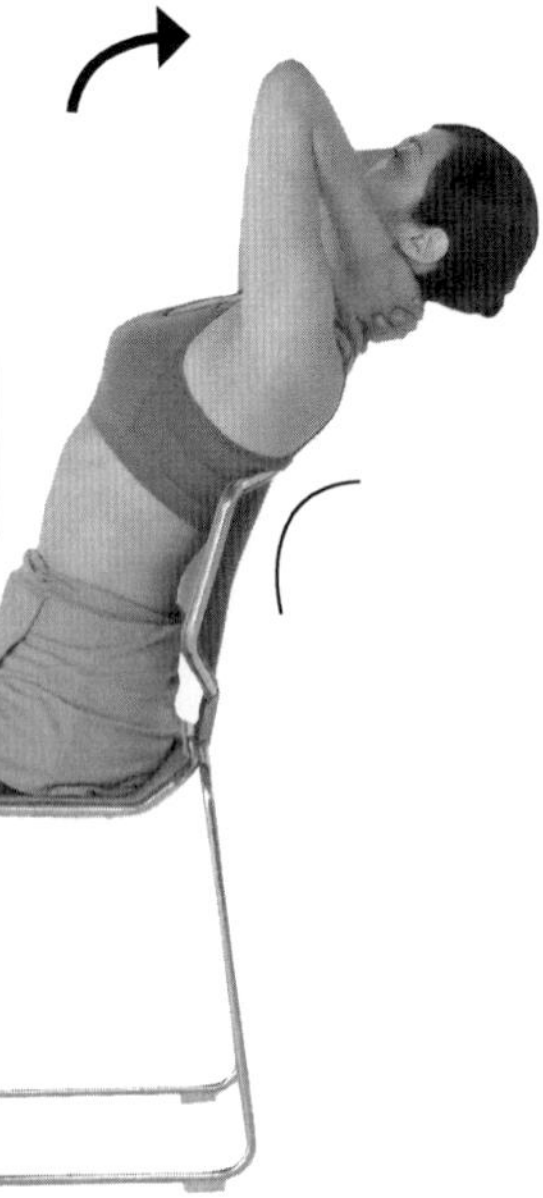

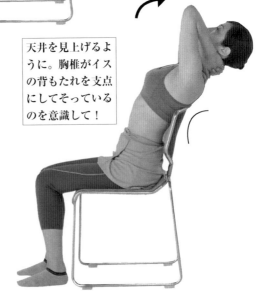

天井を見上げるように。胸椎がイスの背もたれを支点にしてそっているのを意識して！

2
両手で首が曲がらないようにキープしたまま、胸（胸椎）を後方へゆっくりとそらしていく

3
ゆっくりと元の位置へ戻る。頸椎や腰椎をそらせないよう気をつける

第３章

再発予防体操と気をつけたい日常の姿勢

再発予防体操で、痛み知らず・不調知らずの頸椎に！

●痛みが改善してきたら、別の体操を追加

『痛みナビ体操』では、首を後ろに引くと痛みがとれる、前にうつむくとラクになる、横に傾けるとよくなるなど、痛みの症状を改善させる一方向の運動による「治療体操」を行います。

しかし、痛みが改善された後、ずっと一方向の運動だけを続けていると、ほかの方向へのかたさが残ってしまうことがあります。そのような場合、治療体操によって椎間板の髄核のズレが戻ったとしても、いろいろな方向に動かしても髄核がズレない、元どおりの線維輪までには回復していないのです。

そこで、ある程度痛みがよくなったら、体操の方向を追加して、いろいろな方向に動かしていく必要があります。

また、痛みがある程度改善すると体操をやめてしまう方がいますが、それでは、痛みが再発する可能性があります。毎日行う必要はありませんが、2、3日おきに、治療体操以

痛みのない首になるためには

痛みの症状を改善させる一方向の運動による「治療体操」

＋

体操の方向を追加して、いろいろな方向に動かす運動を

↓

さまざまな方向へ動かしても、少々のことでは痛みが出ない首に

外の痛みナビ体操を加えた、自分の痛みのタイプに合った「再発予防体操」を行ってください。ときおり、痛みナビ診断（64ページを参照）を行って、治療体操と自分の痛みの現状が合っているかも確認しましょう。

そうすれば、家事や仕事、スポーツなど、日常生活でさまざまな方向へ首を動かしても少々のことでは痛みが出ないようになります。

このように治療を途中で終わらせずに、再発予防体操まできちんと取り入れていくことが大切です。

再発予防体操はいつ行う？

治療体操を行った結果、痛みを感じることがほとんどない、または、ときどき首が軽く痛む程度といった状態が１週間以上続いている

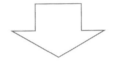

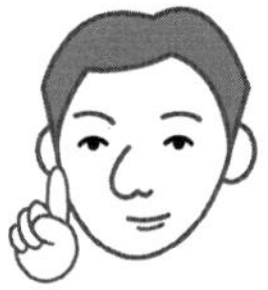

再発予防体操に切りかえてＯＫ！　１日１セットを実践する

痛みが強まった

再発予防体操を中止。治療体操に戻す

痛みが出ない

再発予防体操を３～６カ月を目安に続ける

●再発予防体操の開始時期

では、再発予防体操は、いつから始めるのがよいのでしょうか?

治療体操を行った結果、痛みを感じることがほとんどない、または、ときどき首が軽く痛む程度といった状態が1週間以上続いたら、再発予防体操に切りかえてもいい時期と判断し、再発予防体操をスタートしてください。再発予防体操をやっていて痛みが強くなるようであれば、まだ再発予防体操には早すぎるので、治療体操に戻してください。

●再発予防体操の内容

再発予防体操では、治療体操をメインに実践し、そのほかの方向の体操を追加します。最初に治療体操を行い、次に反対方向の体操、その次に側方の体操を左右ともに行い、最後に治療体操を行います。

なお、再発予防体操は治療体操と異なり、1日に1セット行い、3~6カ月続けてください。

再発予防体操プログラム

❶ 首引きタイプ

治療体操が首引き体操だった人のための再発予防体操

1	首引き体操…AからDのいずれか	5回 →	80ページ~
2	うつむき体操…AからCのいずれか	5回 →	96ページ~
3	右倒し体操…AからCのいずれか	5回 →	106ページ~
4	左倒し体操…AからCのいずれか	5回 →	110ページ~
5	首引き体操…AからDのいずれか	5回 →	80ページ~

❷ 首そらしタイプ

治療体操が首そらし体操だった人のための再発予防体操

1	首そらし体操…AからCのいずれか	5回 →	88ページ~
2	うつむき体操…A	5回 →	96ページ~
3	右倒し体操…AからCのいずれか	5回 →	106ページ~
4	左倒し体操…AからCのいずれか	5回 →	110ページ~
5	首そらし体操…AからCのいずれか	5回 →	88ページ~

注意 痛みが強まった場合は中止し、治療体操に戻す

再発予防体操プログラム

❸ うつむきタイプ

治療体操がうつむき体操だった人のための再発予防体操

1	うつむき体操…AからCのいずれか	5回 →	96ページ~
2	首引き体操…AからDのいずれか	5回 →	80ページ~
3	右倒し体操…AからCのいずれか	5回 →	106ページ~
4	左倒し体操…AからCのいずれか	5回 →	110ページ~
5	うつむき体操…AからCのいずれか	5回 →	96ページ~

❹ あご出しタイプ

治療体操があご出し体操だった人のための再発予防体操

1	あご出し体操…A	5回 →	102ページ~
2	首そらし体操…AからCのいずれか	5回 →	88ページ~
3	右倒し体操…AからCのいずれか	5回 →	106ページ~
4	左倒し体操…AからCのいずれか	5回 →	110ページ~
5	あご出し体操…A	5回 →	102ページ~

注意 痛みが強まった場合は中止し、治療体操に戻す

再発予防体操プログラム

❺ 右倒しタイプ

治療体操が右倒し体操だった人のための再発予防体操

1	右倒し体操…AからCのいずれか	5回 →	106ページ~
2	左倒し体操…AからCのいずれか	5回 →	110ページ~
3	首引き体操…AからDのいずれか	5回 →	80ページ~
4	うつむき体操…AからCのいずれか	5回 →	96ページ~
5	右倒し体操…AからCのいずれか	5回 →	106ページ~

❻ 右ふり向きタイプ

治療体操が右ふり向き体操だった人のための再発予防体操

1	右ふり向き体操…AからDのいずれか	5回 →	114ページ~
2	左ふり向き体操…AからDのいずれか	5回 →	120ページ~
3	首引き体操…AからDのいずれか	5回 →	80ページ~
4	うつむき体操…AからCのいずれか	5回 →	96ページ~
5	右ふり向き体操…AからDのいずれか	5回 →	114ページ~

注意　痛みが強まった場合は中止し、治療体操に戻す

再発予防体操プログラム

❼ 左倒しタイプ

治療体操が左倒し体操だった人のための再発予防体操

1	左倒し体操… AからCのいずれか	5回	→ 110ページ~
2	右倒し体操… AからCのいずれか	5回	→ 106ページ~
3	首引き体操… AからDのいずれか	5回	→ 80ページ~
4	うつむき体操… AからCのいずれか	5回	→ 96ページ~
5	左倒し体操… AからCのいずれか	5回	→ 110ページ~

❽ 左ふり向きタイプ

治療体操が右ふり向き体操だった人のための再発予防体操

1	左ふり向き体操… AからDのいずれか	5回	→ 120ページ~
2	右ふり向き体操… AからDのいずれか	5回	→ 114ページ~
3	首引き体操… AからDのいずれか	5回	→ 80ページ~
4	うつむき体操… AからCのいずれか	5回	→ 96ページ~
5	右ふり向き体操… AからDのいずれか	5回	→ 114ページ~

注意 痛みが強まった場合は中止し、治療体操に戻す

姿勢や動作に気を配って再発を防止

どんなときも正しい姿勢で

台所仕事やパソコンの作業、車の運転などを長時間続けていると、「首が痛む」「肩がこる」と訴える人が大勢います。このような慢性の首の痛みを予防・改善するには、適した姿勢をとることが大切です。適した姿勢を身につけなければ、いくら痛みナビ体操を行っても、首の痛みを改善できません。しかし、体操を必ずしも行わなくても、姿勢さえ気をつけていられれば、首の痛みは治るのです。それほど姿勢というものは大切だということを、覚えておいてください。

●適した姿勢の一例

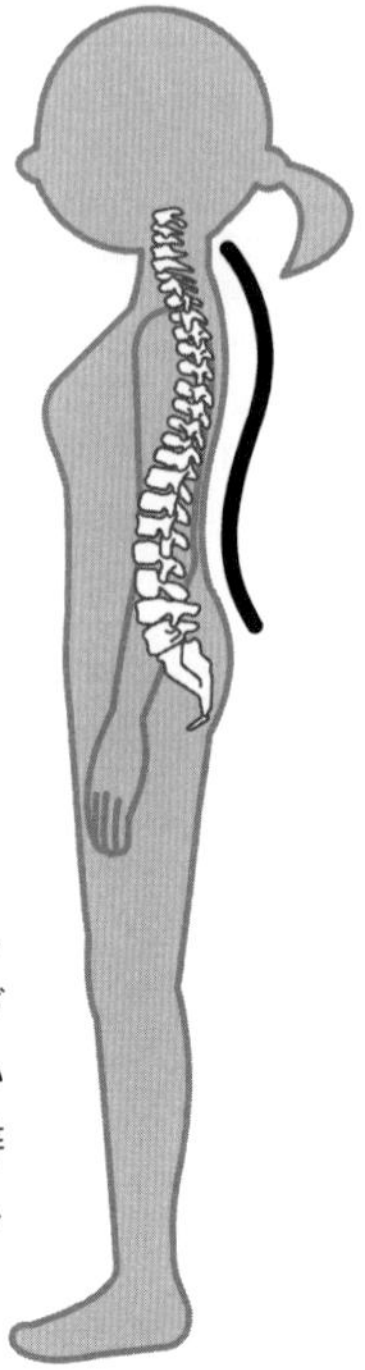

胸を張って、少しあごを引き、首が体の真上にきている姿勢。後方改善型の頸椎症に適している

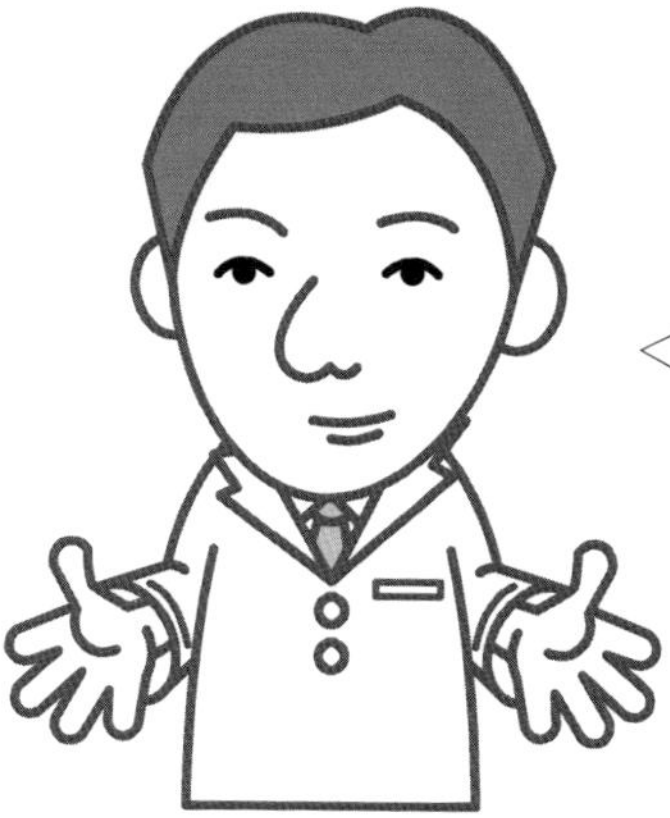
痛みナビ診断を手がかりに、
自分に適した姿勢を
知っておこう！

では、適した姿勢とは、どのようなものなのでしょうか。それは、痛みナビ診断による分類によって異なります。

後方改善型の頸椎症における適した姿勢は、首が体の真上にきている姿勢で、胸を張って少しあごを引くとこの姿勢になります。前方改善型における適した姿勢は、首が体の少し前にきている姿勢で、ねこ背になってあごを出すと、この姿勢になります。側方改善型における適した姿勢は、後方改善型の適した姿勢か、前方改善型の適した姿勢のいずれかラクなほうを選んでください。

立っているときはもちろん、座っているときや、家事をしているとき、歩いているときなども、適した姿勢を維持するように気をつけましょう。

イスに座っているとき

後方改善型に
適した
日常の姿勢
1

頭が体の真上にくるよう、
あごを引いて胸を張る。

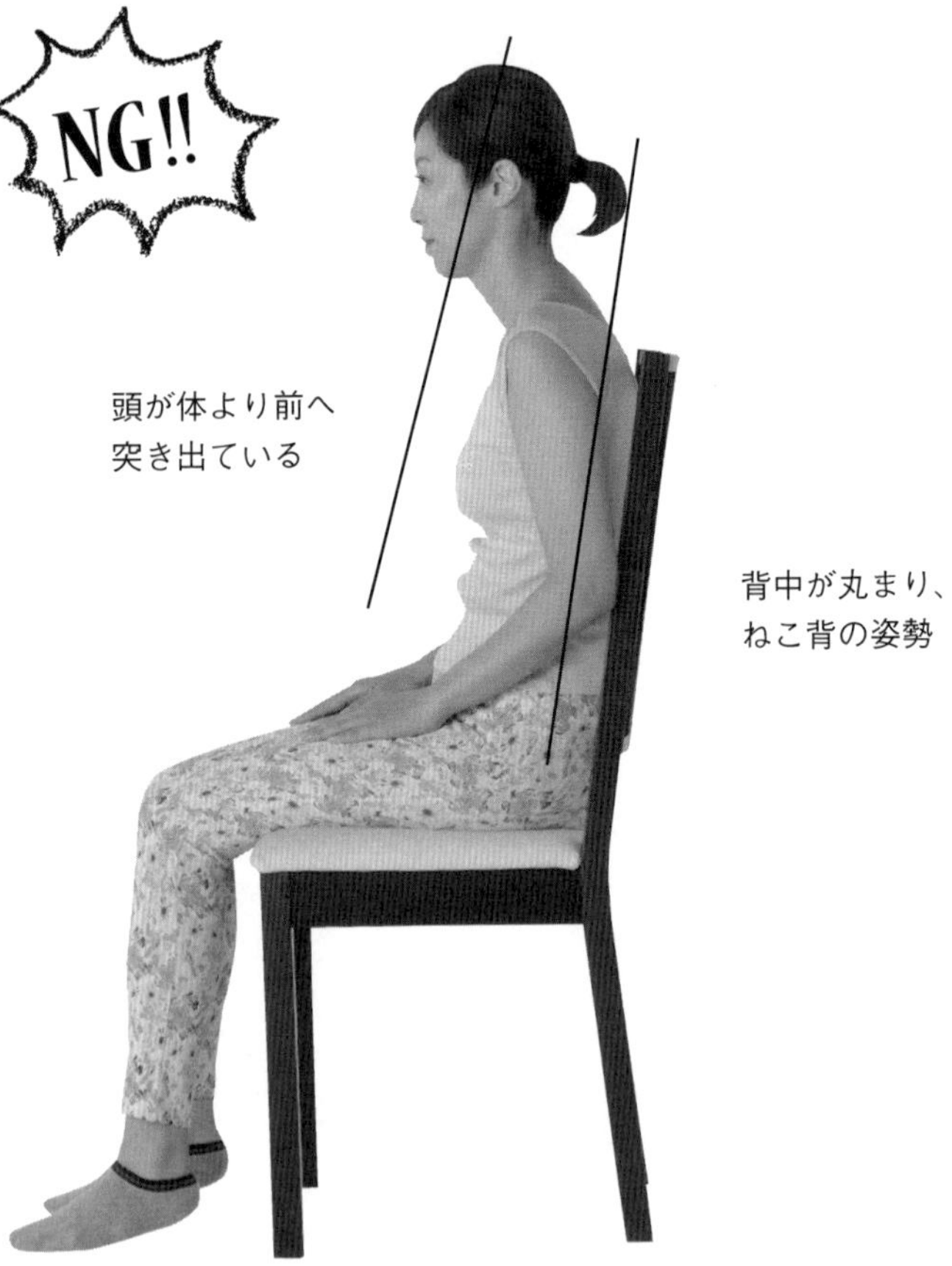
NG!!
頭が体より前へ
突き出ている
背中が丸まり、
ねこ背の姿勢

ねこ背の姿勢では、あごが突き出て、
首に負担がかかってしまう。

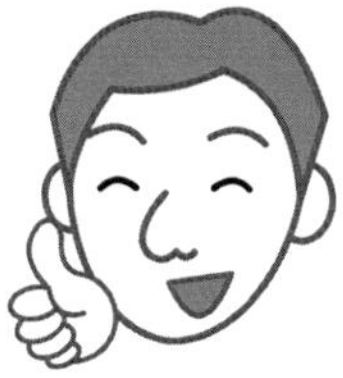

銅治先生のひと言アドバイス

頭まで支えることができる背もたれの高いイスが理想。巻いたタオルを腰にあてる（146ページ参照）とよい姿勢を保つ手助けになります。

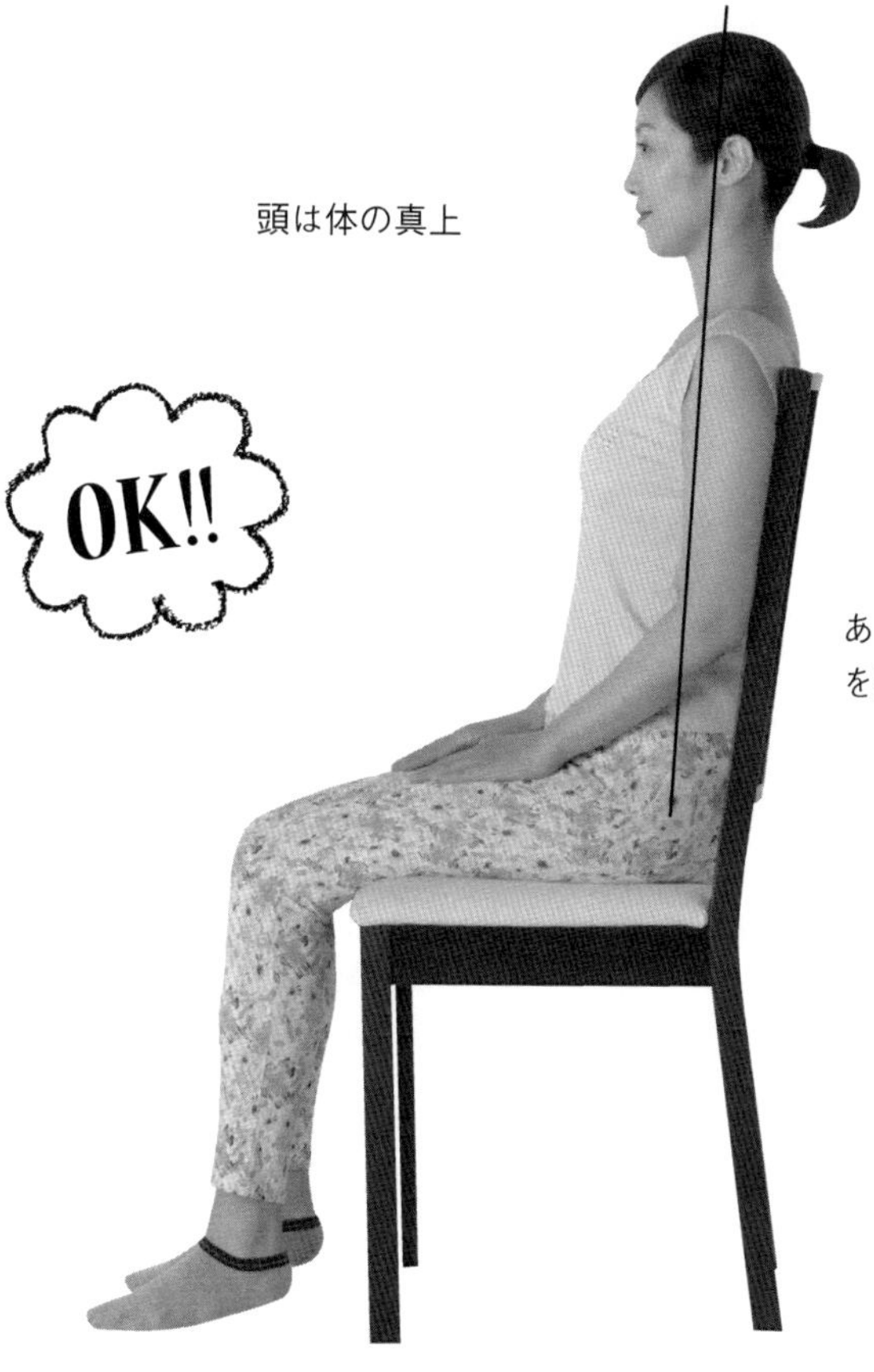

イスに深く腰かけて、あごを引いて胸を張るようにすれば、頭が体の真上にきて、首に負担がかからない。

イスに座って作業をするとき

後方改善型に
適した
日常の姿勢
2

手元をよく見ようと、
体が前のめりになり、背中や首を曲げがち。

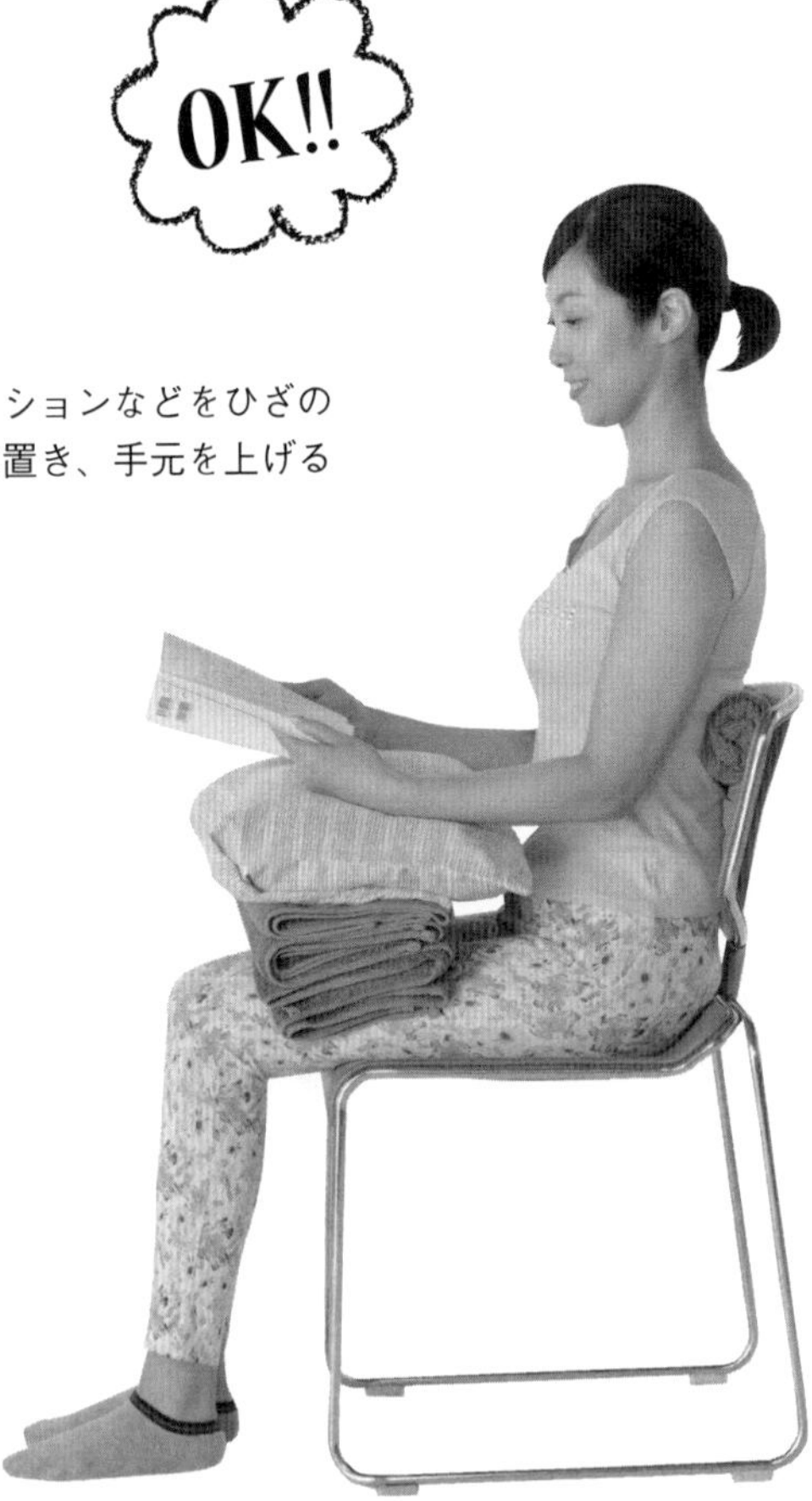

クッションなどをひざの上に置き、手元を上げる

くるくると丸めたタオルを腰にあてて、よい姿勢を保つ

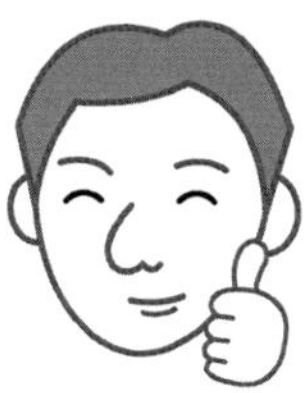

銅治先生のひと言アドバイス

あごを突き出す姿勢は、首へ負担をかけてしまいます。タオルやクッション、まくらなどの身近なグッズを活用してください。

巻いたタオルで腰椎のカーブを保つサポートをし、ひざに置いたクッションやまくらなどで手元の位置を上げれば首が前に出にくくなり、首の痛み・こり防止に役立つ

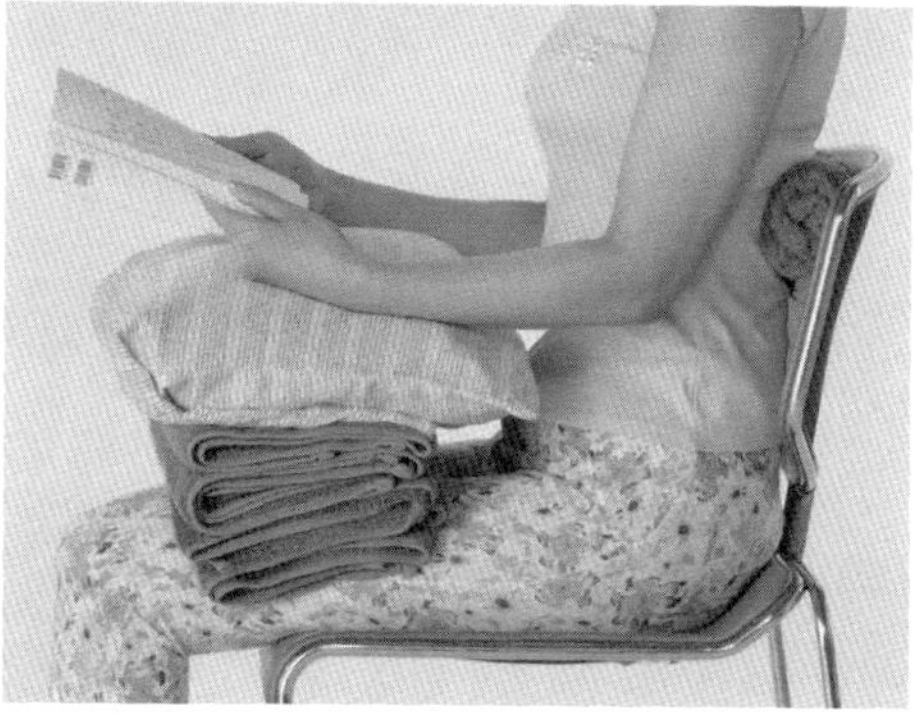

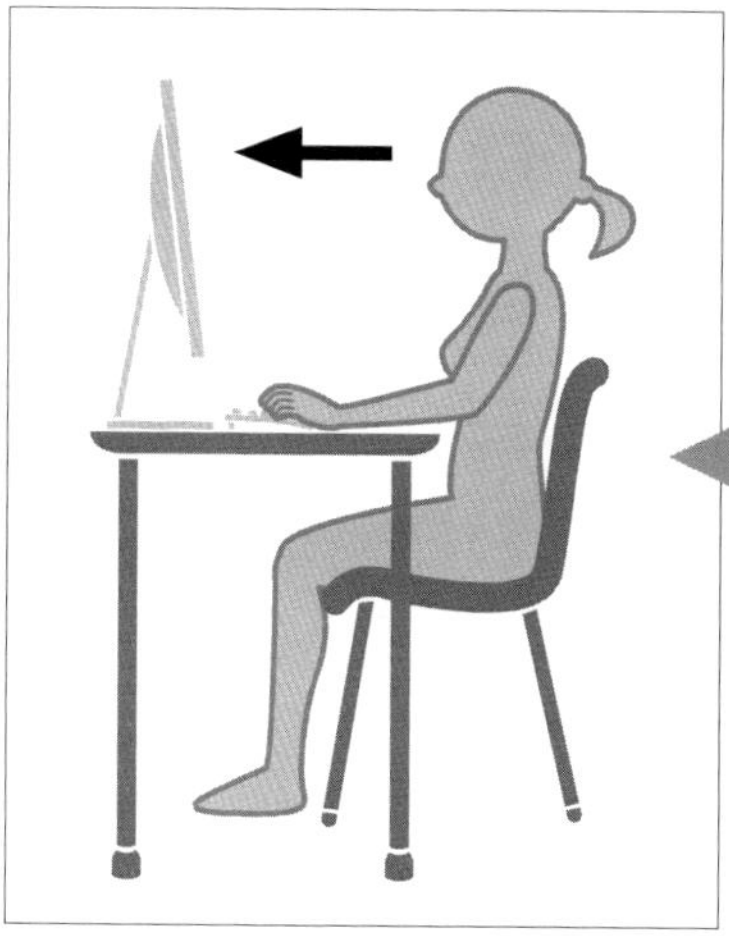

パソコン画面の位置を調整！

座ったときにパソコンの画面が、視線の高さになるように調整するのがベスト

床に座っているとき

後方改善型に適した日常の姿勢 3

あぐらや横座りは用心！
背すじをしゃんと伸ばして正座を。

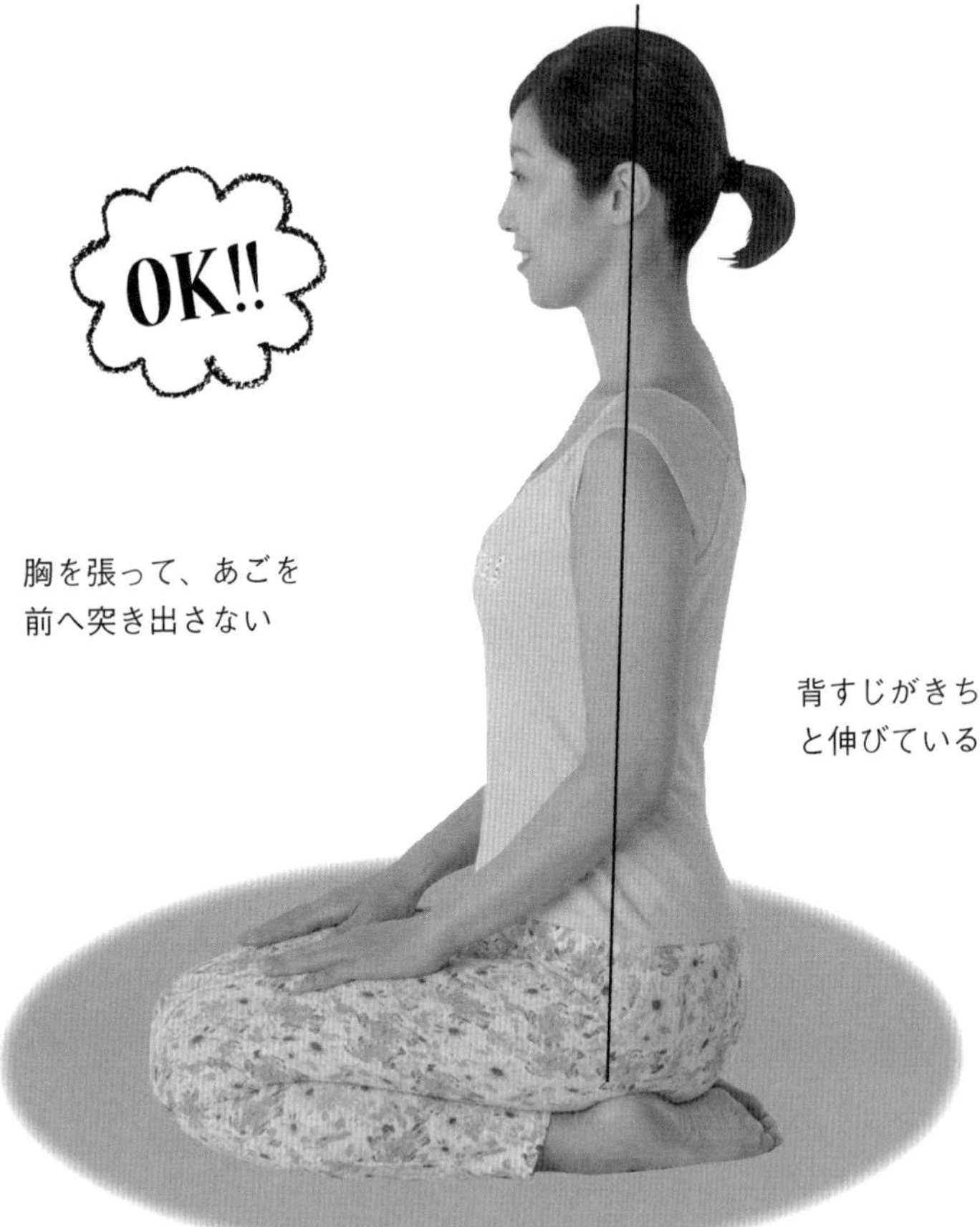
OK!!
胸を張って、あごを
前へ突き出さない
背すじがきちん
と伸びている

自然なＳ字カーブを保つよう注意すると、
あごが前に出ず、首に負担をかけない。

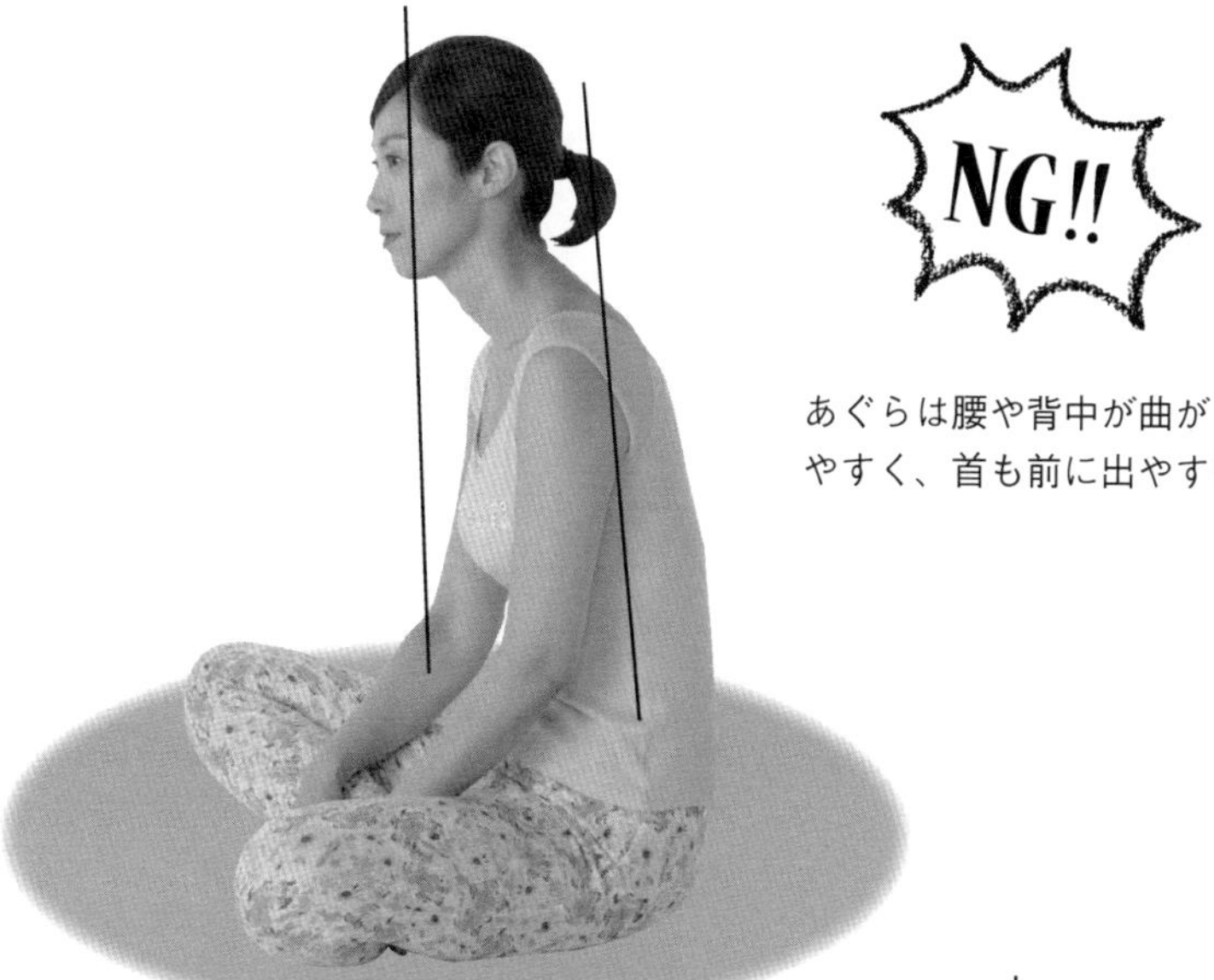

あぐらは腰や背中が曲がりやすく、首も前に出やすい

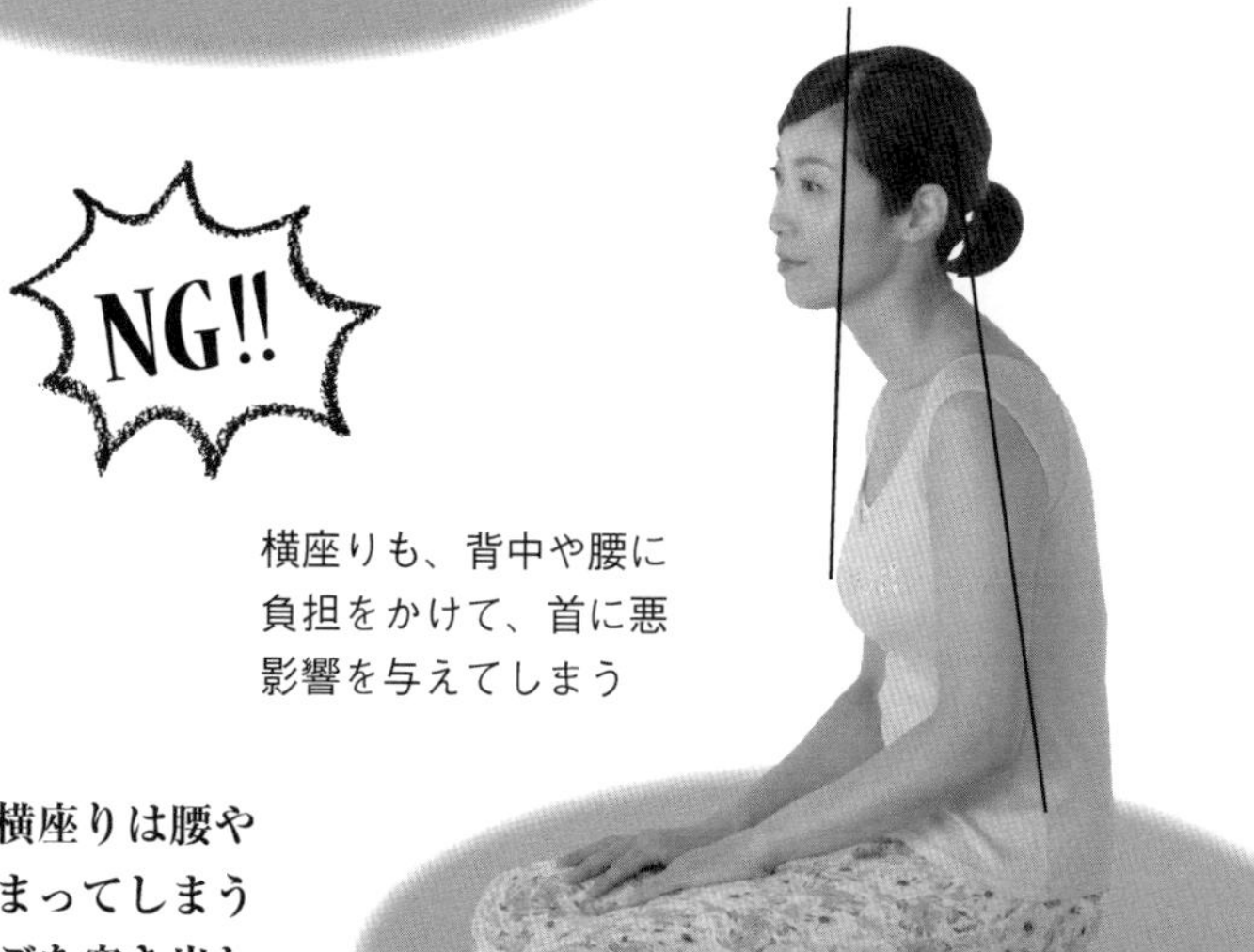

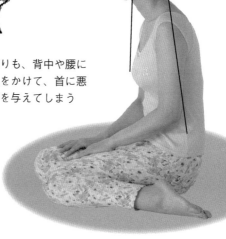

横座りも、背中や腰に負担をかけて、首に悪影響を与えてしまう

あぐらや横座りは腰や背中が丸まってしまうため、あごを突き出しがちになる。

台所で作業をするとき

後方改善型に
適した
日常の姿勢
4

ときどき休んで、首や腰を動かして。

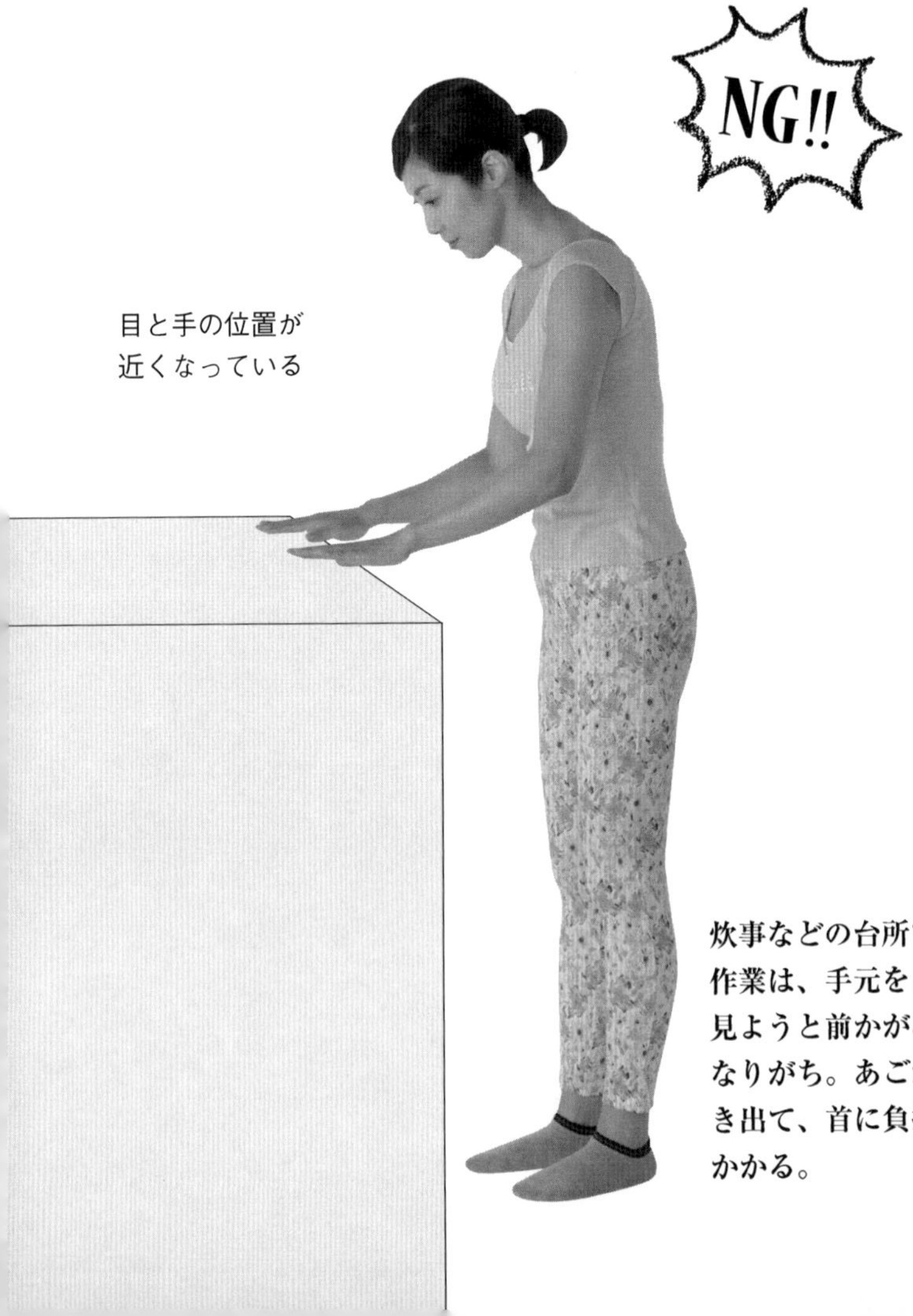

炊事などの台所での作業は、手元をよく見ようと前かがみになりがち。あごが突き出て、首に負担がかかる。

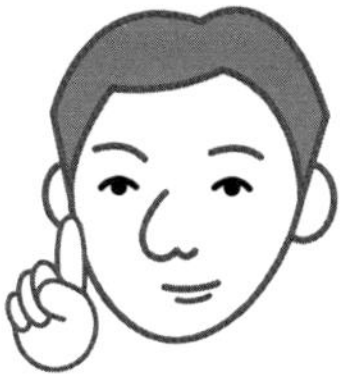

銅治先生のひと言アドバイス

集中して作業をしていると、首や背中がどんどん前かがみになります。ときどき休んで、首や腰を伸ばしましょう。

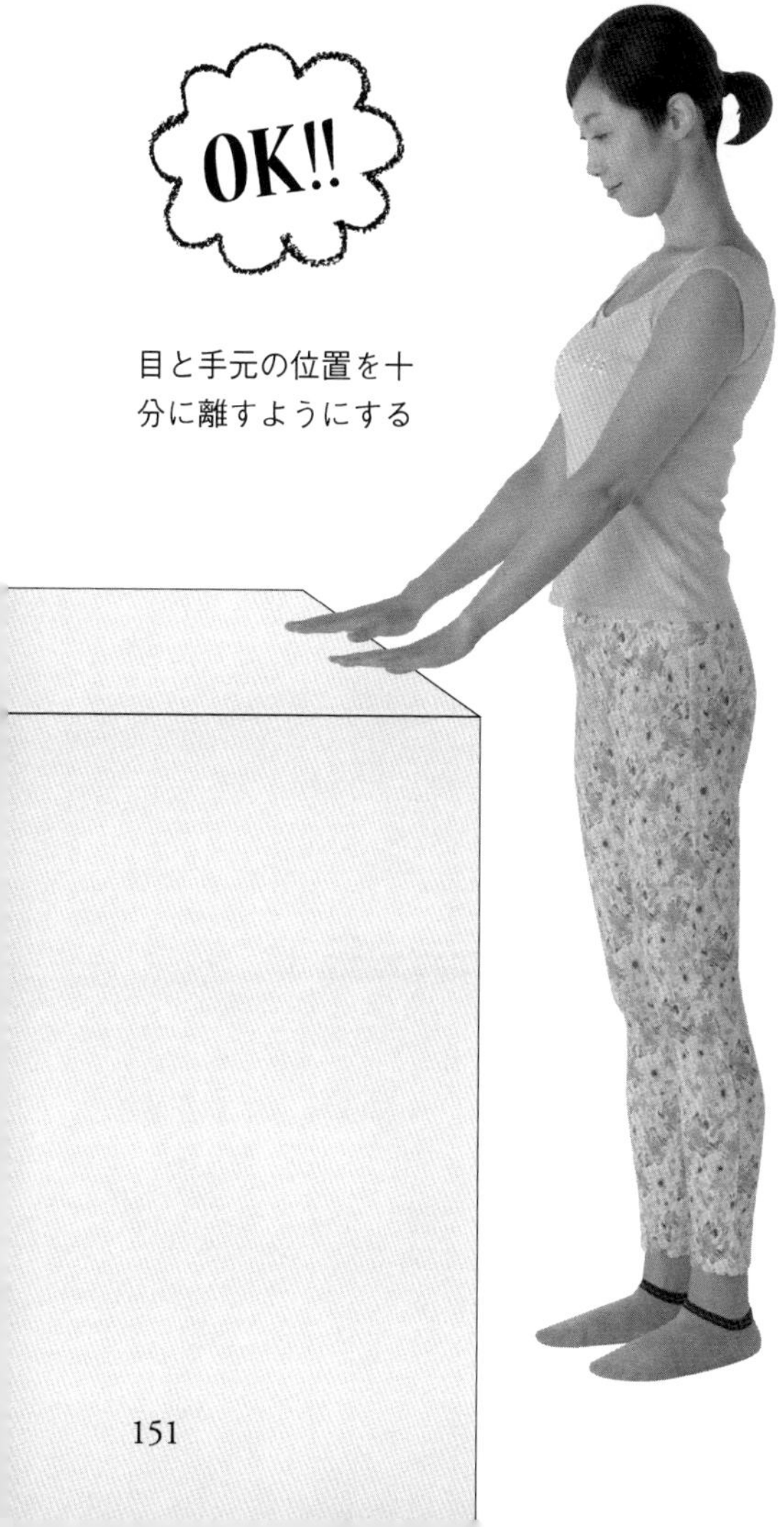

目と手元の位置を十分に離すようにする

背すじを伸ばして胸を張り、あごを突き出さない

シンク台の高さを調整するなど、背骨の自然なＳ字カーブを保ってあごを突き出さないで作業できるように工夫するのがおすすめ。

歩くとき

後方改善型に適した日常の姿勢 5

あごを突き出した前かがみの姿勢にならないよう、胸を張って歩く。

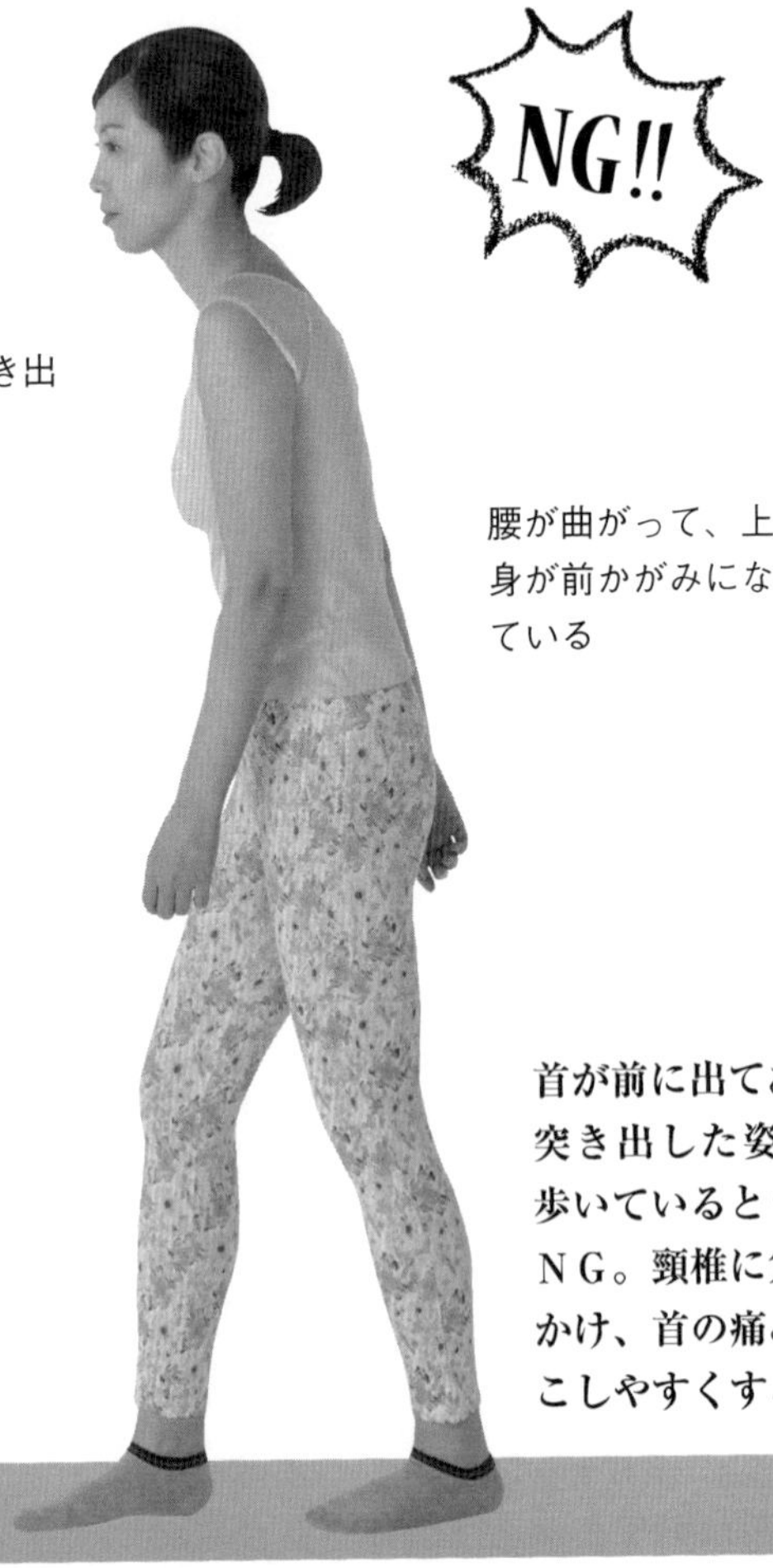
NG!!
あごが前へ突き出ている
腰が曲がって、上半身が前かがみになっている

首が前に出てあごを突き出した姿勢は、歩いているときでもＮＧ。頸椎に負担をかけ、首の痛みを起こしやすくする。

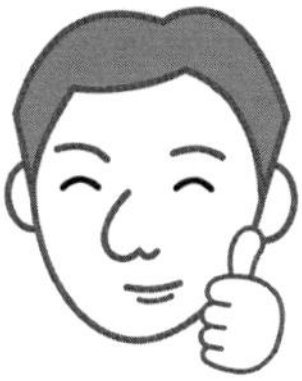

銅治先生のひと言アドバイス

首や肩から力を抜いてリラックス。背骨のＳ字カーブを意識し、胸を張り、首が前に突き出ないように注意して歩いて。

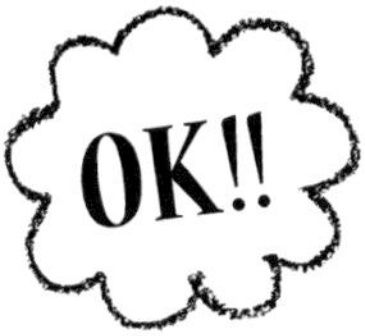

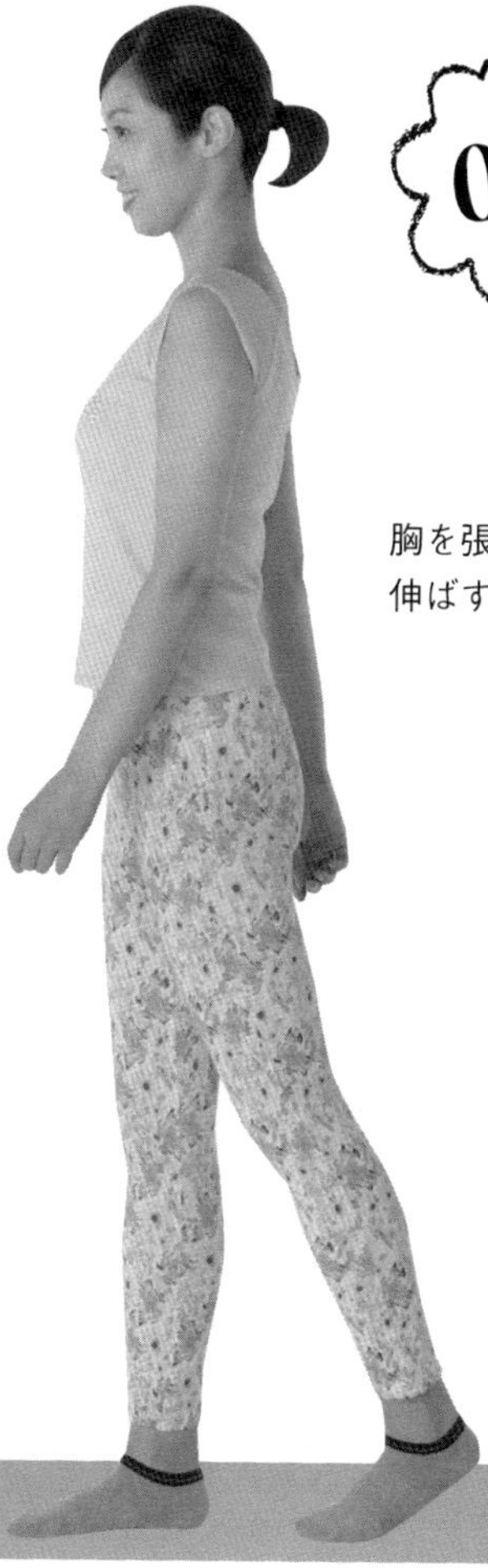

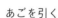

まっすぐに立ち、背骨の自然なＳ字カーブをくずさないよう、あごを引いて胸を軽く張って腰を伸ばして歩く。

カバンを持つとき

後方改善型に
適した
日常の姿勢
6

首や肩に負担をかけない
カバンを選ぶのがポイント。

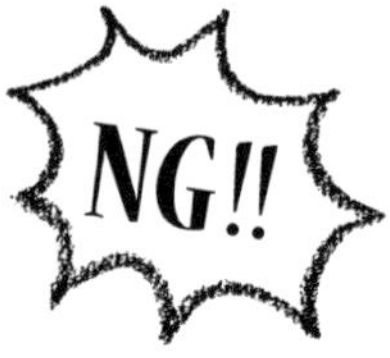

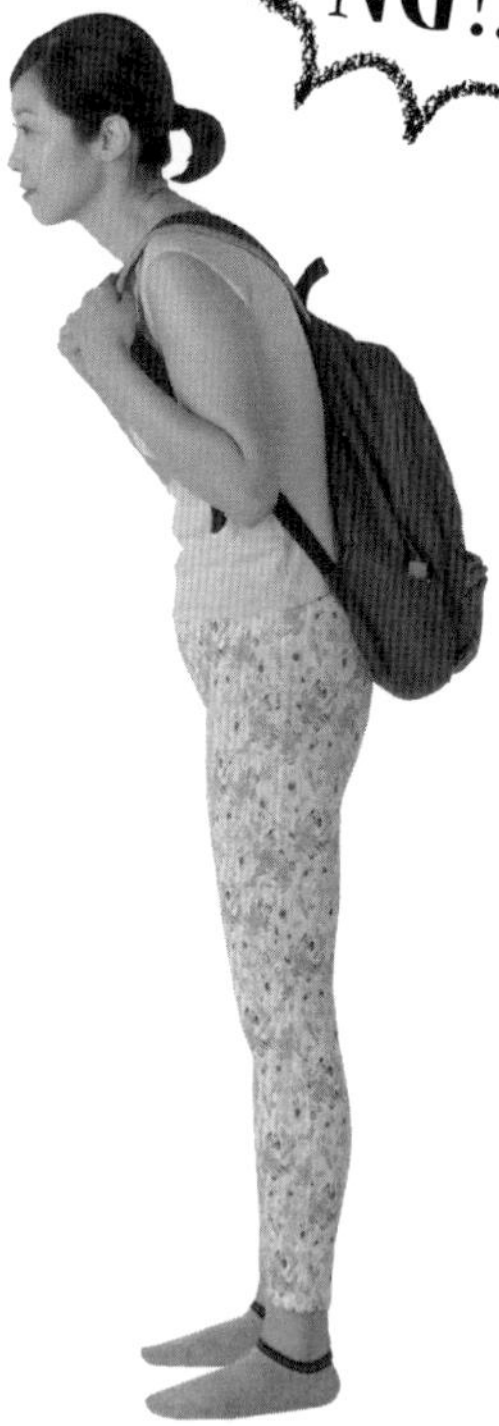

リュックサックは、
重心を調節するた
めに、背中は曲が
って、首が前に出
てしまいNG

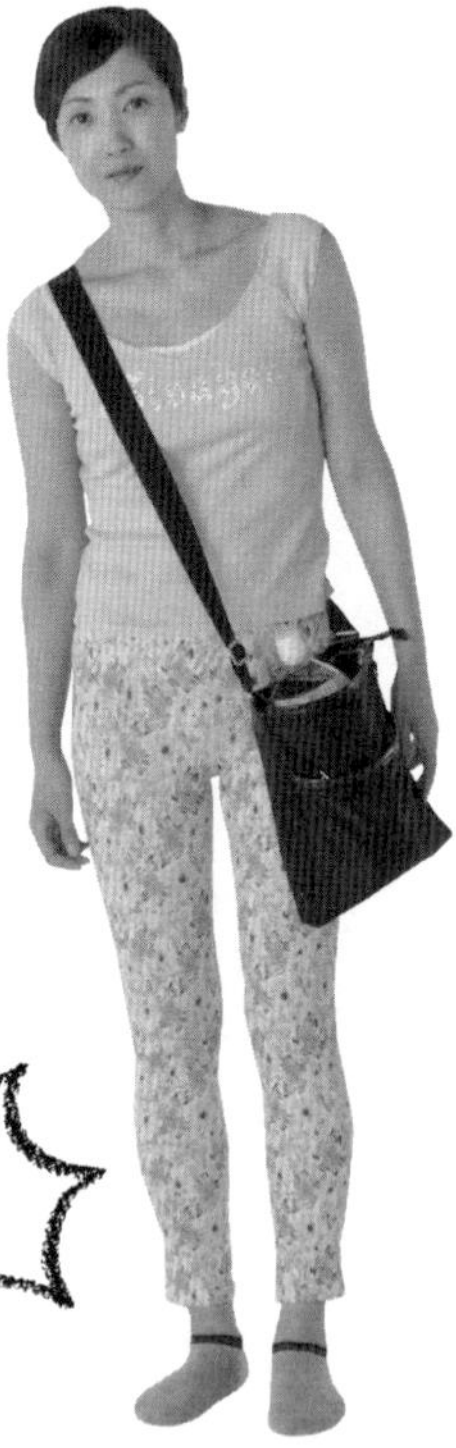

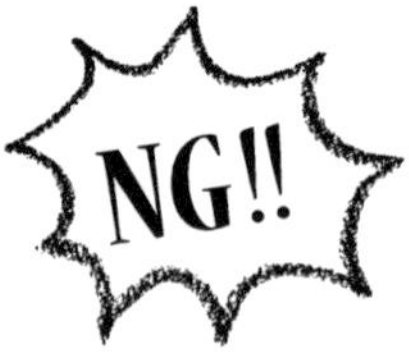

肩にかけるショルダーバッ
グは、肩を傾けるので、首
が横に曲がってしまいNG

カメラなどを首にかけっぱ
なしにするのも要注意。

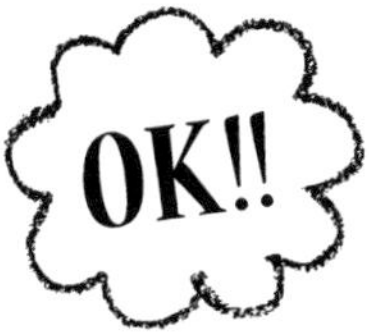

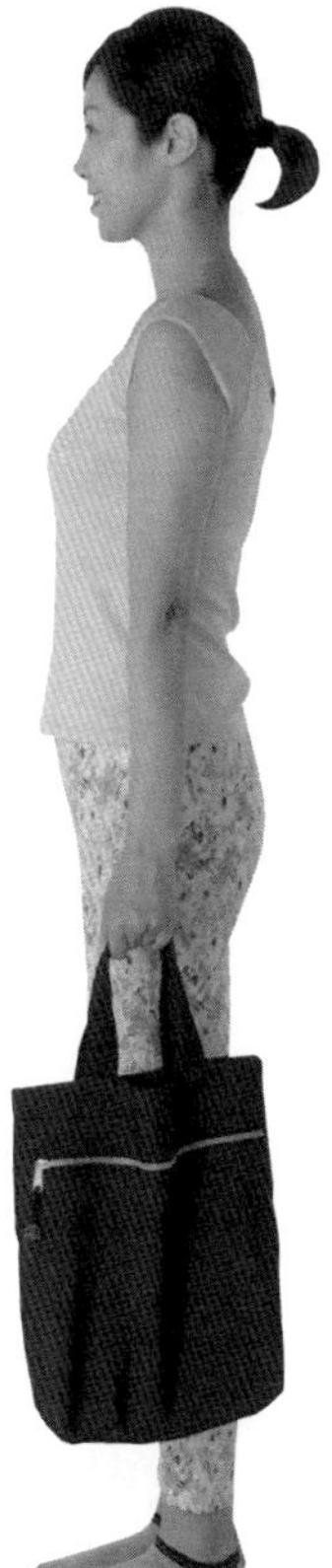

カバンを手で持つ

手さげタイプのバッグは、頸椎に比較的影響しにくい。腕に力を入れて、肩が傾かないようにして持つ。

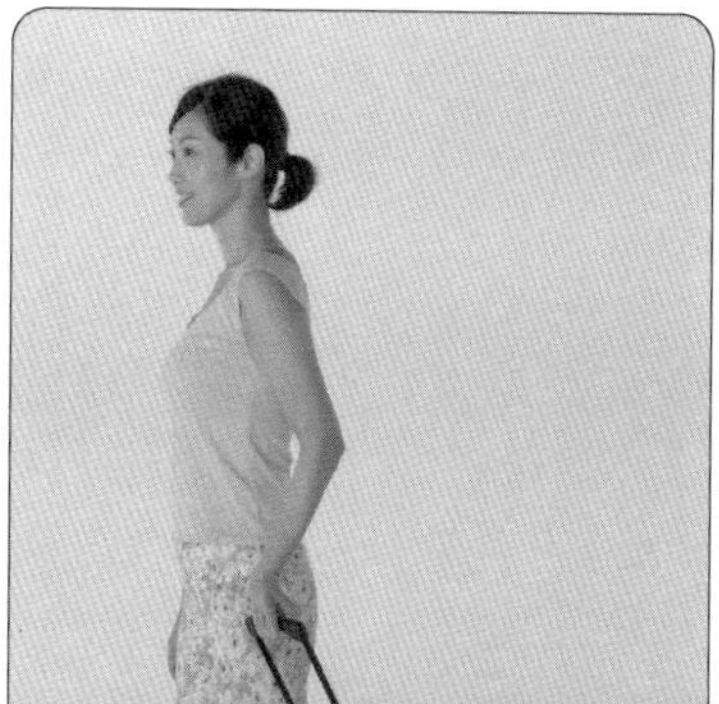

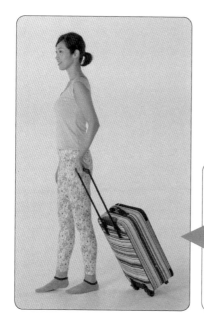

カバンがわりにカートを活用！

もっとも頸椎に負担をかけないのが、車輪つきのカート。とくに重いものを運ぶときには、カバンではなくカートを使うのが賢い選択です

まくら選びと寝ている姿勢

後方改善型に
適した
日常の姿勢
番外編

どんなときも、首をきちんと支える
ドウヤ式手作りタオルまくら

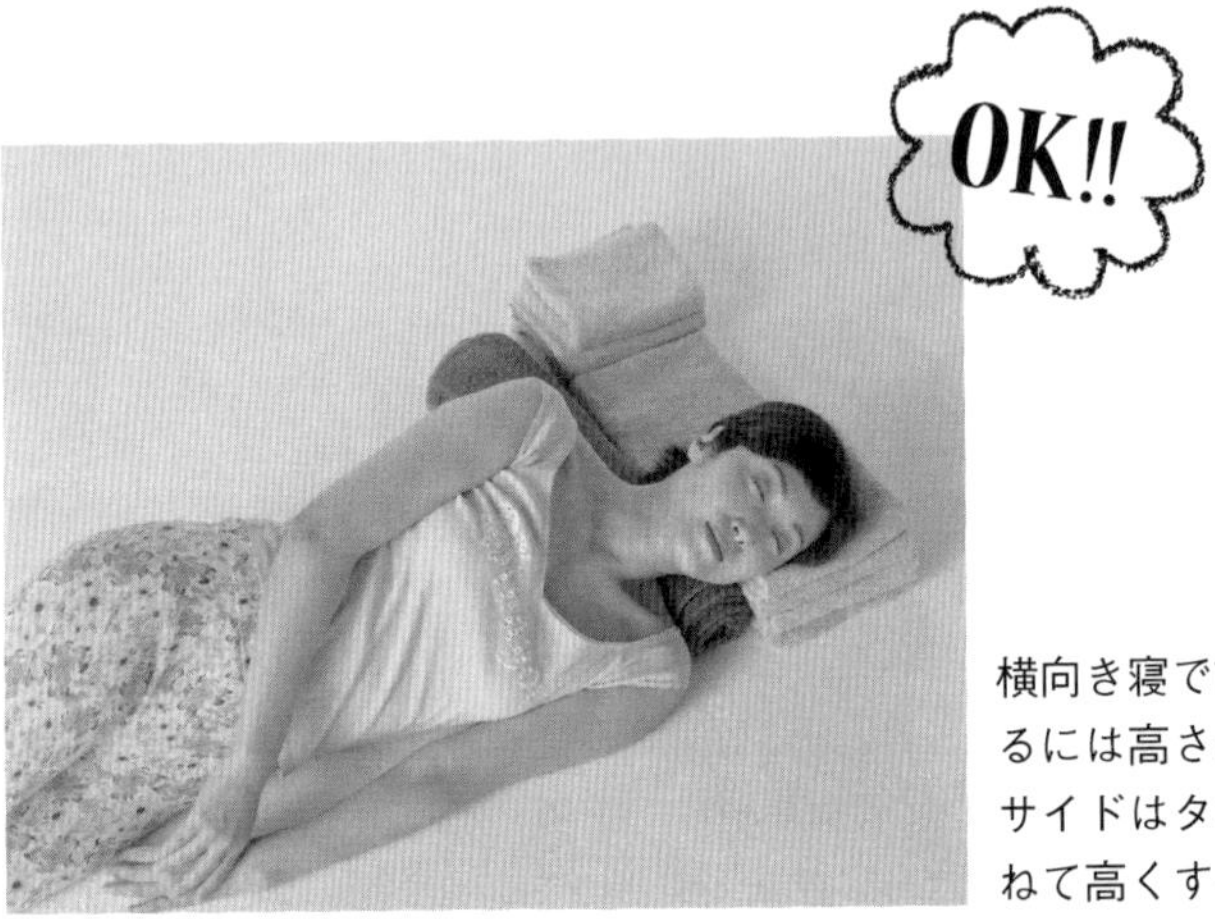

横向き寝で首を支えるには高さが必要。サイドはタオルを重ねて高くする

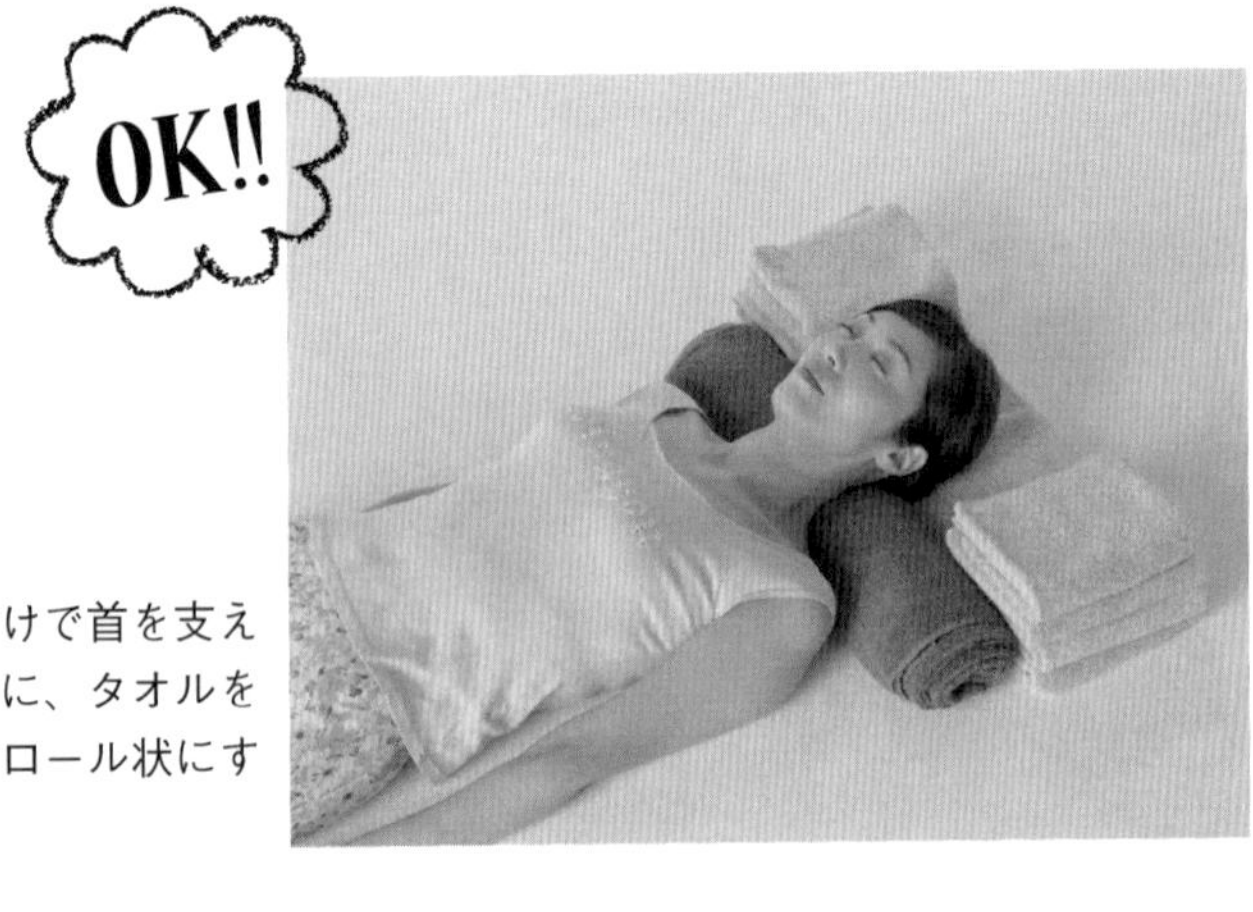

あおむけで首を支えるために、タオルを丸めてロール状にする

●ドウヤ式手作りタオルまくら

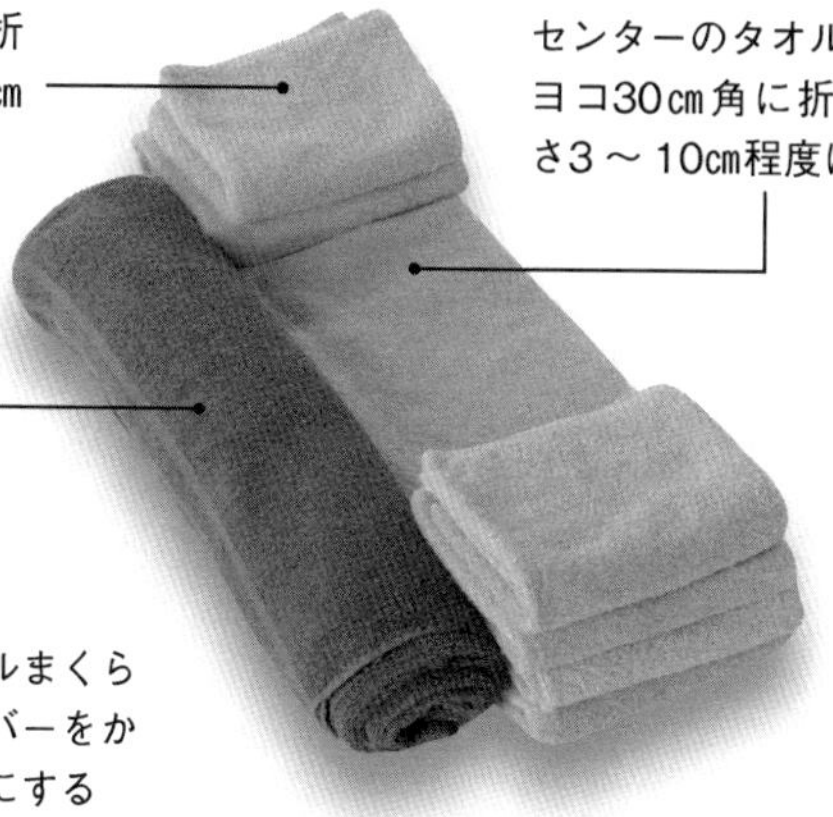
両サイドのタオルは、タテヨコ30㎝角に折って、高さ10～15㎝程度に重ねる
センターのタオルは、タテヨコ30㎝角に折って、高さ3～10㎝程度に重ねる
バスタオルは直径5～8㎝に丸める
※できあがったタオルまくらは、バスタオルでカバーをかけてくずれないようにする

●寝ている姿勢はコントロールできない

寝ているときや朝起きたときに首の痛みが強い人は、寝ているときの姿勢が悪いのかもしれません。しかし、残念ながら寝姿をコントロールすることはできません。

私が頸椎症の患者さんにすすめているのが、ドウヤ式手作りタオルまくらです。バスタオルやハンドタオルを丸めたり、重ねたりしてつくります。自分に合った高さに調整ができるうえ、寝返りを打っても首が支えられるように工夫されています。

また、寝起きに首の痛みが増す人は、寝る前や起きてすぐに「痛みナビ体操」を行うとよいでしょう。

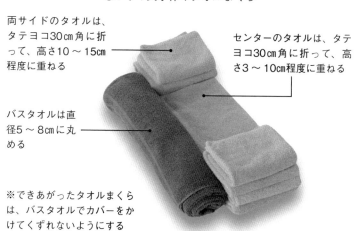

自分でできる「首の定期健診」で健康な首を保つ

●首の定期健診で隠れた問題を見つけ出す

再発予防体操が終わっても、定期的に行っていただきたいのが、次に紹介する「首の定期健診」です。この定期健診を実施することで、頸椎の隠れた問題が明らかになります。

定期健診の結果、痛む部位がどこにもなければ、あなたの頸椎は問題ないといえるでしょう。今後は正しい姿勢を心がけて、よい頸椎の状態を保ってください。また、痛む部位がまだある場合は、痛みナビ体操を行って隠れた痛みを解消していきましょう。

頸椎の部位

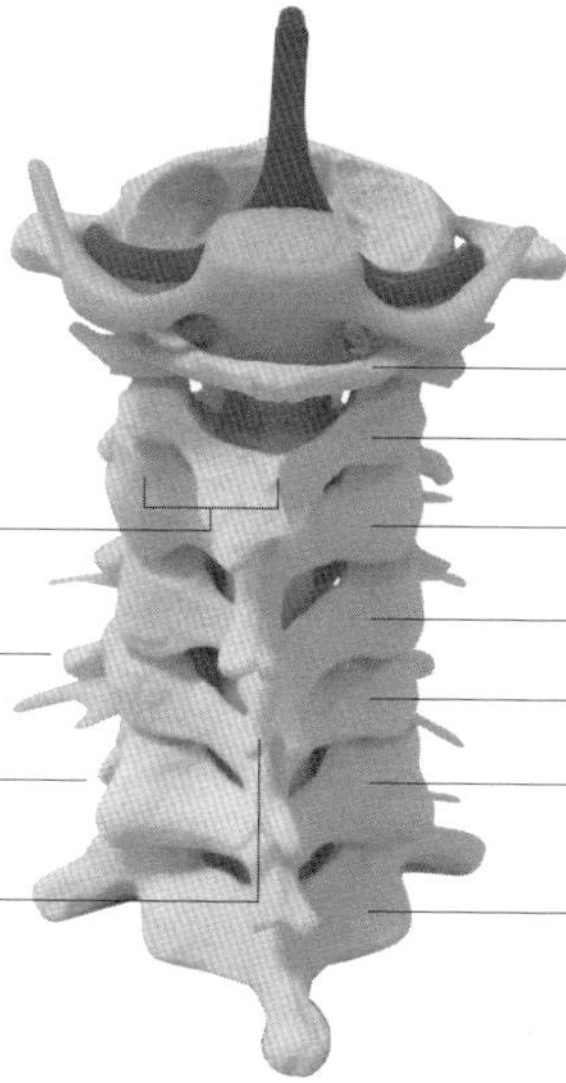
第1頸椎
第2頸椎
指幅2本分
(約3cm)
第3頸椎
第4頸椎
約2cm
第5頸椎
第6頸椎
棘突起
第7頸椎

首の定期健診のやり方

●用意するもの
硬式テニスボール…1個
●準備
床にあおむけに寝て、硬式テニスボールを頸椎にあてる。
右側に痛みが強い人は右側、左側の痛みが強い人は左側から探す

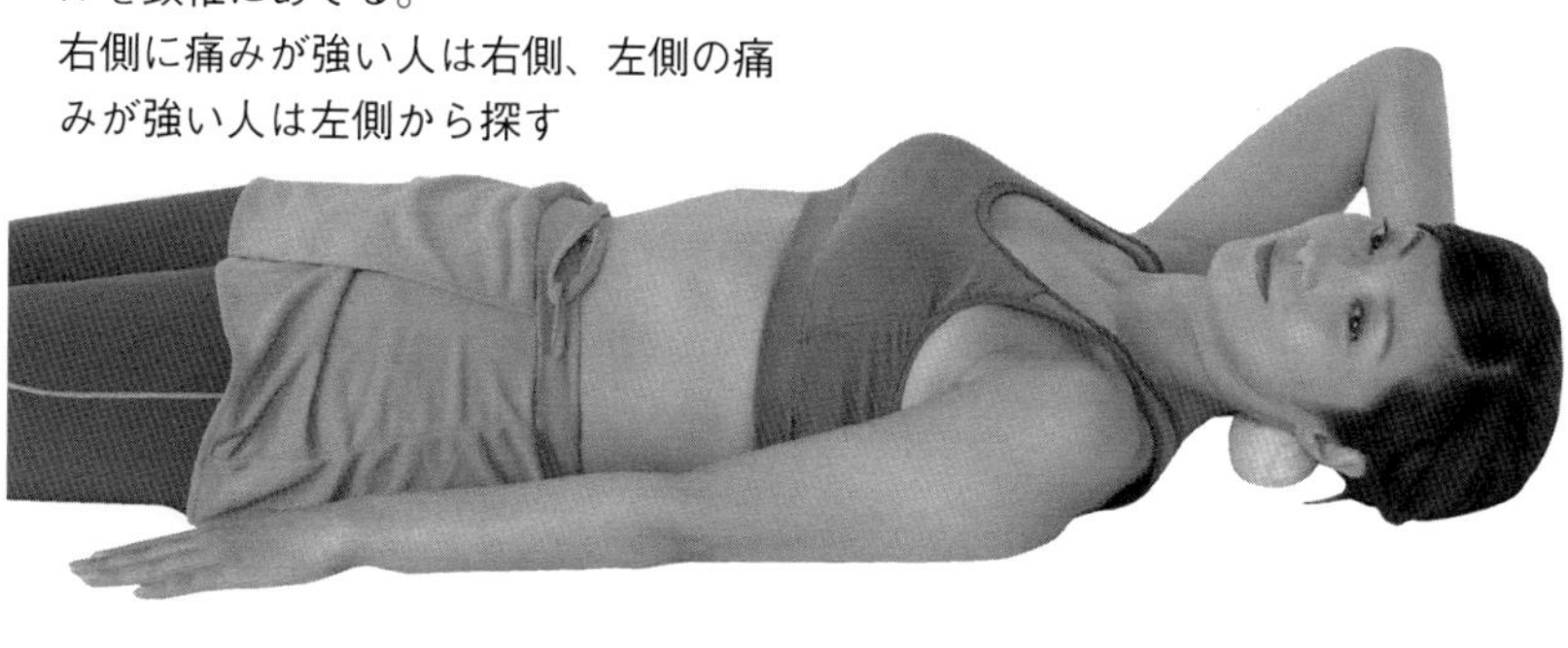

●頸椎の問題部位の探し方

首の定期健診では、頸椎のどの部位に問題があるのかを特定していきます。問題部位を探すには、まず床にあおむけに寝て、硬式テニスボールを頸椎の棘突起の横にあて、頭の圧力で頸椎を圧迫します。そのとき、ズーンと響くような圧痛を感じたところが、頸椎の問題部位と考えられます。

1つの椎骨の高さは約2㎝なので、テニスボールで頸椎のひとつひとつを押すのは無理。ですが、あまり厳密に考える必要はありません。首の根元から頭のつけ根まで、だいたい3、4カ所を押すようにすれば十分です。片側がすんだら反対側も同様に押していきます。

ズーンと響く場所こそ、隠れた痛みやしびれの震源地と考えられます。この圧痛部位は、画像レントゲンやMRIなどの画像検査の結果と必ずしも適合しないかもしれませんが、画像にこだわる必要はありません。痛みナビ体操では、あくまでも自分自身の痛みをナビゲーションにしていきます。

問題部位の探し方

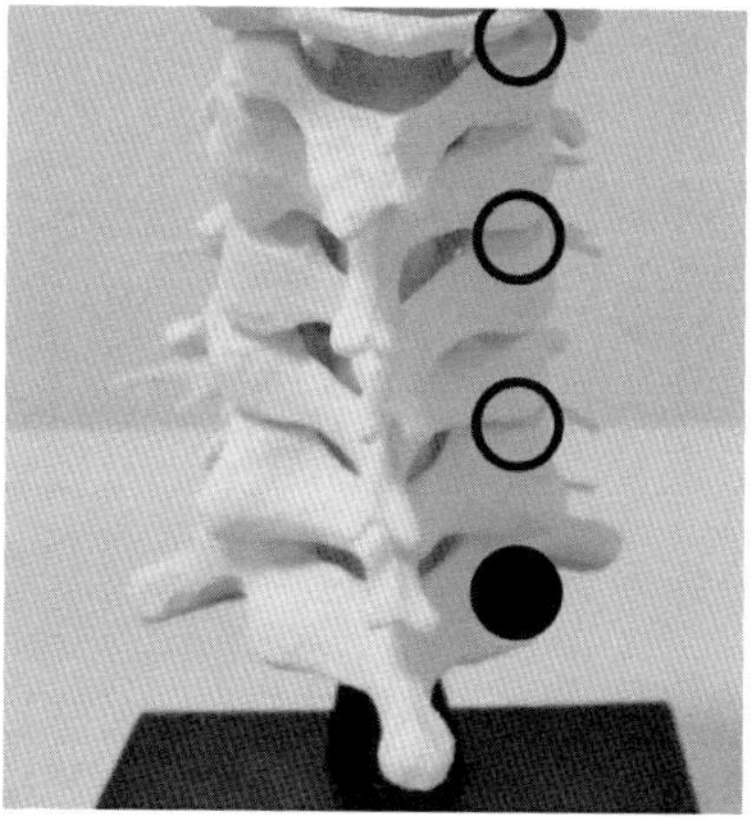

①頸椎の後部には、真ん中に棘突起という出っ張った骨をふれることができる。首を曲げたときにもっとも出っ張る棘突起が、第7頸椎の棘突起になる。この第7頸椎の棘突起から左右に指幅2本分（約3㎝）ほど離れたところにテニスボールをあて、壁に首から軽く寄りかかって、その圧力でジワーッと押す。このときに痛みがズーンと響けば、そこが問題部位と推測できる

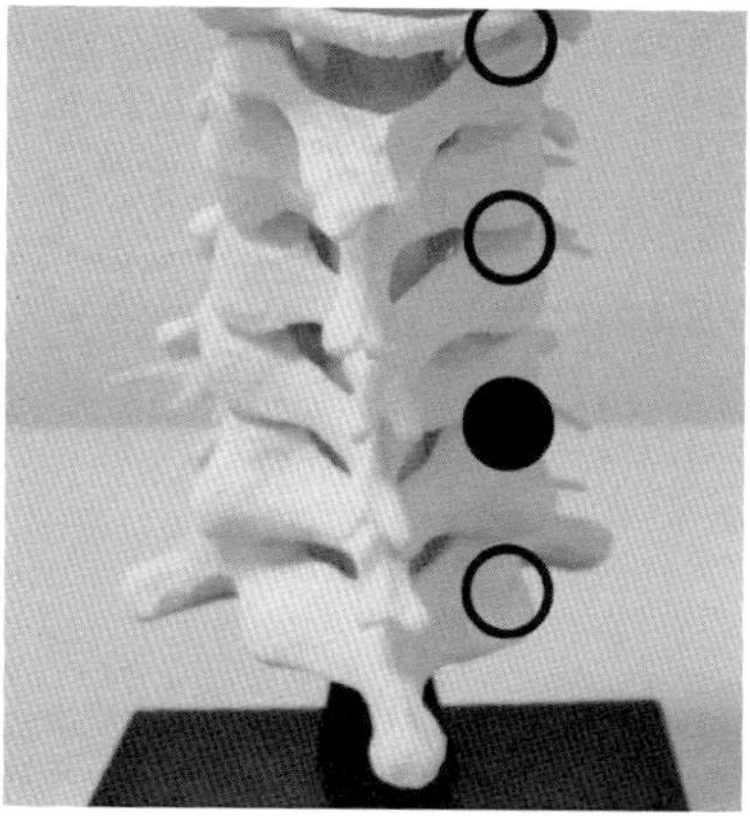

②第7頸椎を刺激したら、2㎝ほど上に移動させ、同様にテニスボールで押す。椎骨を押しては2㎝ほど上に移動して再び押すことを3、4回繰り返して、頭のつけ根の第1頸椎まで刺激したら、片側が終了

③棘突起の反対側も同様に、第7頸椎から第1頸椎まで3、4カ所を押して、ズーンと響く部位を探す

●ボールを使った首の体操

首の定期健診で頸椎の問題が明らかになったら、そのままテニスボールを使った頸椎のふり向き体操（118、126ページ）を行ってください。何回かふり向き体操を繰り返すうちに痛みが改善してきたら、場所を変えて、またふり向き体操を繰り返してください。痛みが強いときは、圧痛が軽くなるまでに時間がかかるので、テレビや映画でも見ながら体操をするといいでしょう。

右ふり向き体操

1 床にあおむけになり、ボール(硬式テニスボール) を首の右側に挟み込み、左手は頭の下に置いて、左手のひらで頭を支える

2 ボールを挟んだまま、首を右側へグーッと回し、回しきったら元に戻す

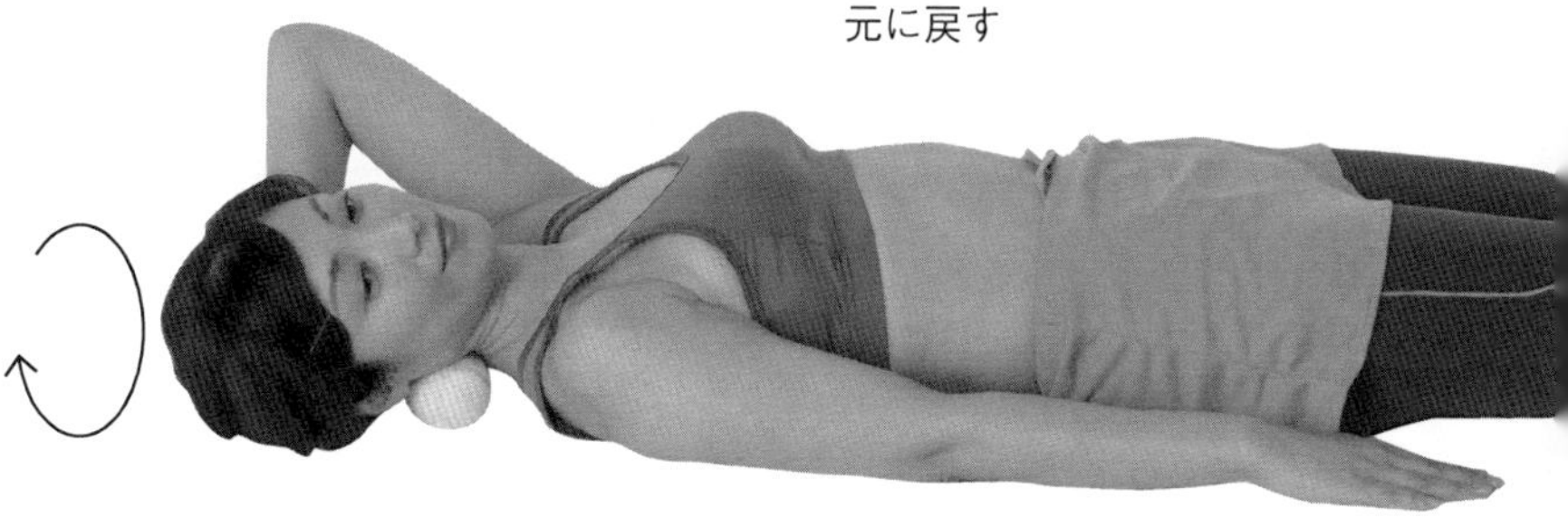

左ふり向き体操

1 床にあおむけになり、ボール(硬式テニスボール) を首の左側に挟み込み、右手は頭の下に置いて、右手のひらで頭を支える

2 ボールを挟んだまま、首を左側にグーッと回し、回しきったら元に戻す

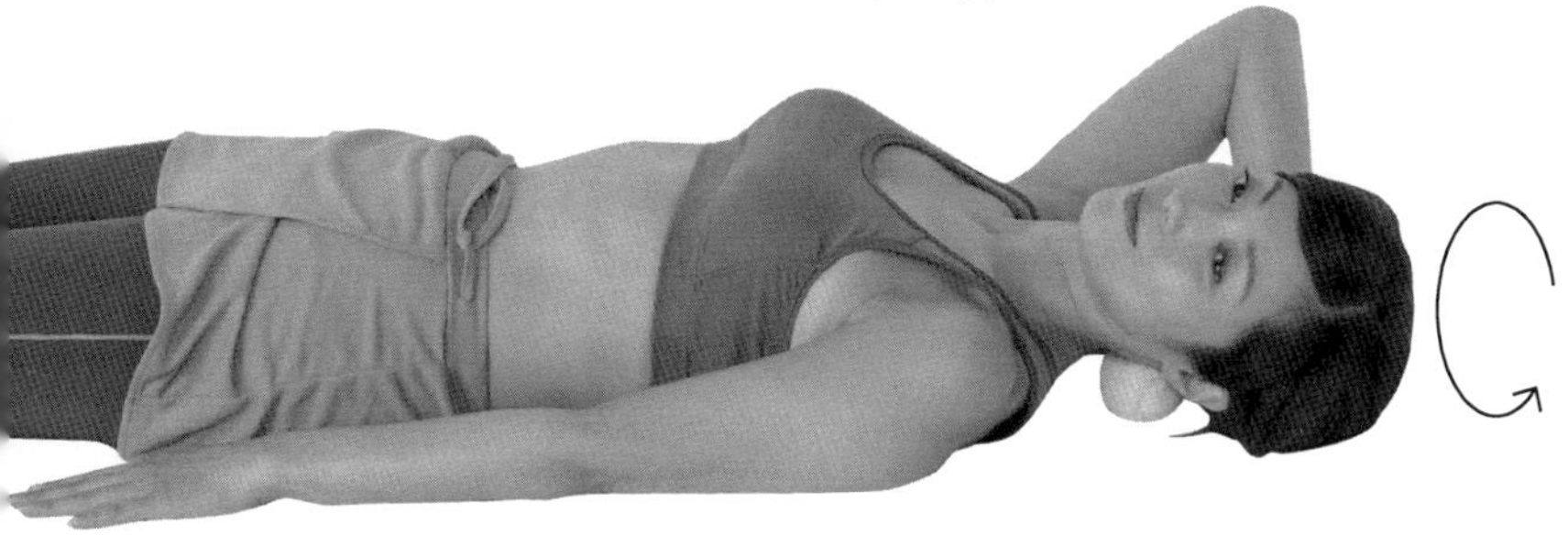

第4章

痛みナビ体操で頸椎症が改善、首や肩のこり、痛みが解消した!
体験談

頸椎症体験談

手の痛みやしびれの原因は首！ 2カ月間の首引き体操で完治した

川田美恵子さん 保育士・37歳

◉左手の痛みは授乳のせいではなく、添い寝が原因だった！

私が左手に痛みを感じるようになったのは、いまから1年ほど前のことでした。当時、わが子は10カ月。授乳の真っ最中でした。だっこをし、頭を抱えてお乳をあげていると、赤ちゃんの頭を支えた左手がジンジンと痛んできます。痛みはやがてしびれに変わり、頭を支えているのがしんどくなるほど。以前はそのようなことはまったくなかったので、「おかしいなあ」と思っていました。

とはいえ、それほど気にすることなく、授乳を続けていました。ところが、とうとう何もしていないときにも、左手に痛みやしびれが起こるようになってしまったのです。

銅冶先生にみてもらうまで、自分では「授乳のせいで左手が腱鞘炎になってしまった」と思い込んでいました。しかし、くわしく調べてもらっても、手には何の異常も見つかり

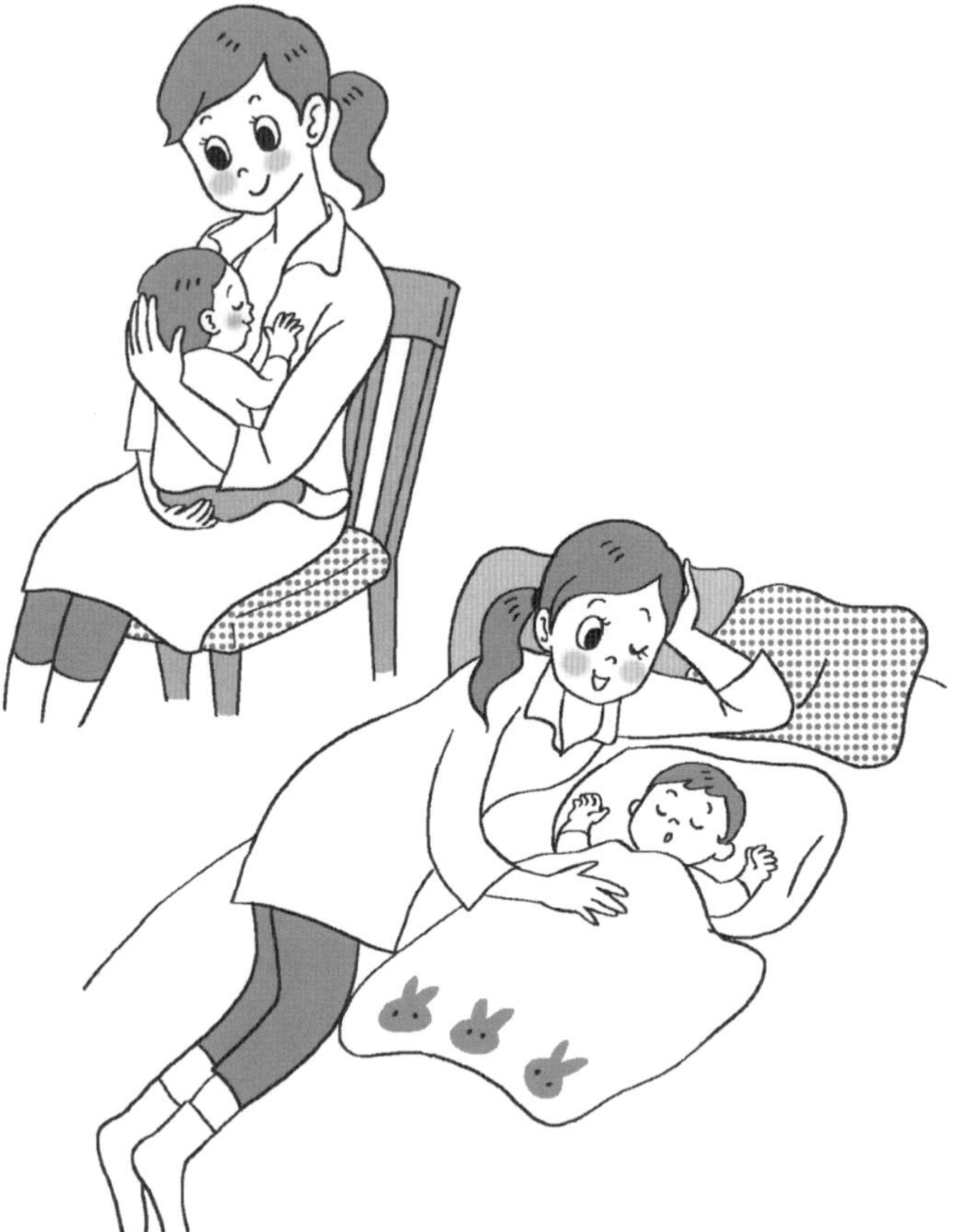

授乳の際に赤ちゃんの頭を支える左手に痛みやしびれが……。添い寝のために横向きになって寝ているせいで、頸椎に負担がかかり、手の痛みの原因になっていたと判明！

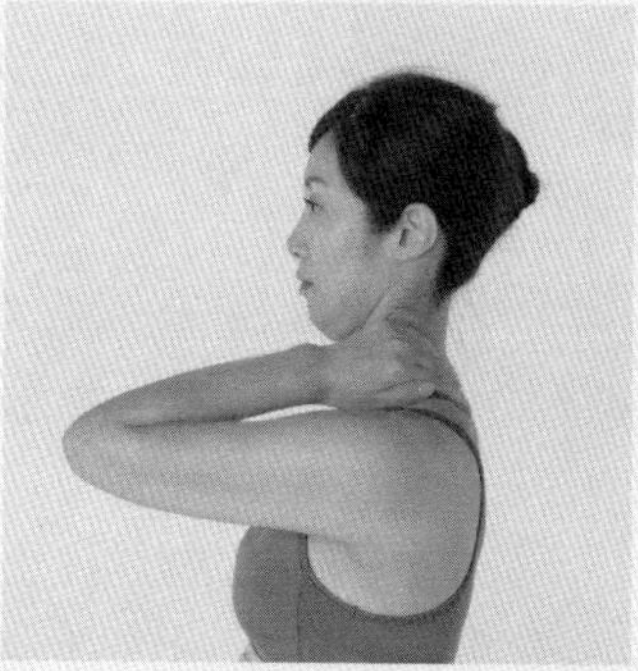

川田さんが実践したのは

手を使う首引き体操

背すじを伸ばした状態で、利き手で首の片側半分、首のつけ根あたりを押さえる。そのままの状態で、あごを後ろに引いて、戻す。

ません。そして、銅治先生から「ひょっとしたら、首が原因かもしれませんよ」といわれたのです。さらにくわしく調べると、やはり首の骨と骨の間が狭くなっていました。そういえば、首にも重いような、だるいようなイヤな感じがありました。でも、手の痛みばかりが気になり、首のことはまったく気にしていなかったのです。

毎晩赤ちゃんに添い寝をし、横向きになって寝るのが習慣になっていたのですが、そのせいで私は首に重い負担をかけていたことがわかったのです。

◎首引き体操を実践して、2、3日で効果が！

私の首の痛みに合うのは、「首引き体操」とのこと。さっそくやり方を教わって、その日から毎日行いました。また、赤ちゃんに添い寝する際も、横向きになる時間を減らすようにしました。

すると、わずか2、3日で手首の痛みがやわらいできたのを実感。1週間後には、手の痛みが軽くなり、体が楽になったと感じました。さらに体操を続けて2カ月後には、左手の痛みやしびれ、首の違和感がすっかり消失。周囲からは「姿勢がよくなった」とほめられるようになったのです。現在もときおり首引き体操を行っているおかげで、首や手の調子は良好！　痛みとは無縁の生活を送っています。

横向きになって寝る習慣は、
首に大きな負担をかける!!

横向き寝は頸椎に負担をかけ、痛みを起こす要因に。手の腱鞘炎や関節炎だと思っていても、頸椎からの神経症状として、肩のこりや手の痛みなどを起こす人が多いので注意して。

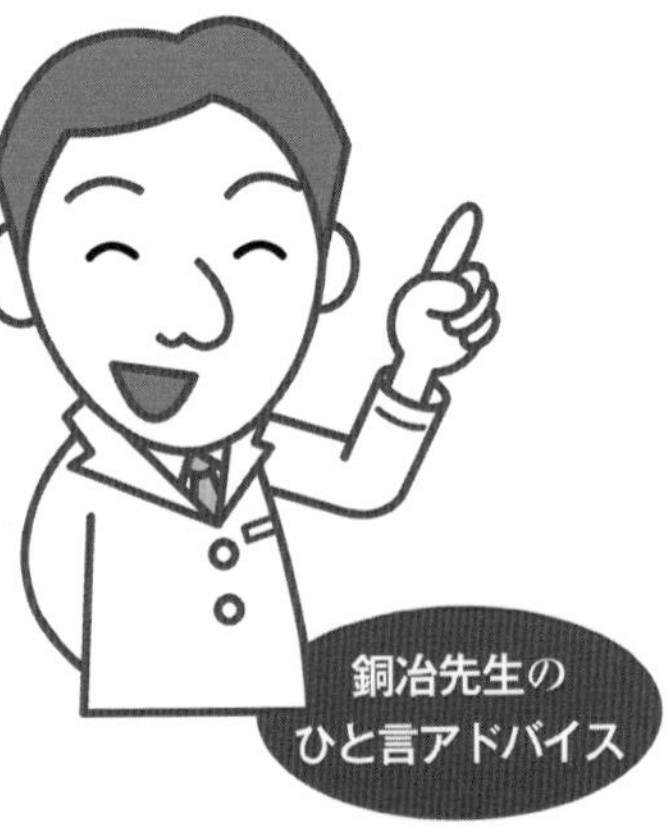

頸椎症体験談

ひどい首痛、肩こりや眼精疲労が、ふり向き体操ですっかり消失した！

谷岡優子さん　ライター・48歳

◉小学5年生のときに首に大ケガ！

私が首をケガしたのは小学5年生（10歳）のとき。重度のむち打ちと診断され、2カ月近く首にコルセットをしていました。それ以来、重い、痛い、だるいといった首の不調を感じていました。しかし、慣れとは恐ろしいもので、そんな状態が何十年も続いていると、「首が痛いのは普通」という感覚になっていたのです。

若いころはそれでもよかったのですが、40代も後半になるとやはり首の不調がつらくなってきました。とくにこりがひどく、首はもちろん肩までガチガチ。頭が痛くなったり、目はショボショボ

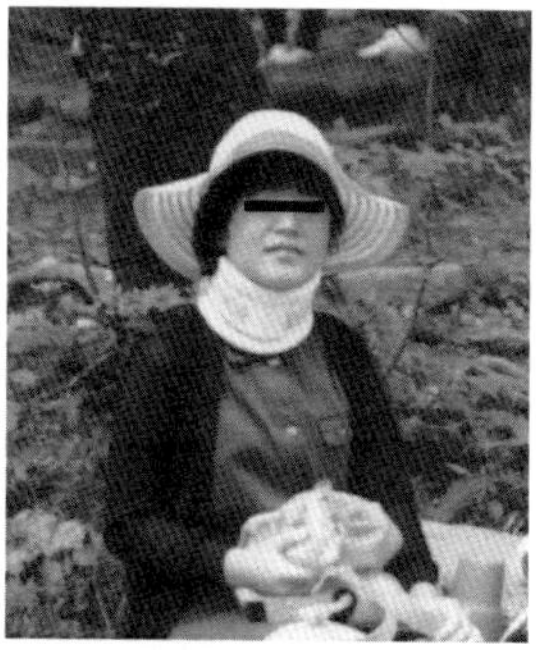

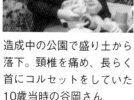

造成中の公園で盛り土から落下。頸椎を痛め、長らく首にコルセットをしていた10歳当時の谷岡さん

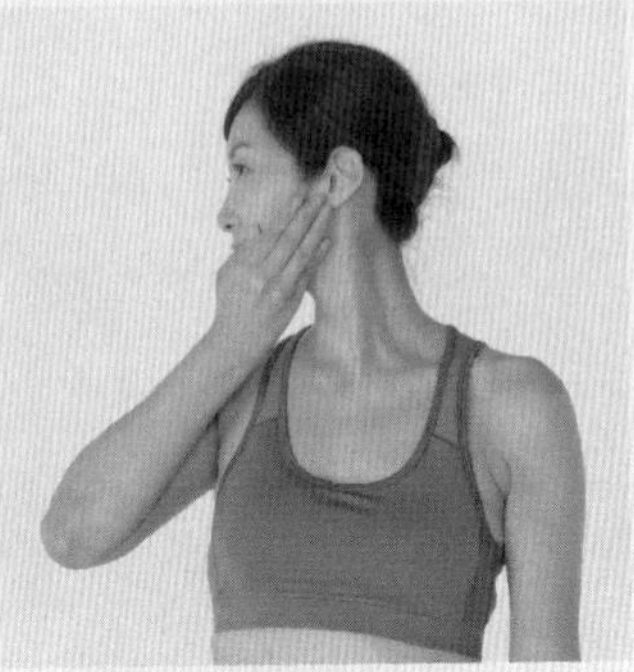

谷岡さんが実践したのは

手を使う右ふり向き体操

背すじをまっすぐに保ち、右手で左頬を押さえ、右手が頬から離れないよう気をつけながら、右にふり向く。首が回りきったら元の姿勢に戻す。

したりして、そのたびに湿布や薬でこりや痛みを抑えていたのです。

あるとき、銅治先生にお会いする機会があり、首や肩のこりに悩んでいると話しました。子どものころに負った首のケガが原因なので、自分では改善の見込みはないと思っていたのですが、銅治先生の指摘は意外なものでした。「どんな環境でお仕事をしていますか？」とたずねられ、小さなノートブックパソコンを使っていると答えると、「それが原因の可能性が高い」というのです。小さなパソコンをのぞき込むようにして長時間使用しているせいで、首に過度の負担がかかっているとのこと。ついでに痛みナビ体操も教えてもらい、実践するように指導していただきました。

帰宅後、パソコンを大きなモニターにつなぎかえ、机の高さを調整。視線と画面が一直線になるようにしました。また、「右ふり向き体操」を毎日実践しました。すると、以前はパソコンを使って1時間もすると、肩や首が痛くなってきたのが、3時間くらいは何も感じることなく使えるようになってきました。使った直後のこりや痛みもグンとやわらぎ、右に比べ回しづらかった左方向へも、首がスムーズに回るようになりました。

パソコンをかえ、ふり向き体操を続けて半年ほどになりますが、以前に比べて、首や肩のこり、眼精疲労はめっきり軽くなりました。常備していた湿布や薬はほぼ使っていませんん。改善をあきらめていた首の不調が改善し、本当にうれしく思っています。

以前のケガよりも
日常の使い方が重要に！

ケガで頸椎が変形していても、日常生活で適切な姿勢を心がけて首に負担を加えないようにし、痛みナビ体操を行うことで、首の痛みは改善が十分可能です。

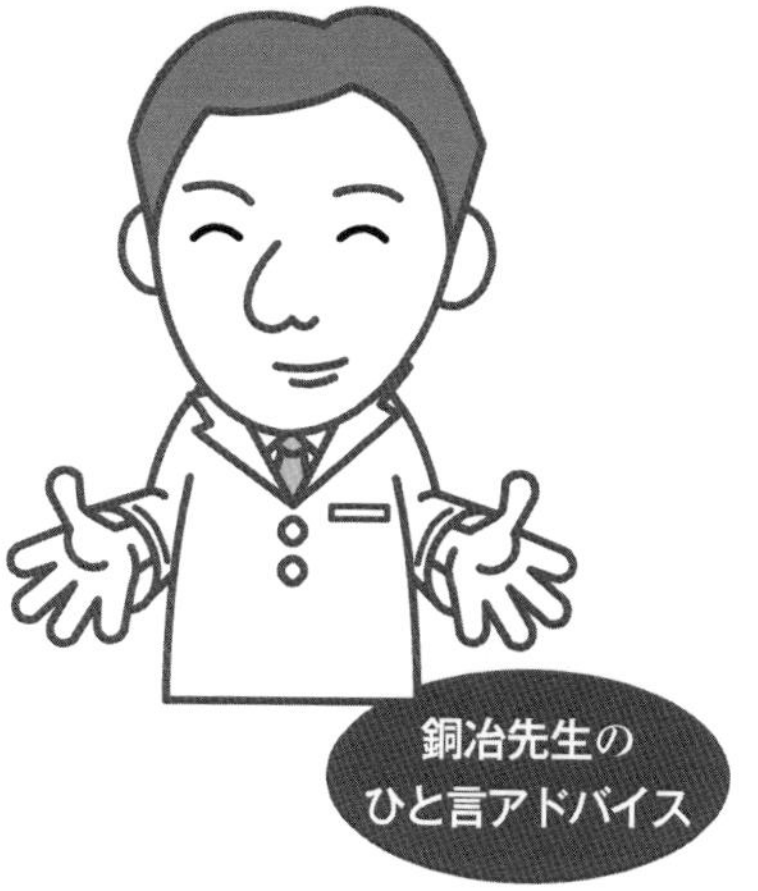

頸椎症
体験談

痛みだす前の首引き体操で悪化の一方だった首の痛みから解放！

川村麻里子さん　主婦・43歳

⦿40歳前後で首から背中にかけての痛みが強くなった！

痛みナビ体操を始めて1年半ほどたちます。昔から肩こりはあったのですが、4、5年前から首から背中にかけて痛みだし、気づいたらどんどん悪くなっていたんです。体はよく動かすほうなので運動不足ではないし、これまで姿勢が悪いと指摘されたことはありません。心あたりはまったくありませんでした。

整体やカイロなどもいろいろと試しましたが、なかなかよくなりません。湿布は効かず、痛み止めの鎮痛剤を飲んでしのいでいました。そのころ、痛みナビ体操のことを知り、偶然、仕事で行った御茶ノ水で、銅冶先生の病院を見つけたのです。

初診で撮ったレントゲン写真で、若干の側弯があるとのことでしたが、先生から「大丈夫。痛みナビ体操でよくなりますよ」といわれ、とても心強かったことを覚えています。

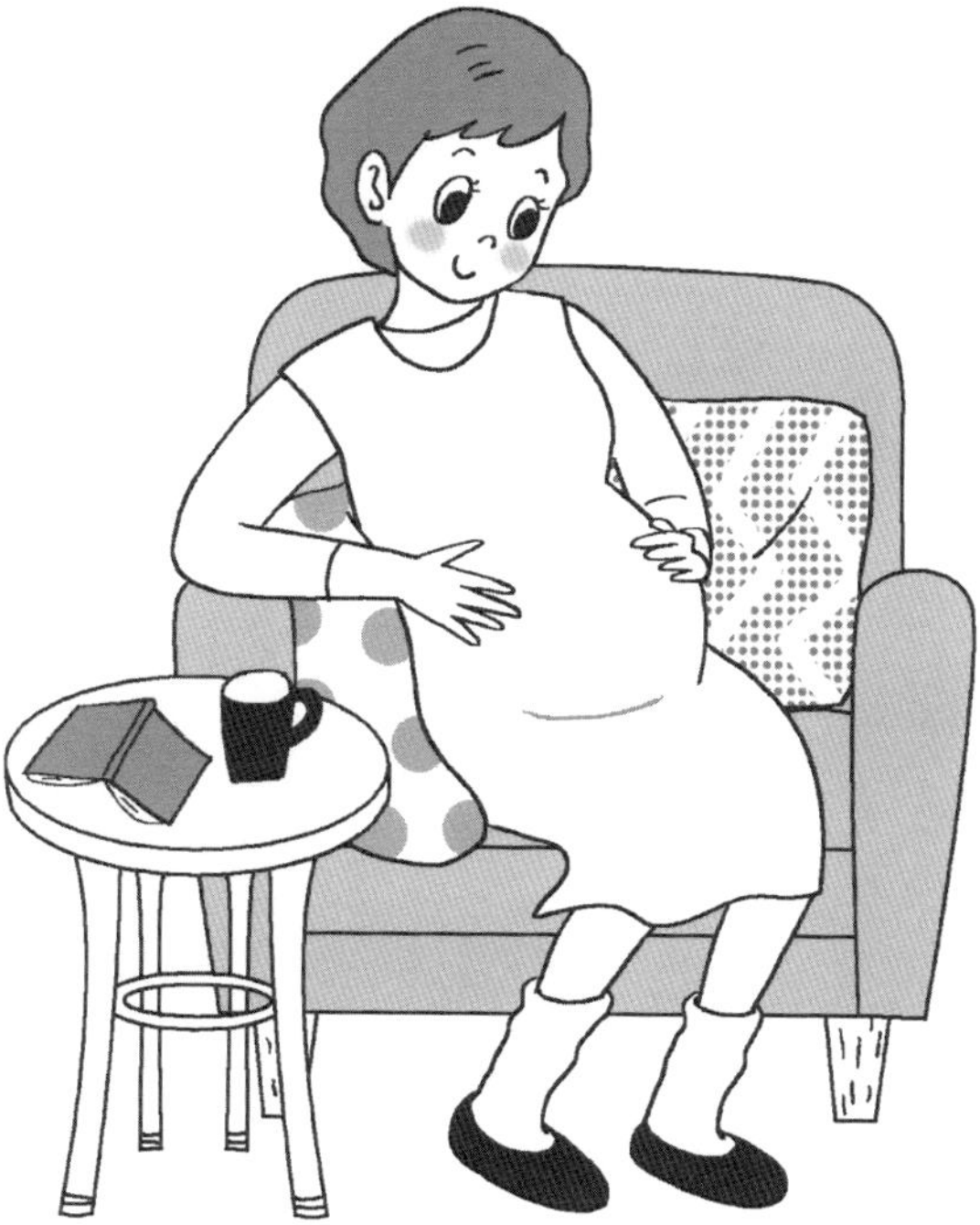

妊娠中も痛みナビ体操が大活躍！「痛み止めの薬が飲めないので、ありがたかったです」

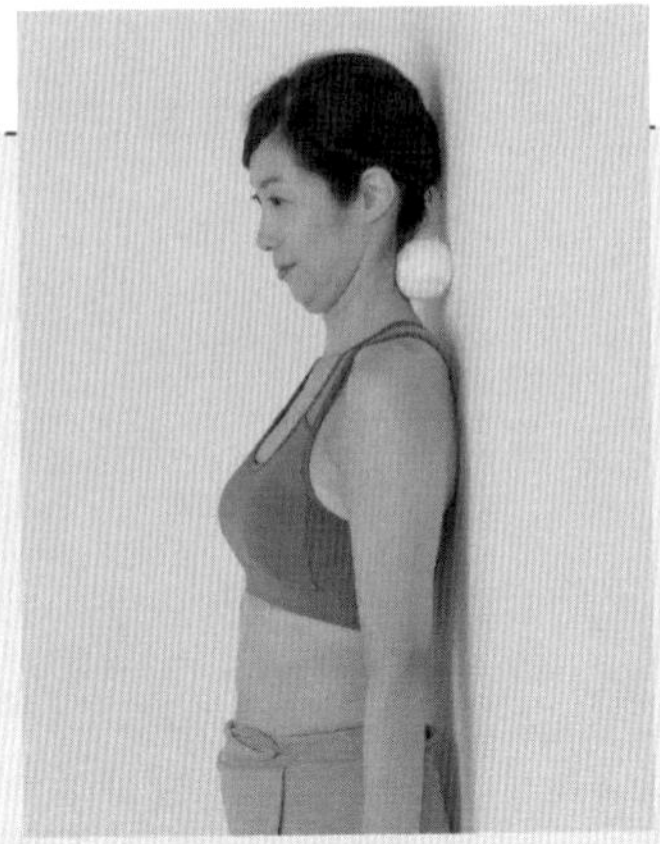

川村さんが実践したのは

ボールを使った首引き体操

壁に背をつけて立ち、テニスボールを首の痛む部分にあてる。ボールを挟んだまま、首をグッと引き、戻す動作を10回繰り返す。

その後、リハビリの先生からテニスボールを使った「首引き体操」を教えてもらいました。「これなら続けられる」と感じました。体操といっても簡単で、全然つらくありません。むしろ、ボールの刺激が心地よく、体操の後は首がスッと軽くなりました。

翌日から1日何セットと決めずに、「気になったらすぐ」を実践。首のせいなのか、背中や腰にも痛みが出ていたので、ボールの位置を背中や腰にズラしながら刺激していました。半年くらいは、よくなったと思ったら、寝ちがえて痛みがぶり返すといった一進一退でした。それでも整体やカイロにはなかった「よくなるだろう」という感触がありました。改善への光が見えたのです。

最初の直感どおり、しばらく続けると、朝つらくない日が増えてきました。以前は起きてから寝るまで、痛みがついて回っていたのですが、だんだんと体がラクになってきたんです。

1年が過ぎたころからは、毎日ではなく、じわじわとくる〝痛みの予兆〟を感じたら首引き体操を行っています。おかげで「痛くてたまらない」ということはなくなりました。痛みから解放されたと感じています。

出産したのですが、妊娠中は痛み止めの薬が飲めないので、こまめに体操をしていました。お腹が大きくても無理なくできて、本当にありがたかったです。もう二度と痛みに苦しめられたくないので、これからも痛みナビ体操を続けていこうと思っています。

痛みの原因よりも改善する方法を見つけるほうが大事！

痛みナビ体操は、原因がわからなくても改善が望めます。川村さんのように初回で効果を実感できたという人も多く、やる気につながっているようです。

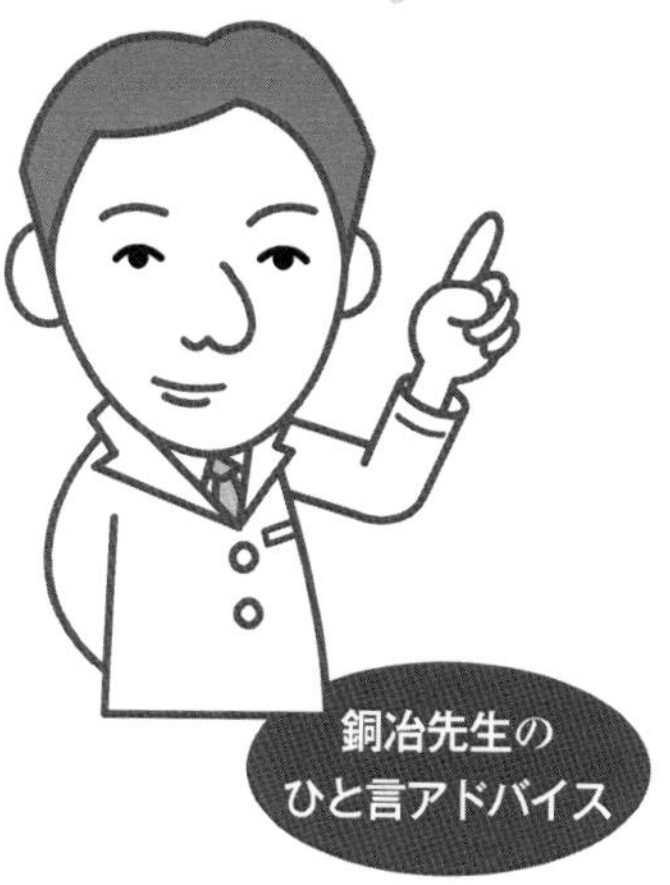

頸椎症
体験談

首を治せば、腕も上がる！
胸椎の矯正で痛みとり効果がアップ

水野さとみさん　会社員・47歳

⦿四十肩をあきらめない！

昨年、後ろに置いた本をとろうと無理な姿勢になったとき、肩をひねってしまいました。以来、肩のつけ根あたりに痛みがあり、腕が肩より上に上がらなくなってしまったのです。「とうとう四十肩になってしまった……」とガックリきましたが、そのうち痛みは消えるだろうと思っていました。ところが、治る気配すらない。「鍼灸にでも行こうか」と考えていたとき、銅治先生から痛みナビ体操を教えてもらう機会があったのです。

私は四十肩なので首は関係ないと思っていたのですが、首の体操をしたとたんに痛みはあるものの、体操をする前よりも腕が上がるようになったのです。先生からも「改善がみられたのなら、首の体操で治りますね」とお墨付きをもらえました。くわしく調べると、私の場合、「右倒し体操」がもっとも適しているとわかりました。

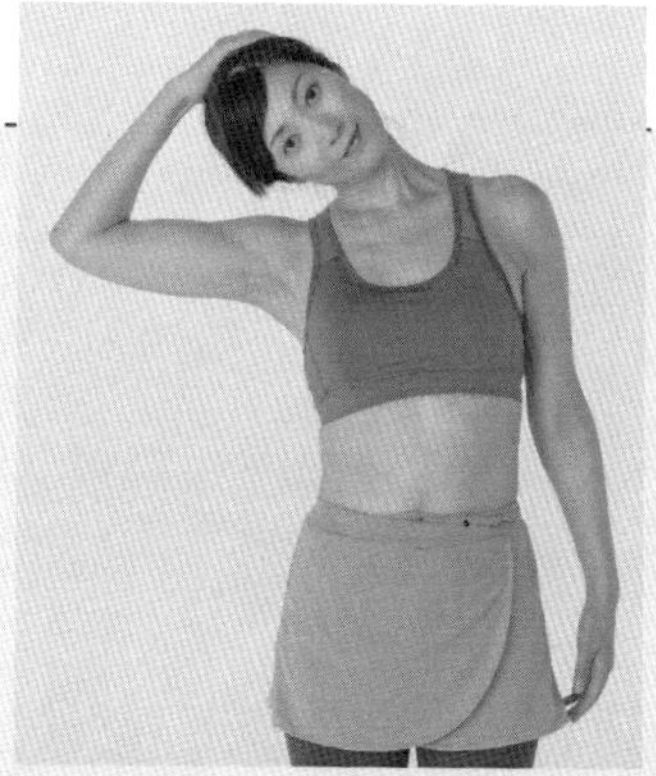

水野さんが実践したのは

手を使った右倒し体操

背すじを伸ばした姿勢で右手を左耳の上あたりに置き、右側へ引っぱる。頭をゆっくり倒し、戻す。痛い部分を押さえてもよい。

右倒し体操を中心に、首引き体操、さらに、胸椎の前側をボールで刺激する体操も行いました。10回1セットを朝と就寝前の1日2セット。仕事が忙しく忘れることもありましたが、4カ月ほどで痛みが半減、なんとか〝バンザイ〟ができるまでになりました。最初のころ、胸椎刺激でボールに力を込めると、かなりの痛みがあったのですが、気にならなくなりました。現在、姿勢や荷物の持ち方などにも気をつけ、痛みが再発しないように努めています。

みなさんが考える〝肩〟は〝首〟の一部です！

本来、肩と呼べるのは〝肩関節〟のみ。ですから、首を治せば、四十肩の痛みがおさまることも十分考えられます。また、再発予防には姿勢の矯正は不可欠です。

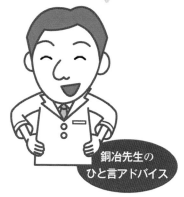

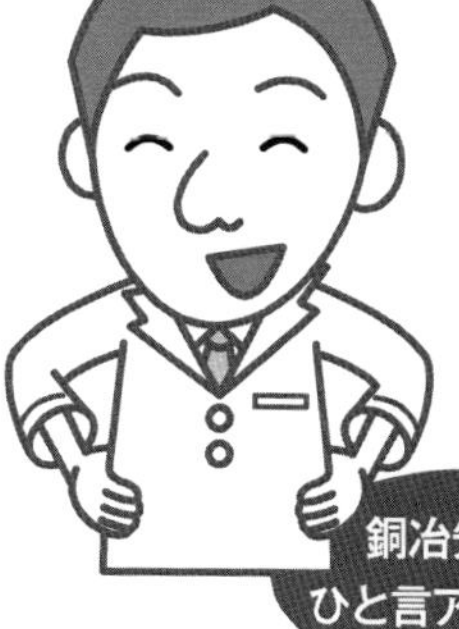

銅治先生のひと言アドバイス

第5章

頸椎症と
痛みナビ体操についての
Q＆A

銅治先生がさまざまな疑問に答えます

Q　頸椎症を治す痛みナビ体操は、どんな人が行ってもよいのですか?

A　痛みナビ体操は、年齢や性別を問わずに行えます。体操のやり方を理解し、きちんと行っていただける方なら、どなたが実行しても大丈夫です。

ただし、頸椎が原因で、手がまひして動かない、足がまひして歩きづらい、膀胱がまひしておしっこが出ないといった重度の運動神経まひのある人には適していません。手足の痛みやしびれのような神経症状であれば、痛みナビ体操を試すとよくなる可能性がありま す。しかし、運動によっては症状が悪化することがありますので、痛みやしびれ、あるいは力の入りにくさに注意しながら、痛みナビ体操を行うようにしてください。

そのほかにも注意すべきポイントがありますので、くわしくは65ページの「体操を行っても大丈夫か?」を読んでください。

Q 首の痛みを改善するのによい食べ物はありますか？

A

残念ながら「これを食べればたちまち首の痛みが消える！」といった夢のような食べ物はありません。

しかし、痛みを起こしにくくするための食生活法はあります。椎間板などの成分になるたんぱく質を十分に摂取し、糖質を減らすことで、傷んだ椎間板をスムーズに修復できるようになります。

●たんぱく質を積極的にとる……肉や魚、卵、大豆製品（豆腐、納豆など）といった、たんぱく質を大量にとる。肉や卵を食べすぎると、コレステロールが心配という人もいますが、コレステロールはある程度高いほうが、死亡率が低いという研究結果もあるので大丈夫

●炭水化物、あるいは糖質を減らす……お米やパンなどの炭水化物や甘いものなどに含まれる糖質は、たんぱく質と糖が結合する「糖化」という現象を引き起こして、軟骨や骨あるいは筋肉や靭帯を劣化させるので、できるだけ控えたほうがよい

Q 首の骨に変形している部分が見つかりました。変形を治すことはできますか？

A

いったん骨に変形が生じてしまったら、かたい骨が変形したものなので、手術で削らない限り、骨の変形を治すことはできません。

しかし、変形が残っていたとしても、痛みやこりを改善することは可能です。痛みさえなくなれば、骨の変形はレントゲンを撮らなければわかりませんので、無理に変形を正す必要はありません。

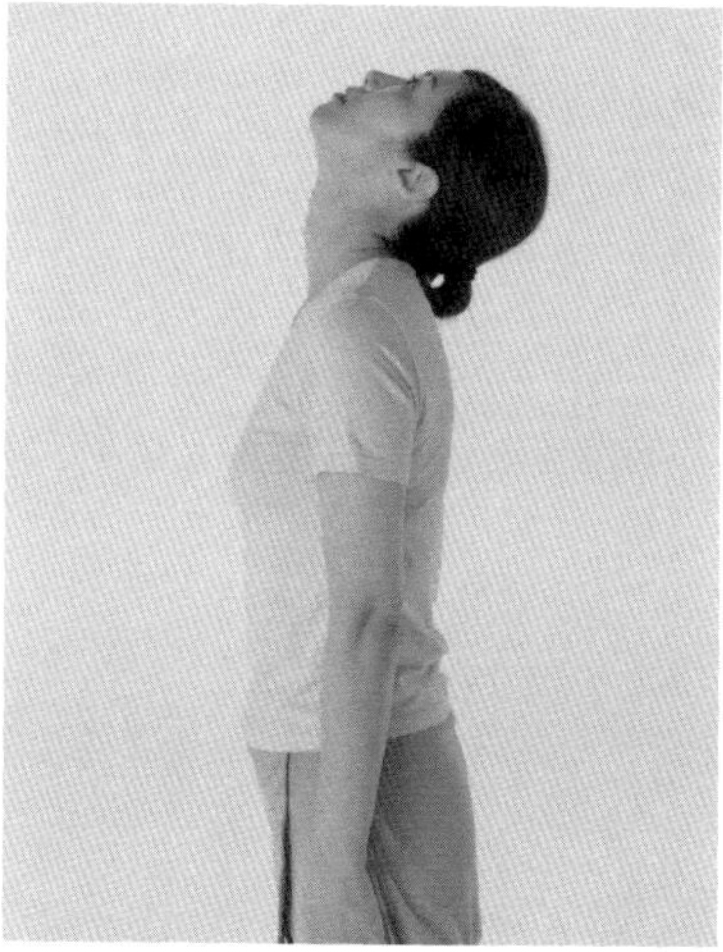

骨に変形があっても、痛みがなければ大丈夫！

また、頸椎の前弯がないストレートネックを気にする人も多いですが、痛みがないのなら、変形と同様に問題なし（53ページのコラム参照）。むやみに気にしたり、矯正する必要はまったくないでしょう。

痛みナビ体操は、骨の変形があっても、痛みを改善することができるリハビリ体操です。

Q ほかの治療法や体操を、痛みナビ体操と一緒に行ってもかまいませんか？

A ひどい痛みがある場合は、痛み止めの薬やブロック注射などの痛みを抑える治療を受けることもあるでしょう。こういった病院の治療と痛みナビ体操は並行して行ってもかまいません。痛みナビ体操によって痛みが改善してきたら、主治医と相談しながら、徐々に減らしていくとよいでしょう。

ヨガやラジオ体操のような首を動かす体操は、一緒にやらないようにしてください。いろいろな体操を行うと、どの体操でよくなったかあるいは悪くなったのかが、わかりづらくなってしまいます。痛みナビ体操を実践している間は、ほかの体操はいったん中止して、痛みが改善してからまた始めるようにしてください。

マッサージや鍼、あるいは整体なども、痛みナビ体操と一緒にやると、痛みナビ体操の効果がわかりにくくなってしまいます。どうしても続けたいときは、それらの治療を受けた後に痛みが強くならないものであればかまいませんが、痛みが改善しないのであれば続ける必要はありませんよ。

Q 首が痛いときには、じっと安静にしているべきですか？

A

やみくもに首を動かすと、かえって痛みが増してしまうことも……。痛みが起こったときに行うべきなのは、痛みを改善させる動きです。首の痛みを改善させる体操が見つかれば、じっと安静にしているよりも、その体操を行ったほうが痛みは早くよくなります。首を動かしてみて、どちらの方向へ動かすと痛まないのかを、まずは痛みナビ診断（64ページ参照）でチェックします。そのうえで、自分の痛みに合った痛みナビ体操を行えば、痛みが早く回復していくのが実感できます。

とはいっても、寝ちがえなどで強い首の痛みがあり、ほとんど首を動かせないようなときは、どの方向に動かしても痛みが改善しない場合もあります。おそらく椎間板の髄核が急にズレて、線維輪に亀裂が入って髄核が腫れているために、髄核のズレを戻すことが難しい状態ではないかと推測できます。

そんなときは、しばらく安静にして、髄核の腫れがひくのを待ったほうがいいでしょう。しかし、必要以上に安静にするのは禁物。2、3日たって首を動かせるようになったら、すぐに痛みナビ診断を試してみてください。

Q 首を動かすと音がするのですが大丈夫ですか？

A

首を動かしたときに鳴る〝ポキポキ〟や〝ジャリジャリ〟〝コキコキ〟といった音は、「クラック音」と呼ばれています。

関節を急激に動かすと、関節腔（関節液で満たされた関節内の空間）内部の圧力が、外部より低い（陰圧の）状態になって、関節液に溶けている窒素が気化する「キャビテーション」という現象が起こります。関節のクラック音は、このキャビテーションによって生じます。

椎間板の髄核のズレによって、頸椎の動きが正常ではない状態で首を動かすことにより、椎間関節の関節腔が陰圧になって音がすると思われます。

いずれにしろ、「音を鳴らすとすっきりする」という人もいるので、関節の音を出すこと自体は問題はありません。しかし、頸椎の状態が本当によくなれば、首を動かしても、音はしなくなるものです。

Q 最近、体操の効果を感じられなくなりました。どうすればいいですか？

A 痛みナビ体操を続けていると、効果が停滞したり悪化したりすることがあります。そんなときは、体操が自己流になって効かなくなっている可能性があるか、あるいは頸椎の状態が変化して適切な体操が変わったかを考える必要があります。

まずは、体操がきちんとできているか、もう一度、この本を読みなおしてみてください。体操を始めるときに「あごが前に出てしまっている」などといった、ちょっとした問題でも、体操の効果に影響が出てくるものです。

手を使った体操をきちんと行っていても効果が停滞したままなら、次にタオルやイスを利用した体操を試しましょう。それでも効果が停滞したままなら、ボールを使った体操を試してみてください。ボールを使った体操は、ピンポイントで頸椎を動かすので、動きの悪い頸椎の椎間板を動かすには、もっとも効果的です。

体操で症状が悪化した場合は、適切な運動方向が変わった可能性があります。痛みナビ診断に戻って、タイプを判定し、適切な運動方向を再検討してください。判定の結果、どのタイプにも該当しなければ、医療機関を受診しましょう。

Q
痛みナビ体操は、毎日行わなければいけませんか？

A
首の痛みの治療中は、毎日続けて行うことをおすすめします。1日の中でも、体操を1度にまとめて行うよりは、数時間おきに行って、つねに頚椎をいい状態に保ったほうがいいでしょう。

首の痛みが強いときは、体操をした後に首の痛みがラクになっているのであれば、1時間おきくらいに頻度を上げてもOKです。痛みがそれほどでもないときや、首の痛みが気にならないくらいに改善したら、1日おきに行うなど、頻度を減らしてもよいでしょう。体操の頻度は、首の痛みの程度に応じて適宜調節してかまいません。しかし、姿勢や動作の改善はつねに意識しておいてください。

なお、湿布やコルセットなどは使っていて心地よく感じるのならば使用してもよいのですが、それでは根本的な治療にはならないことを覚えておいてください。

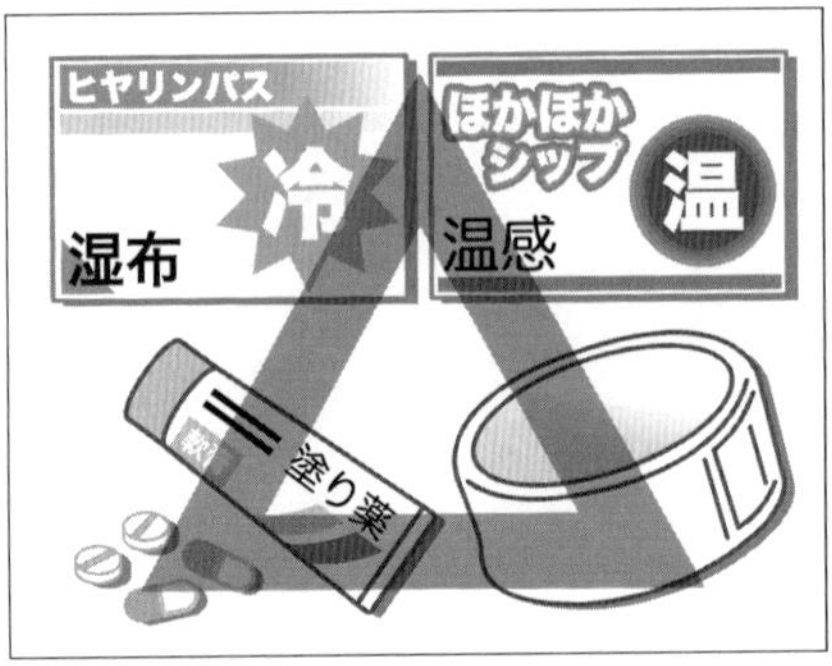
ヒヤリンパス
冷
湿布
ほかほかシップ
温
温感
塗り薬

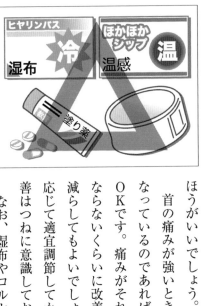

塗り薬や湿布、グッズはあくまで補助的なもの。痛みナビ体操で改善し、管理していくのがいちばん

Q 自分の首の痛みがどのタイプかわからない場合は、どうすればいいですか？

A

痛みナビ診断で首の痛みの変化がはっきりせず、わかりにくい場合があります。そのようなときは、試しに1つの体操をしばらく行ってみてください。後方改善型の首の痛みがいちばん多いので、まずは首引き体操を1週間続けてみるといいでしょう。

首引き体操で症状が改善しなければ、次に前方改善型のうつむき体操を1週間続けてみます。それでも症状が改善しなければ、側方改善型の右か左への倒し体操を1週間続けてみましょう。最後は右か左へのふり向き体操を1週間行ってください。

ここまでやっても改善しない場合は、体操で改善しない頸椎症かもしれません。残念ながら、体操に反応しない首の痛みの人も1割くらいはいます。どの体操でも改善が認められない場合は、医療機関を受診してください。

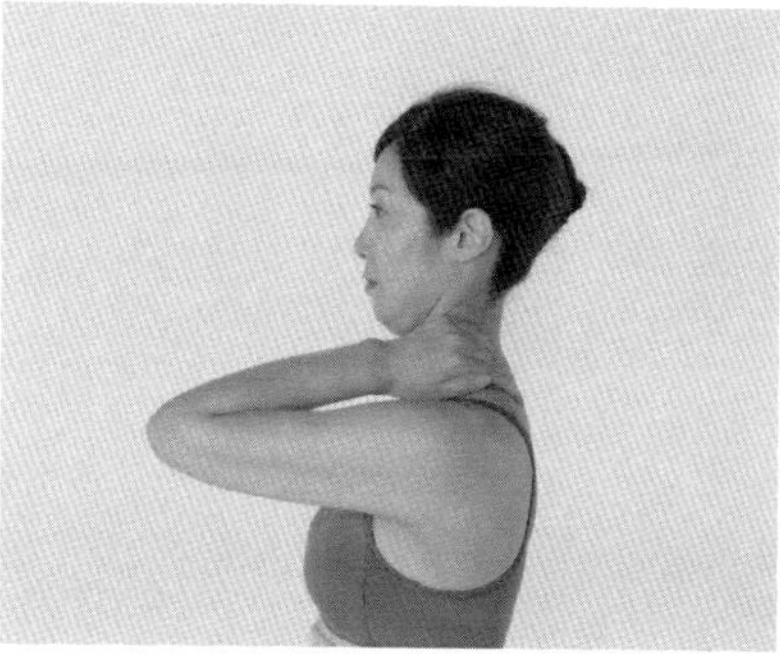

どのタイプかわからない場合は、首引き体操を1週間行ってみる

1週間「痛みナビ体操」ができたか？　チェック

この1週間、痛みナビ体操ができましたか？　このチェックを使って記録しておきましょう。「痛み」の欄は、「よくなった・変わらない・強くなった」の3つから、あてはまるものを1つ選んで、丸をつけてください。ひと言メモには、痛みの場所や動きやすさなど気になったことを書いておきましょう。

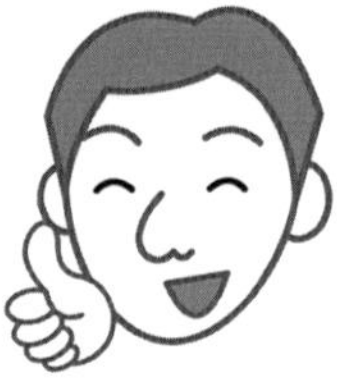

月

月　　日

痛み

よくなった
変わらない
強くなった

ひと言メモ

火

月　　日

痛み

よくなった
変わらない
強くなった

ひと言メモ

水

月　　日

痛み

よくなった
変わらない
強くなった

ひと言メモ

※このページをコピーして使いましょう

木

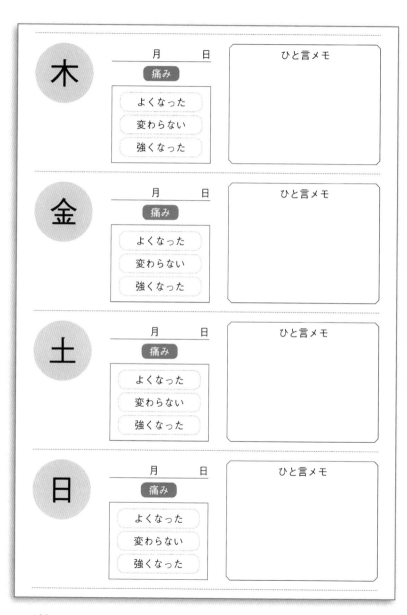

月　　日

痛み

よくなった
変わらない
強くなった

ひと言メモ

金

月　　日

痛み

よくなった
変わらない
強くなった

ひと言メモ

土

月　　日

痛み

よくなった
変わらない
強くなった

ひと言メモ

日

月　　日

痛み

よくなった
変わらない
強くなった

ひと言メモ

あとがき

いかがでしたか？

自分の頸椎症のタイプはわかりましたか？

そして、自分に合った体操を見つけられたでしょうか？

頸椎症には「これだけやれば治る！」という単純な解決法はありません。ですからこの本に載っている写真だけ見てすぐに体操を試しても、効果はあまり期待できません。適応や分類などをしっかりとチェックしてから、体操を始めてください。

頸椎症に対する痛みナビ体操は、痛みによって分類することがひとつの特徴です。痛みナビ体操の分類は、画像所見とは関係なく、３つに単純化した分類です。前方改善型・後方改善型・側方改善型の３つに分けることにより、それぞれのタイプを治療である体操に直結させることができます。

そして、体操をしながら治療に対する反応をみて、そのときに適切な体操に変えていきます。これは医学では「経験的治療」といって、診断を確定する前に治療を開始する治療方法で、重症な感染症などに用いられます。たとえば肺炎などで運ばれてきた患者さんは、何かしらの菌が感染して肺炎を起こしていることはレントゲンや血液検査からわかりますが、どんな菌が原因かを診断するのには時間がかかります。しかし、それを待っていたのでは肺炎が進んでしまうので、まず効きそうな抗生物質を投与して効果をみていくのです。症状が改善すれば同じ抗生物質を続けますし、改善しなければほかの抗生物質を試してみます。痛みナビ体操でも、頸椎症に効きそうな体操を行ってみて、症状の改善や悪化をみながら体操を変えていきます。頸椎症はもともと原因のわかっていない症候群なので、このような経験的治療が必要となるのです。

頸椎症による骨の変形で神経が圧迫されているのであれば、手術で神経の圧迫をとるという治療法は理にかなった解決法です。しかし、椎間板の髄核はやわらかい組織なので、痛みナビ体操で少しずつ動かすこともできるのです。最新版では、なぜ体操で治るのかを説明するため、椎間板の髄核の動きのより詳細な解説を追加しました。

当院には、何年も肩こりが続いている人や、首が痛くて痛み止めをずっと飲んでいる人、手の痛みとしびれで手術をすすめられた人、頸椎手術後に首の痛みが出現した人など、長年の頸椎症で苦しんでいる人もたくさん来院します。頸椎症という診断を受けたとしても、あきらめる必要はありません。ぜひあなたも改善への希望をもって、痛みナビ体操に取り組んでみてください。

最後に、日々の診療を支えてくれているクリニックの職員と、執筆のよき相談相手である人生の伴侶に、この本を捧げます。

令和2年10月吉日

銅冶 英雄

●著者紹介
銅冶英雄（どうや ひでお）
1994年 日本医科大学卒業後、千葉大学附属病院・国立がんセンター中央病院・千葉県こども病院・千葉リハビリテーションセンターなどで研修
2001年 米国ウィスコンシン医科大学留学、米国公認足装具士取得
2002年 千葉大学大学院医学研究院で疼痛の基礎研究
2005年 国際腰椎学会・学会賞受賞
2010年 お茶の水整形外科機能リハビリテーションクリニック開設
現在、お茶の水整形外科機能リハビリテーションクリニック院長。医学博士。日本整形外科学会専門医、認定脊椎脊髄病医、日本リハビリテーション医学会専門医。
著書・監修書『あきらめない腰痛』『どこでも腰痛体操』『腰の脊柱管狭窄症が革新的自力療法痛みナビ体操で治った!』『腰痛自力回復「痛みナビ体操」』など多数

頸椎症《けいついしょう》を自分《じぶん》で治《なお》す！　最新版《さいしんばん》

2021年1月10日　第1刷発行
2024年5月31日　第3刷発行

著　者／銅冶英雄《どうやひでお》
発行者／平野健一
発行所／株式会社 主婦の友社
〒141-0021
東京都品川区上大崎3-1-1　目黒セントラルスクエア
電話 03-5280-7537（内容・不良品の問い合わせ）
049-259-1236（販売）
印刷所／大日本印刷株式会社

 ISBN978-4-07-446598-9

※本のご注文は、お近くの書店または主婦の友社コールセンター（電話0120-916-892）まで。
＊お問い合わせ受付時間　月～金（祝日を除く）10:00 ～ 16:00
※個人のお客さまからのよくある質問のご案内　https://shufunotomo.co.jp/faq/

＊本書は『頸椎症を自分で治す！』（2014年刊）の改訂版です。